Ellen Lang-Langer

Autismus und Trauma

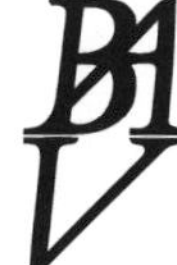

Autistische Störungen werden verstanden als Reaktion auf allerfrüheste, traumatisierende Verletzungen. Aus schicksalhaften Gründen gelingt es Vater und Mutter nicht, die Bedürfnisse des Kindes in einer angemessenen Weise zu beantworten, weder auf der Ebene des Augenkontaktes, noch auf der Ebene des Berührens, Sprechens, Träumens. Eigene zerstörerische und traumatisierende Erfahrungen, manchmal über Generationen, vereisen die innere Welt, töten Kreativität, Beziehungs- und Wahrnehmungsfähigkeit, Lebendigkeit, verhindern Holding und befördern Projektionen.

In den Behandlungsberichten wird die zunächst über weite Strecken in Verbindungslosigkeit verharrende psychoanalytische Behandlung autistischer Kinder und Jugendlicher beschrieben. Der Kontakt mit dem Objekt wird als traumatisierend erlebt. Die Therapeutin erlebt in der Gegenübertragung Antwortlosigkeit und die Unmöglichkeit, einen Spiegel im Gegenüber zu finden. Genau diese Szene ist es, die von der frühen Geschichte der Kinder erzählt. Wenn der autistische Patient beginnt, die Therapeutin zu registrieren, ihre Existenz zuzulassen, kommen anrührende Begegnungen zustande, die an die Ein- und Abstimmung von Mutter und Baby erinnern; denn die autistische Symptombildung suchte, das nicht-vorhandene, frühe mütterliche Schutzschild zu ersetzen, um ein Überleben zu ermöglichen.

Ellen Lang-Langer, Dr., Analytische Kinder- und Jugendlichen-Psychotherapeutin, niedergelassen in Frankfurt a. M. Dozentin, Supervisorin, Sachverständige für Familienrecht. Veröffentlichungen: *Trennung und Verlust: Fallstudien zur Depression in Kindheit und Jugend* (2009), *Spielraum und Rahmen: Abstinenz und Agieren in der psychoanalytischen Behandlung von Kindern und Jugendlichen* (2014), *Holding, Strukturveränderung und Therapieerfolg: Evaluation psychoanalytischer Behandlungen von Kindern und Jugendlichen im Erwachsenenalter* (2019), diverse Beiträge in Fachzeitschriften.

Ellen Lang-Langer

Autismus und Trauma

Genese und psychodynamische Behandlung bei Kindern und Jugendlichen

Brandes & Apsel

Auf Wunsch informieren wir Sie regelmäßig mit unseren Katalogen »Frische Bücher« und »Psychoanalyse-Katalog«. Wir verwenden Ihre Daten ausschließlich für die Zusendung unserer beiden Kataloge laut der EU-Datenschutzrichtlinie und dem BDS-Gesetz. Bitte senden Sie uns dafür eine E-Mail an info@brandes-apsel.de mit Ihrer Postadresse. Außerdem finden Sie unser Gesamtverzeichnis mit aktuellen Informationen im Internet unter: www.brandes-apsel.de sowie www.kjp-zeitschrift.de

2. Auflage 2026
1. Auflage 2024

Kontakt: info@brandes-apsel.de

DTP: Brandes & Apsel Verlag
Umschlag: Brandes & Apsel Verlag unter Verwendung eines Gemäldes von August Macke: *Winterlandschaft* (undatiert)
Druck: Franz X. Stückle Druck und Verlag e. K., Stückle-Straße 1, 77955 Ettenheim
Kontakt: technik@stueckle-druck.de
Printed in Germany, gedruckt auf säurefreiem, alterungsbeständigem und chlorfrei gebleichtem Papier, FSC CO15522

Bibliografische Information der Deutschen Nationalbibliothek:
Die Deutsche Nationalbibliothek verzeichnet diese Publikation in der Deutschen Nationalbibliografie; detaillierte bibliografische Daten sind im Internet über www.ddb.de abrufbar.

ISBN 978-3-95558-369-9

Inhalt

Vertiefung

Kinder und Jugendliche mit autistischer Symptombildung in der psychoanalytischen Behandlung

»Die Vergangenheit ist niemals tot.
Sie ist nicht einmal vergangen.«
(William Faulkner)

Prolog

Ana, neun Jahre alt, schaut mich nicht an, als sie mit ihren Eltern die Treppe hochkommt. Sie läuft sehr schnell zur Tür hinein, ohne sich von ihren Eltern zu verabschieden, und betritt noch vor mir den Behandlungsraum, dessen Tür offensteht.

Sie ignoriert mich, die ich nachkomme und sie noch einmal begrüße, auf meinem Stuhl Platz nehme und ihr ihren Stuhl zeige.

Ana beginnt die Decken und Kissen von der Couch zu nehmen und alles neu anzuordnen. Kaum ist sie fertig, rennt sie wie irrlichternd durch den Raum, fasst alles an, nimmt es in die Hand, legt es zurück. Ich versuche es mit kurzen Bemerkungen: »Du willst alles anschauen.«

»Das ist jetzt alles viel auf einmal und neu.«

»Ah, das gefällt dir.«

Ana reagiert nicht auf meine Worte. Ich merke aber, dass sie mir, auf meinem Stuhl, immer näher rückt. Schließlich steht sie ganz dicht neben mir und schaut sich alles an, was sich in meiner Nähe befindet, mich aber nicht.

Ana steht immer weiter dicht neben mir. Ich fühle mich bedrängt, aber auch hilflos. Ich will sie nicht zurückstoßen, aber auch nicht bedrängt werden.

Während ich mich noch in Gedanken mit unserer Situation beschäftige, geht sie zu ihrem Stuhl, mir gegenüber, und beginnt labyrinthische Linien zu zeichnen. Unvermutet kritzelt sie in einer wilden Geste alles aus, was sie gezeichnet hat, beginnt erneut zu zeichnen und kritzelt es wieder aus, wieder und wieder. Dabei stößt sie kleine wilde Laute aus.

Es ist furchtbar, dabei zuzusehen. Es ist, als müsse sie immer wieder scheitern. Ich: »Es klappt einfach nicht …« Zum ersten Mal schaut sie mich kurz an, stumm.

Ich kann empfinden, dass sie sich sehr schlecht fühlt, überhaupt nicht wohl in ihrer Haut, verloren, verwirrt, getrieben, einsam.

Ich denke darüber nach, wie bedrängend ich ihre Nähe erlebte, und fühle mich plötzlich körperlich schlecht. Ich habe die Fantasie, dass sie ein kleines Baby ist, das auf den Arm genommen und beruhigt werden will. Gleichzeitig denke ich: Ich kann das nicht. Ich will das nicht. Sie ist viel zu schwer.

Einleitung

Ich habe festgestellt, dass ich in dieser Arbeit mein Thema immer wieder umkreise. Manchmal ist es, als finge ich immer wieder von vorne an, nachzudenken. Worüber ich nachdenke, scheint sich mir zu entziehen. Mein intuitives Verstehen wird stets erneut massiv überlagert von Rationalisierungen, der Abwehr dunkler Ängste, nicht verstanden zu werden, nicht kommunizieren zu können. In der Beschäftigung mit dem Autismus, so habe ich gedacht, begeben sich nicht nur meine Patienten, sondern auch ich begebe mich in eine sehr frühe Zeit.

Mich interessiert in dieser Arbeit der psychodynamische Blick auf den Autismus und auf die Möglichkeiten einer Behandlung, die nicht im Erlernen einzelner Fertigkeiten besteht, sondern im Herstellen eines seelischen Kontakts. Ich werde meine Hypothesen zur Genese der Erkrankung formulieren und zu belegen suchen. Die Verifizierung meiner psychodynamischen Hypothesen findet in den Behandlungen meiner Patienten statt. Das Zusammensein mit ihnen in den psychotherapeutischen Stunden eröffnete mir Einblicke in die Abwehr des Objekts, die den Autismus auszeichnet.

Die genetische, neurologische, psychiatrische Erforschung der Erkrankung kommt zu anderen Ergebnissen. Die empfohlene verhaltenstherapeutische Behandlung konzentriert sich auf das Training, das Üben von Teilgebieten und das Coaching der Eltern.

Die Historie der Autismusforschung, die geprägt ist von dem Vorwurf, die psychodynamische Sichtweise spreche die Eltern schuldig, tabuisierte die Erforschung des Phänomens immer wieder und überließ es der psychiatrischen Sichtweise. Tatsächlich kam es zu Spaltungen, einer Schwarz-Weiß-Sicht, die der Erforschung des Autismus abträglich ist und vermutlich der frühen Welt entstammt, aus der er kommt.

Die Entstehung des Autismus erzählt eine Geschichte. In ihrem Spiegel erkennen wir einen Mosaikstein unserer eigenen Entwicklung. Die frühe Abkehr vom Objekt[1] berichtet von der Suche nach einer Existenz inmitten einer unge-

1 Wenn ich den Begriff »Objekt« gebrauche, bezeichne ich damit stets das Gegenüber des Subjekts. Dabei gehe ich davon aus, dass es eine wie auch immer geartete Verbindung zwischen beiden gibt, die die innere Welt der beiden Protagonisten betrifft. In der Erfahrung mit

haltenen und als massiv bedrohlich erlebten Welt, dem Wunsch zu überleben, nicht zu sterben. Mit seiner Abwendung vom Objekt wehrt der Autist dessen als traumatisierend erlebte Zerstörungskraft ab.

Aus schicksalhaften Gründen gelingt es dem Objekt nicht, die Bedürfnisse des Kindes wahrzunehmen und in einer angemessenen Weise zu beantworten, weder auf der Ebene des Augenkontaktes noch auf der Ebene des Berührens, Sprechens, Träumens. Eigene zerstörerische und traumatisierende Erfahrungen, manchmal über Generationen, vereisen die innere Welt, töten Kreativität, Beziehungs- und Wahrnehmungsfähigkeit, Lebendigkeit, verhindern jede Form von Holding und befördern Projektionen.

Es ist die psychische Abwesenheit des Objekts, die der Abwendung von diesem vorausgeht. Ich gehe davon aus, dass es genau diese verborgene Geschichte ist, die der Autist unbewusst erzählt. Erst die Annahme und das Verstehen dieser Geschichte kann unter Umständen neue Möglichkeiten kreieren. Frances Tustin war es, die beschrieb, wie bedeutsam es ist, mit einem Autisten zu kommunizieren, als verstünde er, so ähnlich etwa, wie die Mutter es mit ihrem Baby macht.

Und doch: »Phantasmatische Interaktion bezeichnet den immer stattfindenden Austausch zwischen den inneren Bildern der Eltern, den sich bildenden inneren Bildern des Säuglings und anderer Anwesender.« (Lebovici, 1990, S. 120)

Es war die Behandlung einiger autistischer Patienten, die in mir den Wunsch erweckte, mich ausführlicher mit diesem Bereich zu beschäftigen. Nachdem ich begonnen hatte, die Literatur zu sichten und mein Thema zu strukturieren, ja, erst dann verstand ich, was mein Antrieb war. Ich wollte den extremen Rückzug der autistischen Reaktion begreifen, die Geschichte, die er erzählt. Es war aber auch die Tatsache, dass die autistische Erkrankung in weiten Kreisen als unbehandelbar gilt, die mich antrieb. Meine intuitive Vorstellung war, dass Autismus die Extremform einer Abwehrbewegung ist und nicht eine ahistorische neurologisch-organische Erkrankung. Und es ist ja so, Extreme erzählen eine Geschichte am deutlichsten. Autismus begreife ich als Extremform allerfrühester Abwehr multipler traumatischer Geschehnisse, die sowohl das Baby als auch seine Eltern betreffen. Dabei gehe ich davon aus, dass die lebensnot-

dem Objekt und dessen von seiner Objekterfahrung geprägten bewussten und unbewussten Sein gestaltet sich die innere Welt des Subjekts. An vielen, an den meisten Stellen meiner Beschreibung der Beziehung zwischen Baby und Mutter/Vater/betreuender Person bevorzuge ich den Begriff des Objekts, der klar und eindeutig das Gegenüber des Babys sowie die mögliche Repräsentanz der betreuenden Person des Babys in dessen innerer Welt bezeichnet.

wendige Haltesituation des Babys an der Geistesabwesenheit des Objekts zerbricht, die einer räumlichen, traumatischen Trennung auf psychischer Ebene ähnelt. Die autistische Symptombildung spiegelt die Geistesabwesenheit des Objekts.

Ich ordne die autistische Symptombildung also ein in einen Katalog von Abwehrformationen. Sie betrifft die allerfrüheste Zeit. Es handelt sich um eine Fixierungsstelle vor der narzisstischen Entwicklung, um eine Übergangsphase vom Leib zum Antlitz der Mutter, um den fließenden Übergang von Physis zu Psyche. Die Begegnung auf der psychischen Ebene scheitert. Es kommt zum radikalen Rückzug vom Objekt.

Die radikalste Form des Rückzugs vom Objekt ist der plötzliche Kindstod, wobei ich davon ausgehe, dass es sich auch hier um ein Ereignis handelt, das psychodynamische Komponenten hat. Wie bei der autistischen Symptombildung handelt es sich um die Abwehr früher, unerträglicher Seinszustände, die vom Objekt nicht gemildert werden können.

Rückzüge vom Objekt kennzeichnen mannigfache psychische Erkrankungen, auf einer reiferen Ebene sprechen wir etwa von Sozialphobie oder Depression, verbreiteten Phänomenen. Auf dieser reiferen Ebene gibt es ein Bewusstsein über Erfahrungen mit dem Objekt, das Gewahrsein schmerzlichen Mangels und die prinzipielle Möglichkeit einer Beziehungsgestaltung.

Das Erschrecken und die gleichzeitige Faszination, die die autistische Abkehr vom Objekt auslöst, spricht von der unbewussten Bedeutung, die dieser seltsamen Symptombildung zukommt. Unbewusst erkennen wir im Autisten etwas Wichtiges, uns zentral Betreffendes.

Im radikalen Scheitern einer Beziehung zu den Objekten, das der Autist uns vor Augen führt – begleitet von einem Gestus der Hilflosigkeit und der Unerreichbarkeit –, begegnet uns die Bedrohung und Fragilität unserer eigenen Beziehungsfähigkeit. Auch wenn ich davon ausgehe, dass die Beziehung zum Objekt – sofern entsprechende Voraussetzungen herrschen –, die bereits in der pränatalen Zeit und geprägt von der inneren Welt unserer Eltern ihren Ausgang nimmt, die Quelle des psychischen Lebens ist, so steht doch ebenso fest, dass es keine ein für alle Mal erworbene Beziehungsfähigkeit gibt.

Passagere Rückzüge vom Objekt – ausgelöst durch äußere Erschütterungen und die damit verbundene Regression zu frühen Fixierungspunkten – begleiten das menschliche Leben. Dabei geht es letztlich stets um eine alte, wiederbelebte Erfahrung der Antwortlosigkeit des Objekts.

In dieser Arbeit werde ich über die nicht passagere, sondern massive, jedoch begreifbare und insofern prinzipiell behandelbare Abkehr vom Objekt in der Erscheinungsform des Autismus sprechen.

Die Analyse von Übertragung und Gegenübertragung in der Behandlung autistischer Kinder ist vollkommen unterschätzt. Trotz der Abkehr vom Objekt, trotz der nicht vorhandenen averbalen und verbalen Kommunikationsmöglichkeiten, stellt das autistische Kind eine Szene her, die eine Geschichte erzählt und verstanden werden will.

In der Behandlung autistischer Patienten geht es um die präverbale Zeit. Die präverbale Zeit autistischer Kinder ist kumulativ und transgenerationell traumatisch geprägt. Wie erstarrt verharren sie in dieser Zeit und gehen keinen Schritt mehr voran. Sie schließen ihre Augen und Ohren. Die Begegnung mit autistischen Kindern findet jenseits der Worte statt. Werden Worte benutzt, sind sie nicht wesentlich. Worte sind zu früh. Es gibt kein Fundament für die Worte. Dieses, so könnte man es in einer metaphorischen Weise ausdrücken, mauern wir in den Behandlungsstunden. Wir riskieren früher oder später Blicke, tauschen Laute aus, tatsächlich Laute: ah, oh, ohweh, au, manchmal Schreie, wir lächeln, wir verziehen das Gesicht. Wir beginnen einander zu fühlen, uns aufeinander einzustellen. Es gibt keine passenden Worte dafür, aber eine Nähe entsteht. Sie ist intensiv und schutzbedürftig, gerade weil sie so basal und nicht mit Worten beschreibbar ist.

Sie ist der Nähe von Säugling und Mutter vergleichbar. Wenn der Säugling schreit, ist er darauf angewiesen, dass die Mutter ahnt, was zu tun ist. Es sind keine Worte erforderlich.

Worte sind ein zweischneidiges Schwert. Sie streben eine Klarheit der Kommunikation an. Die Intensität der averbalen Kommunikation erreichen sie nicht. Worte sind nicht nur ein Ausdruck von Gefühlen, sie sind auch ein Schutz vor Gefühlen.

In der Behandlung autistischer Kinder wird deutlich, dass emotional bedeutungsvolle Worte des averbalen Fundamentes bedürfen.

Bei den älteren, jugendlichen Patienten ist die präverbale Zeit verschüttet unter bedeutungslosen Worten.

Bei den jüngeren Patienten geht es beim ersten Auftauchen von Worten zunächst sehr stark um die Lautstärke, um ein Abtasten mit der Modulation der Stimme.

Weil autistische Patienten sich zwar emotional, wie im Behandlungsverlauf klar wird, auf der Stufe eines Babys befinden, sich jedoch nicht anvertrauen können und die Stunden vorwiegend in der Abkehr vom Objekt verbringen, ist das Zusammensein mit ihnen anstrengend und nicht zu vergleichen mit dem Zusammensein mit einem Baby. Sie sitzen auf einem Stuhl, laufen im Raum umher, berühren Dinge, werfen Gegenstände vom Tisch, betätigen den Lichtschalter, und es ist, als sei man selbst gar nicht da oder aber auch ein Gegenstand. Vielleicht könnte man sagen, der Therapeut kommt in die Rolle einer Mutter, die fühlt, dass alles so sein muss, wie es ist. Wo das Kind sich abwendet und misstraut, wirft sie ihre Kapazität des Vertrauens in die Waagschale. Frühe projektive Vorgänge werden auf diese Weise vermutlich nachgeholt.

Eine Annäherung

Beschreibung der autistischen Symptombildung

»Jedes der Kinder suchte, sobald es den Behandlungsraum betrat, augenblicklich Bausteine, Spielsachen oder andere Dinge zusammen, ohne den anwesenden Personen die geringste Aufmerksamkeit zu widmen. Es wäre falsch zu sagen, dass sie sich der Anwesenheit anderer Personen nicht bewusst gewesen seien. Doch solange diese das Kind in Ruhe ließen, spielten sie keine andere Rolle als der Tisch, das Buchregal oder der Aktenschrank. Das Kommen und Gehen anderer, selbst der Mutter, blieb scheinbar völlig unbeachtet.«

(Kanner, 1943)

»Diese Kinder haben Angst davor, sich dem Gefühl menschlich und lebendig zu sein, zu überlassen, weil sie als lebendiger Mensch verletzt werden und sterben können [...]. Die traumatische Enttäuschung der ursprünglichen Erwartungen des Säuglings hat zu einem fortwährenden Bruch des Seins dieser Kinder geführt, zu einer Unterbrechung, die sie so erlebten, als tue sich ein bodenloser Abgrund vor ihnen auf.«

(Tustin, 1989 [1981])

Wie ich ausführen werde, gibt es »das autistische Kind« nicht. Gleichwohl schildere ich im Folgenden zunächst einige ins Auge springende und häufig vorkommende, beobachtete Besonderheiten im Verhalten autistischer Kinder.

Das autistische Kind vermeidet Blickkontakt. Menschen sind nur als unbelebte Objekte bedeutsam. Es benutzt sogenannte autistische Objekte, die ihm Empfindungen, die es will und unverzüglich bekommt, vermitteln. Es imaginiert diese Objekte vermutlich als Teil seines Körpers.

Die ihn umgebenden Menschen ihrerseits tendieren unbewusst dazu, das autistische Kind als Gegenstand zu behandeln, manchmal als Affen, den man dressieren kann. Das ist so, weil die Abwesenheit des Seelischen, die eine Folge der Beziehungslosigkeit ist, eine echte Berührung nahezu verunmöglicht.

»Autistische Patienten glauben von unaussprechlichen Gefahren heimgesucht zu werden.« (Tustin, 2005 [1986], S. 98) Bei diesen unaussprechlichen Gefahren geht es um eine diffuse Angst vor dem Tod. Später werde ich darüber berichten, wie einer meiner Patienten, Chai, im Verlauf der Behandlung seine Angst äußern konnte, entführt und zusammengeschlagen zu werden, wie er langsam Worte fand für das, was Tustin »unaussprechliche Gefahren« nannte.

Die Konzentration dieser Kinder auf die Empfindungen, die ihr eigener Körper erzeugt, macht sie allem anderen gegenüber unempfindlich. Die meisten autistischen Kinder nehmen keinen Schmerz wahr. Ihre Körper sind muskulär verhärtet. »Wenn man sie auf den Arm nimmt, fühlen sie sich hart und unbiegsam an. Es sind angespannte Kinder.« (Tustin, 2005 [1986], S. 28)

Autistische Kinder sind körperlich gesund und erkranken kaum. Brechen die normalen Kinderkrankheiten bei ihnen aus, kommt dies häufig einer Verbesserung ihres psychischen Zustandes gleich.

Die Phase des Lallens und Brabbelns in der Sprachentwicklung wird von autistischen Kindern in der Regel nicht durchlaufen.

Sehr häufig habe ich bei autistischen Kindern beobachtet, wie sie ihre Beine fest ineinander verschlingen, ihre Ellenbogen angewinkelt an den Oberkörper pressen, mit einem Arm sich am Rücken quasi festhalten. Mittels dieser Druckbewegung die auf den eigenen Körper ausgeübt wird, dieser Konzentration auf den Körper, die der Konzentration auf Gegenstände gleicht, scheint der autistische Rückzug stabilisiert, das Objekt ausgelöscht zu werden.

Tatsächlich können bei oberflächlicher Betrachtung organisch bedingte und psychogene Störungen gleich aussehen.

Im Gegensatz zu den Kindern haben erwachsene Patienten mit starken autistischen Barrieren diese kaschiert. »Es scheint, als ob diese Patienten in ihrem Ringen, erwachsen zu werden und das Leben zu meistern, einen von panischer Angst ergriffenen, erstarrten Anteil sozusagen hinter sich zurückgelassen und kaschiert hätten.« (Tustin, 1990, S. 161) Die innere Unsicherheit und Instabilität solcher Patienten, ihres Funktionierens, offenbart sich, je weiter die Behandlung in die Tiefe dringt. »Das autistische Kind und der autistische Anteil eines neurotischen Patienten sind gefühllos und sprachlos.« (Tustin, 1990, S. 163) Im klinischen Teil dieser Arbeit werde ich Patienten vorstellen, die gut funktionieren, deren Emotionalität und Spontanität jedoch wie ausgelöscht erscheint, zum Beispiel die achtzehnjährige Linda, die für mich letztlich unerreichbar blieb.

Aber auch für autistische Kinder gilt, dass diese in ihrer Entwicklung häufig Anpassungsmaßnahmen an die Realität und die Welt der Objekte vorgenommen haben, die ihre autistische Wahrnehmung der Welt bei oberflächlicher Betrachtung nicht auf Anhieb erkennen lassen. Fabian, über den ich im klinischen Teil berichten werde, ist so ein Kind, das im Zustand vollkommener Freudlosigkeit und des inneren Unbeteiligtseins in seiner Schule erwartbare Leistungen ablieferte. Auch bezüglich der Kontaktaufnahme mit Objekten imitierte er bis zu einem gewissen Grad erwartbare Verhaltensweisen, die mit dem authentischen Zustand seiner inneren Welt in keiner Weise übereinstimmten.

Eine ursprünglich autistisch geprägte Pathologie kann das Gewand einer Psychose, einer Depression und auch eines falschen Selbst annehmen. Das heißt, das frühe Erleben des Objekts als bedrängend und frustrierend, die Abwehr des Objekts als solchem, seiner Bedeutung und der daraus resultierenden Beziehungslosigkeit bildet den Kern der inneren Welt. Dieser abgeschottete, vereiste und traumlose Kern dient dem Schutz vor allem Außen. Um ihn zu erhalten, werden also im Laufe der Entwicklung in manchen Fällen Anpassungsleistungen an die Realität des Außen erbracht, die den autistischen Kern nicht berühren. In meinen Darstellungen der Behandlungen Marys und Lindas werde ich das zu beschreiben versuchen. Gefühle von Leere und Depression tauchen mit den Anpassungsbestrebungen auf, stellen sie doch ein Verlassen des inneren Schutzraums dar. Die Bedeutung dieses Vorgangs aber darf nicht deutlich werden und droht unterzugehen in einer schwarzen Leere, in der das Objekt keinen Bestand hat.

> »Wir müssen erkennen, dass, obwohl der Patient auf einer Ebene zu kommunizieren scheint, es auch eine Nichtkommunikation gibt, die der stummen Phase des autistischen Kindes entspricht, und dass das, was nicht kommuniziert wird, nicht nur die aggressiven, sondern auch die liebenden Gefühle sind […].« (Klein, 2023, S. 244)

Bei kleinen Kindern, die mit einer autistischen Diagnose in Behandlung kommen, kann die Verleugnung des Objekts, seine Vergegenständlichung, ohne den Versuch sich an die Realität anzupassen, in nuce erlebt werden. Trotz der viel heftigeren Symptomatik ist die Möglichkeit, diese Kinder in einer Behandlung zu erreichen, größer als bei älteren Patienten mit autistischem Kern.

Vermutlich ist das so, weil Erfahrungen mit einem mütterlichen Objekt in der Übertragung in einer konkreten Weise noch einmal gemacht werden können. Die Behandlungen Sammys, Ferhats und Darios erzählen davon.

Die Regression in psychotische Zustände hingegen verbindet sich mitunter vermutlich mit der unerinnerbaren Zeit, in der ein Schutz vor eben diesen im Zustand der Objektlosigkeit gesucht wurde. Diese Variation des Themas werde ich in der Darstellung der Behandlung Avas verfolgen.

Allen autistischen Patienten eignet eine tiefe Traumlosigkeit und Vereisung. Die Ursache ihres Zustandes liegt in der allerfrühesten Zeit, in der kein Spiegel des Objekts gefunden werden konnte, in der sich keine intime, bedeutungsvolle Beziehungsmöglichkeit erschloss.

Es ist also wichtig festzuhalten, dass die autistische Symptombildung in Variationen auftritt, die sich vor allem dem Versuch der chamäleonhaften Kaschierung dieser Symptombildung im Verlauf der Entwicklung verdanken. Die Reversibilität, besser Milderung der Erkrankung im Verlauf einer Behandlung ist von Faktoren wie Alter und Ausmaß der Erkrankung, wie bei allen anderen psychischen Erkrankungen, aber vor allem vom Matching zwischen Therapeut und Patient abhängig.

Die Abwehrfunktion der autistischen Symptombildung

Ich verstehe die autistische Symptombildung als Abwehrformation. Abgewehrt wird ein unerträglicher, multipel bedingter traumatischer Schmerz. Die autistische Symptombildung ist also die Spur einer traumatischen Verletzung.

Diese Verletzung fand statt in einer allerfrühesten, unerinnerbaren Zeit und resultierte in der Abwendung von der Welt der Objekte.

Tatsächlich sind verschiedene traumatische Faktoren wirksam und verweben sich in einer so dichten Weise, dass ihre Ursprünge kaum erkennbar sind. Es handelt sich, wie ich auch an anderer Stelle ausführen werde, um das Verweben 1. des Traumas des Babys, 2. des Traumas der Eltern, 3. des transgenerationellen Traumas.

Unter dem Trauma des Babys verstehe ich eine bereits in der pränatalen Zeit sich ankündigende Einsamkeit, eine Existenz im Angesicht der nahezu vollkommenen Präokkupiertheit der Objekte. Die Einsamkeit steigert sich noch mit dem Zerschneiden der Nabelschnur, dieses physischen Zusammengebundenseins. Die lebensnotwendige Fortdauer der Nabelschnur auf der psychischen Ebene scheitert. Weder im sinnlichen Berühren noch im Schauen, noch im lustvollen Trinken, noch im Erträumtwordensein gelingt die Begegnung mit dem Objekt. Der Grund hierfür liegt entweder in einer aktuellen, traumatisch bedingten psychischen Erkrankung, möglicherweise einer Depression der Mutter oder des Vaters, oder aber einer transgenerationell bedingten Traumatisierung der Elternobjekte, wobei zu berücksichtigen gilt, dass die Wurzeln der akuten Depression in der Vergangenheit der Objekte zu finden sind. Die Sprachlosigkeit, sowohl auf der verbalen als auch auf der emotionalen Ebene, beherrscht die innere Welt der Eltern. Eine Art von innerer Lähmung und Vereisung hat von ihnen Besitz ergriffen, die sie in den Augen ihres Kindes potenziert wiederfinden werden: eine radikale Abwehr von Schmerz und Emotion.

> »Aus der Sicht der pränatalen Hörerfahrung kann die Stimme einer verstörten oder mental beeinträchtigten Mutter das ungeborene Kind nicht ausreichend mit emotional belebender [...] Nahrung versorgen [...]. Das künftige autistische Kind hat sich möglicherweise massiv vor der Einwirkung solcher unerträglicher Inhalte geschützt [...].« (Maiello, 2023, S. 97)

Die Folge dieser Vorgänge ist eine furchtbare, unvorstellbare Einsamkeit des Babys. Diese Einsamkeit ist so unvorstellbar wie die Symptombildung folgerichtig, die sich daraus entwickelt. Mit der autistischen Abkehr vom Objekt schützt sich das Baby.

Es stirbt nicht, aber es wird zu einem lebenden Toten. Immer wieder habe ich darüber nachgedacht, wie dicht die Bruchstellen von Autismus und plötzlichem Kindstod beieinander liegen. Unbewusst entscheidet sich das autistische Kind nicht für den Tod, von dem es als gezeichnet erscheint, sondern für das Leben.

Die Unmöglichkeit seiner traumatisierten Eltern, mit ihm in Beziehung zu treten, wendet das autistische Kind in eine Aktivität seinerseits und ist damit identifiziert mit seinen Eltern. Eine ergänzende Weise, die Szenerie zu betrachten, ist folgende: Die Eltern geben in einem Akt der projektiven Identifizierung abgespaltene Anteile ihrer selbst in das Baby hinein. Was ich sagen will: Auch wenn es Eltern und Kind nicht gelingt, in Beziehung zu treten, werden Gründe erkennbar, warum das so ist.

Die Abwehr des psychischen Raumes wurzelt in unerträglichem Schmerz. Wie ich ausführte, potenziert das autistische Kind diesen Vorgang. Einmal war es der Objekte gewahr und reagierte auf seine Weise auf deren Abwehr, Schicksal und Schmerz.

Die autistische Symptombildung ist also unbewusst das Resultat des Scheiterns der Beziehung in einer rätselhaft anmutenden Weise, jedoch spricht sie über Beziehung und ist Ausdruck einer spezifischen Art von aus bestimmten Gründen nicht zustande kommen könnender Beziehung. Was ich mit dieser Beschreibung des autistischen Kindes antizipiere, ist die Darstellung der vor der Abkehr vom Objekt einmal stattgefunden habenden Begegnung, die in dieser Abkehr mündete.

Die autistische Symptombildung hat keinen Sonderstatus, sie ist kein unergründlich dunkles Loch, sie ist entstanden.

Traumatisierendes Objekt und Depression

Der Depression eignet ein Rückzug von der Welt der Objekte, in der sich Betroffene als nicht zugehörig und heimatlos erleben. Sie empfinden ihr Dasein als leer und bedeutungslos. Es handelt sich hier um einen Leidenszustand, von dem in Extremfällen Erlösung in der Selbstauslöschung gesucht wird. Es findet vermutlich in vielen Fällen eine Regression zu frühen Zuständen statt, in denen Schutzlosigkeit und Einsamkeit erlebt wurde. Was ich sagen will: Regression ist nur möglich, wenn Entwicklung stattfindet. Gleichzeitig spricht Regression von der Brüchigkeit der Entwicklung.

Bei der neurotischen Depression ist die Beziehung zum Objekt als auslösend erkennbar. Ein niederdrückendes Über-Ich lässt dem Subjekt keine Luft zum Atmen. Die Aggression gegen die Objekte bleibt abgewehrt. In der inneren Welt herrscht tiefste Hoffnungslosigkeit.

Bei der psychotischen Depression behindern mangelhafte strukturelle Bedingungen die Symbolbildung. Es gibt keine gültige Realität, kein rechts und links, kein oben und unten. Es herrschen Panik, Wahn, Furcht, Todesangst und ein Gefühl von absoluter Sinnlosigkeit.

Das autistische Kind verweigert Entwicklung. Es zieht sich bereits in einer frühen Zeit radikal vom Objekt zurück.

Lacan prägte den Begriff der »verfehlten Begegnung«, einem »Zerbersten des Subjekts« in dieser; einer Unfähigkeit, die Realität anzunehmen.

Frances Tustin ging davon aus, dass das autistische Kind in der Zeit nach seiner Geburt Zustände einer psychotischen Depression erlebt haben muss, bevor es in den autistischen Zustand flüchtete.

Es geht hier um Ereignisse, um Zustände, die letztlich unvorstellbar bleiben, mit Worten unbeschreibbar. Es gibt aber keine andere Möglichkeit, sich diesen Zuständen zu nähern.

Wenn man Zeit mit einem autistischen Kind verbringt, gewinnt man eine Vorstellung von dem massiven Getriebensein und der überwältigenden Furcht und Panik, die seine innere Welt beherrschen. Der Rückzug in den Autismus, die Fokussierung auf Körpersensationen, erscheint dann als Rettung vor todbringenden, verfolgenden Objekten. Man kann diese Objekte als traumatisierend für das Kind beschreiben. In der Behandlung wird der Therapeut selbst zu einem solchen Objekt.

Immer wieder wurde beschrieben, dass autistische Kinder während der Behandlung Phasen tiefer Depressionen durchlaufen, wenn ihre »Schale« brüchig wird, sich innere Strukturen zu entwickeln beginnen.

Es erscheint dann, als läge eine abgespaltene depressive Strömung auf dem Grund des Autismus. Etwas davon findet sich, Tustin hat es beschrieben, in den tieftraurigen Augen der Kinder, vielleicht der Aura von Einsamkeit, die sie umgibt.

Das autistische Kind löscht das traumatisierende Objekt aus, es ist schwarz bis zur Unkenntlichkeit. Das traumatisierende Objekt gewinnt im Behandlungsverlauf Schattierungen. Einer meiner Patienten, Chai, formulierte es in einer unserer letzten Stunden folgendermaßen: »Die Menschen sind nicht schwarz oder weiß. Sie sind grau.«

Dass eine solche Entwicklung möglich ist, dass der Therapeut ein autistisches Kind überhaupt erreichen kann, ist bei allen Unterschieden in einer Ähnlichkeit der Protagonisten begründet. Auch das autistische Kind hat ja unweigerlich Erfahrungen mit dem Objekt gemacht. Es hat in seiner spezifischen Weise auf diese Erfahrung reagiert und sehnt sich unbewusst danach, damit verstanden zu werden. Der Therapeut wird sich im Zusammensein mit dem autistischen Kind seiner eigenen autistischen Züge bewusst. Das heißt im Grunde, dass das Objekt über das Eingeständnis seiner eigenen Beschädigung mit dem autistischen Kind in Kontakt treten kann. Diese Erfahrung, die ich in Therapien mit autistischen Kindern gemacht habe, war stets auch wesentlich für die Elternarbeit. Sie ermöglichte in manchen Fällen eine neue Sicht, sowohl auf das Kind als auch auf das eigene Sein und die häufig traumatische Geschichte desselben. Dieses Vorgehen ist antipodisch zu der Annahme, einen Zusammenhang zwischen dem autistischen Kind und der Geschichte seiner Eltern herzustellen, gleiche einem Vorwurf an diese. Indem ich selbst, als Therapeut, einen Zusammenhang zwischen dem autistischen Kind und mir, meinen autistischen und depressiven Anteilen herstellen kann, werde ich gleichzeitig befähigt, die Eltern bei einem solchen Prozess zu begleiten.

In seiner Studie aus dem Jahr 2016 stellt Sven Bölte dar, dass fünfzig Prozent der autistischen Patienten als depressiv diagnostiziert wurden. Das Suizidrisiko bei autistischen Patienten ohne Intelligenzminderung ist zehnfach erhöht. Es ist zu vermuten, dass es sich hier um Patienten handelt, deren Leidensdruck durch die autistische Schale andrängt.

Auch bei den Eltern autistischer Kinder wurden sehr häufig aktuelle depressive Erkrankungen diagnostiziert. Tatsächlich ist es in diesem Kontext wichtig zu betonen, dass diese aktuellen Erkrankungen geprägt sind von einer langen, häufig transgenerationell-traumatisch getönten Geschichte der Individuen und nicht durch ein vereinzeltes Erlebnis allein ausgelöst werden.

Autismus, Deprivation, anaklitische Depression und infantiles Trauma

Man könnte Autismus als eine schwere Form psychischer Deprivation bezeichnen. In wenigen Fällen, die mir bekannt geworden sind, geht Autismus mit einer körperlichen Deprivation einher. Wie ich an anderer Stelle ausführte, pflegen die Eltern autistischer Kinder deren Körper ausgesprochen sorgsam, was in seltsamem Kontrast zur Ermangelung eines seelischen Kontaktes steht.

Die psychische Deprivation im Autismus besteht in der Unfähigkeit, Kontakt aufzunehmen, die Umgebung wahrzunehmen und Erfahrungen zu machen. Sie besteht ebenso in der Abwesenheit emotionaler Ausdrucksmöglichkeiten.

Während physische Deprivation also von psychischer Deprivation begleitet wird, gibt es psychische Deprivation, wie beim Autismus, ohne physische Entsprechung.

Einen Fall früher psychischer Deprivation ohne körperliche Vernachlässigung hat René Spitz beschrieben. Säuglinge, die während des Zweiten Weltkriegs ihre Eltern verloren, wurden in einem Waisenhaus untergebracht, wo sie zwar körperlich gepflegt, ansonsten jedoch sich selbst überlassen wurden. Die Kinder lagen stumm und nahezu bewegungslos in ihren Betten, in den Matratzen bildeten sich ob dieser Bewegungslosigkeit Kuhlen. Die Säuglinge äußerten keinerlei Bedürftigkeit. Spitz schildert, wie eines der Babys quasi zum Leben erwachte, als es regelmäßig von einer Dame besucht wurde, die es adoptieren wollte. Sie nahm es aus seinem Bett, liebkoste es, spielte mit ihm. Dieses Baby begann in der Abwesenheit der Dame nun häufig zu schreien. Die Sehnsucht nach einem Objekt war in ihm erwacht.

Ich selbst werde im zweiten Teil dieser Arbeit einen Behandlungsfall schildern, in dem die emotionale Deprivation der Patientin in autistische Zustände führte.

Den von Spitz erstmals beschriebenen Zustand der Säuglinge nennt man anaklitische Depression. Der Säugling kann sich aufgrund der Abwesenheit/ langen Getrenntheit von seinen Bezugspersonen nicht mehr an diese »anlehnen«. Man könnte diesen Zustand ebenso eine Deprivation nennen. Der Säugling wurde seiner Bezugspersonen »beraubt«.

»Das besonders Erschütternde ist, dass unter gewissen Umständen Säuglinge im ersten Lebensjahr dieser psychischen Krankheit erliegen können.« (Haenel, 2017)

»Bei anhaltender Trennung in der frühen Kindheit kommt es zu Schlaflosigkeit, Gewichtsverlust, Verlangsamung der Entwicklung, Apathie und sogar Tod.« (Skolnick, 2000)

Wird die Beziehungssituation des Kindes allerdings rechtzeitig wiederhergestellt, kommt es zu einer Erholung des Kindes.

Man könnte in diesen Fällen auch von einem infantilen Trauma sprechen. Es ist ja davon auszugehen, dass das Kind sich zwar erholt, dass die Erfahrung, die es gemacht hat, jedoch ihre Spuren hinterlässt.

James und Joyce Robertson haben bereits in den 50er Jahren Forschungen zur Trennung von Kleinkindern von ihren Eltern betrieben und mit aufschlussreichem Videomaterial zugänglich gemacht. Ohne ausreichend gutes Ersatzobjekt, aber auch bei zu langer Trennung erlebt das Kind ein infantiles Trauma.

Der amerikanische Psychoanalytiker Henry Krystal hat das infantile Trauma, das die ersten beiden Lebensjahre betrifft, eine unbeschreibbare Hölle genannt, schlimmer als der Tod. Um sich das vorstellen zu können, muss man nicht nur die Unreife der kindlichen Psyche insgesamt einbeziehen, die Zeit- und Objektlosigkeit, sondern auch die Affektvorläufer, die in keine Verbindung mit der psychischen Realität erwachsener Affekte gebracht werden können.

> »Es ist die Weisheit von Jahrhunderten, dass ein Kind, alleingelassen in einem Zustand extremer Qual, in der Regel nicht sterben wird und auch nicht für immer in dem traumatischen Zustand verharren: Es wird einschlafen. So haben sich Eltern immer wieder damit herausreden können, indem sie sagten, es weint sich in den Schlaf. In einer Weise, die wir nicht wirklich verstehen können, kann das Kind seinen traumatischen Zustand beenden, indem es einschläft. Auf diese Weise schützt es sich vor dem psychischen Tod.« (Krystal, 1978, S. 90)

Es handelt sich hier um Erfahrungen, die ihre Spur in der inneren Welt der betroffenen Kinder hinterlassen.

Diese frühen Vorgänge im Falle von Trennung und Verlust und ihre Hintergründe und Auswirkungen sind inzwischen gut erforscht. Auch über die innere Abwesenheit von depressiven Müttern und deren Auswirkung auf Kinder gibt es Forschungen.

Bei Kindern mit autistischer Symptombildung, ich erwähnte es bereits, kommt der Genese der Störung wenig Aufmerksamkeit zu. Dass auch diese Kinder auf etwas antworten, reagieren, »beraubt« wurden, ist trotz der hohen Aufmerksamkeit, die die Pathologie in Filmen und Literatur bekommen hat, gesellschaftlich verleugnet. Die mediale Zurschaustellung autistischer Menschen hat mich manchmal an die Zurschaustellung von Afrikanern auf den Jahrmärkten der Kolonialzeit erinnert.

Die Genese der autistischen Symptombildung ist nicht beobachtbar. Es handelt sich, so denke ich, um eine dauerhafte Präokkupiertheit des Objekts, seine seelische Abwesenheit, die in dem Bewusstsein nicht zugänglichen multiplen, transgenerationellen Traumata wurzelt. Meine Hypothese ist, dass die Präokkupiertheit des Objekts an einigen Stellen der Betreuung des Kindes brüchig war, so brüchig zumindest, dass das Kind eines Objektes gewahr werden konnte. Anstelle der anaklitisch-depressiven, passiven Reaktion kommt es beim autistischen Kind zu einer aktiven Abwendung vom Objekt. Ich gehe davon aus, dass das autistische Kind mit seiner Symptombildung die Schutzlosigkeit, das Gefühl von endlosem Fallen, endlose psychotische Zustände von Verwirrung und schwarzer Depression, die auch der anaklitisch-depressive Säugling kennt, abzuwehren sucht. Es schützt sich vor der Rätselhaftigkeit des Objekts durch aktive Abwendung von diesem durch Abkapselung. Man könnte vermuten, dass der Säugling, der in eine anaklitische Depression verfällt, unbewusst konstatiert, ohne das verlorene Objekt nicht am Leben teilnehmen zu können. Er hat deutlich mehr Erfahrungen mit einem Objekt machen können als der autistische Säugling. Die Abkapselung, der Rückzug vom Objekt rettet den autistischen Säugling vor einer anaklitischen Depression. Der Stillstand seiner Entwicklung in allen emotionalen und auch anderen Bereichen ist die Folge. Er erweckt häufig den Eindruck eines behinderten Kindes.

Sowohl der anaklitisch-depressive als auch der autistische Säugling stehen an der Schwelle des Todes. Mit diesem Thema werde ich mich in einem der folgenden Kapitel beschäftigen.

Autismus und postpartale Depression

Eine postpartale Depression der Mutter ist immer ein Warnsignal. Sie betrifft nicht nur die Mutter, sondern gleichermaßen das Baby. In einigen Fällen kann sie der Vorbote der entgleisenden Entwicklung des sich zurückziehenden Babys sein, die im äußersten Falle autistische Züge annimmt. Auch ein Rückzug des Babys bis in den plötzlichen Kindstod hinein ist vorstellbar. Die Entgleisung der Entwicklung des Babys könnte man verstehen als Antwort auf den Rückzug der Mutter. Wie der Rückzug der Mutter, trägt der Rückzug des Babys Züge vollkommener Hoffnungslosigkeit und tiefster Einsamkeit, der Unmöglichkeit des Kontaktes, der psychischen und physischen Berührung.

Das bedürftige Baby trifft auf eine ebenso bedürftige Mutter. Eine fatale Konstellation.

Die postpartale Depression kündigt einen gravierenden emotionalen Überforderungszustand der Mutter an, der regressive Züge trägt.

Hendrika Halberstadt-Freud hat das folgendermaßen analysiert:

> »Die zur Mutter werdende Frau wird nachdrücklich mit der eigenen inneren Mutter oder ihrem Mutterbild konfrontiert. In der postnatalen Depression trauert sie über die Bemutterung, die ihr selbst gefehlt hat [...]. Die Regression des Ichs und die Identifizierung mit der ›oralen Existenz‹ des weinenden Säuglings kann in Verbindung mit der Über-Ich-Identifizierung mit dem mächtigen und bestrafenden Mutterbild zur Depression führen. Die daraus resultierende Angst eine schlechte Mutter zu sein, kann den Impuls anregen, entweder sich selbst oder das Baby zu töten. Oder das Baby wird umgekehrt als ein Monstrum angesehen, das die Mutter auffrisst und ihr Leben verzehrt.« (Halberstadt-Freud, 1993, S. 1056)

»Sie (die Mutter) empfindet einen Widerwillen gegen das Baby, weil es sie erneut dazu zwingt, Verantwortung zu übernehmen, statt sich selbst umsorgen zu lassen.« (Halberstadt-Freud, 1993, S. 1058)

Die per se regressive Situation nach der Geburt eines Kindes führt die an postpartaler Depression erkrankte Mutter zurück zu den Bruchstellen ihres Lebens, unintegriert gebliebenen aggressiven Impulsen und unbeantworteter

Bedürftigkeit, die wesentlich in der Beziehung zu ihrer eigenen Mutter wurzeln.

> »[Es] kann sich in der Vorstellung der Mutter […] eine Umkehrung der Wahrnehmung des Abhängigkeitsverhältnisses einstellen, mit der Folge, dass sie sich vom Kind kontrolliert fühlt. Diese Vorstellung kann sich weiter steigern bis zu dem Punkt, an dem Verfolgungsgefühle entstehen.« (Pedrina, 2005, S. 153)

Die postpartale Depression der Mutter ist ein wesentlicher Fixierungspunkt, eine Bruchstelle für die Entwicklung des Babys. Eine rechtzeitige psychoanalytische Behandlung von Mutter und Baby kann neue Entwicklungsräume eröffnen (vgl. Köhler-Weisker & Schäfers, 2019).

Autismus und plötzlicher Kindstod

Psychodynamische Betrachtungen des plötzlichen Kindstodes sind rar. Der Schweizer Psychoanalytiker Arno Gruen (vgl. Gruen, 1993), der sich in den Siebzigerjahren mit dem Phänomen beschäftigte, wurde zur Zielscheibe gröbster Angriffe. Wie im Falle des Autismus-Forschers Bruno Bettelheim waren es, neben Angriffen aus psychiatrischen Fachkreisen, viele Elterninitiativen, die Gruens Hypothesen als Respektlosigkeit ihnen selbst gegenüber diffamierten. Tatsächlich kenne ich keine andere Szenerie, außer der des Autismus und des plötzlichen Kindstodes, in der ein derart radikales Denkverbot ausgesprochen wird. Es gibt keine Möglichkeit eines Denkraumes, es herrscht eine paranoid-schizoide Welt. Tatsächlich ist das etwas, was wir in Behandlungen von Babys und ihren Angehörigen häufig erleben. Diese allerfrüheste Zeit mit ihrer Verwirrung und ihrem Strukturverlust ist per se gezeichnet von einer Regressionstendenz mit psychotischen Zügen, die sich auch in der Gegenübertragung des Therapeuten zeigt. So scheint mir nun, übertragen auf die wissenschaftliche sowie sonstige Diskussion der Phänomene Autismus und plötzlicher Kindstod, diese Regressionstendenz, die mit dem Verlust des Denkraums verknüpft ist, sich zu wiederholen. Es gibt nur Schwarz und Weiß. Die Eltern erleben sich unbewusst mit dem vernichtenden Vorwurf konfrontiert, schlechte Eltern und Mörder zu sein, und sind, ähnlich den Eltern autistischer Kinder, mit der Abwehr eines traumatisch anmutenden Schmerzes konfrontiert. Im Grunde sagen die Eltern: Uns ist etwas genommen worden, nehmt uns in die Arme und tröstet uns. Wer sich in psychodynamischer Weise mit der verfehlten Begegnung beschäftigt, nimmt gleichzeitig das Kind in den Arm und versucht zu verstehen, was in ihm vorgegangen sein mag. Und hier genau beginnt das Denkverbot.

Nicht Trauer und Depression, Wut und Hass dominieren.

Während meiner Überlegungen zur Erforschung des Autismus als früher Abwehrformation bin ich immer wieder auf das Phänomen des plötzlichen Kindstodes gestoßen, der meines Erachtens eine ähnliche Fixierungsstelle hat wie die autistische Symptombildung.

Der radikale Rückzug vom als traumatisierend erlebten Objekt, den das autistische Kind vollzieht, wird bei Kindern, die des plötzlichen Kindstodes sterben, in einer endgültigen Weise vollzogen. Sie hören auf zu atmen.

Es sind viele Gründe gefunden worden, warum es dazu gekommen sein kann: Die Eltern rauchten, waren alleinerziehend und sehr jung, das Kind lag auf dem Bauch, es hatte eine Bettdecke, statt wie heutzutage einen Schlafsack, das Kind schlief allein in einem abgelegenen Raum, Impfungen, Phosphatmangel …

Meine Hypothese ist, dass auch die Eltern der Kinder, die eines plötzlichen, unerklärlichen Todes sterben, aus schicksalhaften Gründen, die in unbewussten Traumatisierungen zu suchen sind, nicht in der Lage waren, ihre Kinder zu halten und ihnen etwas zu geben, was sie zum Bleiben hätte veranlassen können. Hiermit meine ich vor allem ein Erträumen des Kindes, die Herstellung einer seelischen Beziehung. Wenn man sich in die Fallstudien Gruens vertieft, entsteht ein Eindruck von Kühle, der mich an meine Begegnungen mit Eltern autistischer Kinder erinnert. An anderer Stelle werde ich beschreiben, wie diese Eltern, zusammen mit ihren Kindern, mitunter selbst zum Leben erwachen. Die Eltern autistischer Kinder haben die Möglichkeit einer Neuinterpretation der verfehlten frühen Begegnung, die Chance auf die Eröffnung völlig neuer Blickwinkel auch auf ihre eigene Geschichte. Sie haben die Möglichkeit, das Kind als Spiegel einer inneren Wahrheit ihrer selbst und ihrer Geschichte zu erkennen.

Ich kann mir tatsächlich nichts vorstellen, was schrecklicher und untröstlicher wäre, als ein totes Baby in der Krippe zu finden. »Sie war anders«, »er hat mich immer so komisch angeschaut«, »er war so merkwürdig ruhig«, »Lächeln war nicht so ihr Ding«, sind einige Statements aus den Interviews mit Eltern von Kindern, die an plötzlichem Kindstod starben. Die Kühle und die Distanziertheit dem Baby gegenüber, die hier zum Ausdruck kommen, spiegeln sich in der Tatsache, dass diese Babys häufig allein in ihren Zimmern schliefen und auch während der Einkäufe der Eltern mitunter alleingelassen wurden.

Was ich sagen will: Die Gesamtsituation entsteht aus psychischen Konstellationen der Eltern, zu denen es keinen bewussten Zugang gibt. Selbstverständlich gibt es Gründe für die Notwendigkeit von Kühle und Distanz, die Ermangelung eines seelischen Raumes, in der häufig kumulativ traumatischen Geschichte der Eltern. Vielleicht ist es das, was in dem Buch von Arno Gruen fehlt, die einfühlsame Betrachtung der Geschichte der Eltern.

Dass eine anaklitische Depression zum Tod führen kann, ist erforscht. Im Gegensatz zum plötzlichen Kindstod gibt es Vorläufer, die die Not des Kindes anzeigen: Gewichtsverlust, Apathie. Im Falle des plötzlichen Kindstodes scheint es keine Vorläufer zu geben. Ein gesundes Kind ist plötzlich tot.

Der plötzliche Kindstod ist eine Ausschlussdiagnose, das heißt, es können keine medizinisch eindeutigen Ursachen gefunden werden. Die Klassifizierung findet nach der Obduktion statt, die in fünfzig Prozent der Fälle erfolgt. Die Gründlichkeit der Obduktion ist schwankend und international nicht vergleichbar. Der plötzliche Kindstod ist eine der häufigsten Todesursachen für Kinder zwischen zwei Wochen und einem Jahr. Die Ursachen sind vielfältig und nicht abschließend geklärt. Fünf Prozent der Fälle gelten als Infantizid (vgl. Häßler, Schepker & Schläfke, 2008, S. 166).

Bei unklaren Todesfällen im Säuglingsalter sind verschiedene Zahlen möglich, es gibt keine einheitliche Erfassung.

Zumeist geschieht der plötzliche Kindstod im Schlaf, es kommt zu Sauerstoffmangel, Problemen mit der Atmung.

Mitte der Neunzigerjahre haben sich Martin Dornes und Hildegard von Lüpke (vgl. Dornes & von Lüpke, 1995) mit dem plötzlichen Kindstod beschäftigt und kommen zu folgendem Schluss:

> »Nichts spricht derzeit gegen die Annahme, dass ein chronisches und tiefgreifendes Einanderverfehlen von Mutter und Kind über eine Beeinträchtigung des Wohlbefindens und eine vorübergehende funktionelle Störung hinaus noch weiter, bis hin zu einer allgemeinen Reifungsblockade, zu lebensbedrohlichen neurophysiologischen Fehlregulationen und letztendlich zum ›Aufgeben‹ des Säuglings führen kann.« (Dornes & von Lüpke, 1995, S. 323)

Aus einem Projekt, in dem er zwanzig Eltern, die ein Kind durch plötzlichen Kindstod verloren, ein halbes Jahr lang begleitete, beschreibt Jochen Stork einen exemplarischen Fall:

> »Frau G. scheint mit dem Baby nicht die innere Verfügbarkeit empfunden zu haben, die eine instinktive Mütterlichkeit auszeichnet und die sie befähigt hätte, in eine frühe Interaktion mit dem Kind einzutreten; d.h. den Gesten antizipierenden Sinn und Bedeutung zu geben, in der Mimik eine rudimentäre Sprache zu erleben, in seinen Bewegungen erste Versuche von eigenem, autonomem Verhalten zu se-

hen, von einer Aktivität, die darauf abzielt, der Mutter etwas mitzuteilen, sie für sich einzunehmen, ihr etwas zu geben. Es kam weder zu einem frühen Austausch von negativen und positiven Affekten, die die Matrix der Mutter-Kind-Beziehung bilden und die wesentliche Anteile am Überleben nach der Geburt haben, noch zu einer Wechselbeziehung auf phantasmatischer Ebene.« (Stork, 1986, S. 172)

Die Bedeutung der nichtsprachlichen Kommunikation

Der Autist lernt nicht zu sprechen, weil ihm die Basis der nichtsprachlichen Kommunikation fehlt. Genau um diese geht es in einer Behandlung, um ein gemeinsames Lächeln, Summen, Bewegen.

Die projektive Identifizierung[2] ist der Dreh -und Angelpunkt der nichtsprachlichen Kommunikation. Sie ist ein Abwehrmechanismus, aber auch eine Form der Kommunikation, die ihren Ursprung im Säuglingsalter hat. Unbewusste Gefühlszustände werden vom Säugling im Objekt untergebracht. Es entsteht eine Verbindung. Bion sprach in diesem Kontext von Containing. Etwas Unerträgliches wird durch die Reverie der Mutter erträglich gemacht. Es folgt die Introjektion des Entgifteten durch den Säugling. In der weiteren Entwicklung kommt es zur Identifizierung mit dem Objekt, mit seiner Fähigkeit, Unerträgliches in Ertragbares zu verwandeln.

Das autistische Kind hat diesen Austauschprozess mit dem Objekt nicht durchlaufen. Das Objekt bleibt ihm fremd und angsterregend. Seine Signale, so könnte man vermuten, konnten nicht gelesen und aufgenommen werden, den potenziellen Empfänger nicht erreichen. Die Präokkupiertheit des Empfängers, des durch unbearbeitete traumatische Erfahrungen destabilisierten Objekts, verhindert einen frühen Dialog.

Es ist, um hier eine andere Idee Bions aufzunehmen, ein Scheitern des Präkonzepts, mit dem wir es bei dem autistischen Kind zu tun haben. Unter Präkonzept verstand Bion ein Konzept vor aller Erfahrung, einer unbewussten Erwartung vergleichbar. Nur mit der Realisierung der Präkonzeption können erste seelische Verbindungen mit dem Objekt entstehen.

2 Es wird unterschieden zwischen einer pathologischen projektiven Identifizierung, die dadurch gekennzeichnet ist, dass sie im Entwicklungsverlauf vorherrscht, und einer »normalen« projektiven Identifizierung als kommunikativer Austauschvorgang. Tilman Moser bezeichnet die perennierende projektive Identifizierung als Notwehr aufgrund missglückter Interaktion, dem Scheitern bewusster Kommunikation.

> »Trifft die Präkonzeption nicht auf ausreichende Realisierungen, fühlt sich das rudimentäre Selbst permanent von Auflösung und Vernichtung bedroht. Es können keine seelischen Gedanken entstehen. Die nicht verbindungsfähigen Elemente müssen eingekapselt werden, bleiben aber bedrohlich virulent.« (Nissen, 2014, S. 85)

Das Präkonzept ist eine Idee, kein beweisbares Faktum. Gleichwohl ist die Idee spontan nachvollziehbar. In ihrer apriorischen Setzung und der daraus folgenden Sicht auf die Entwicklung des Menschen erinnert sie mich an die Setzung des Gottesbegriffs. Auch ihm eignete ja der Versuch, Sinnhaftes, Bedeutungsvolles, mit der Hoffnung Verknüpftes zu konstatieren.

Vielleicht auch wurzelt die Möglichkeit dieser Idee, dieses Präkonzepts, im Rückgriff auf die pränatale Zeit. In den meisten Fällen ist die physische Versorgung des Ungeborenen, aber auch das seelische Geborgensein in den Träumen seiner Eltern sichergestellt. Mit dem Durchschneiden der Nabelschnur und der Versorgung durch die Brust greift das Kind spontan zurück auf seine Erfahrung der pränatalen Vorgänge.

Fehlt nun dem autistischen Kind aufgrund disharmonischer Erfahrungen der pränatalen Zeit das Präkonzept von der Möglichkeit eines antwortenden Objekts? Oder aber kann das Präkonzept aufgrund unzureichenden Gehaltenwerdens in der nachgeburtlichen Zeit nicht realisiert werden? Letztlich geht es um die Möglichkeit der Erfüllung einer Erwartung.

Im Falle des autistischen Kindes gehe ich davon aus, dass die Bruchstelle seiner Verfehlung des Objekts in den vergangenen Erfahrungen dieses Objekts zu suchen ist. Diese Bruchstelle findet ihren Ausdruck sowohl in der pränatalen als auch in der nachgeburtlichen Zeit.

Wenn man sich vorstellt, wie »bewitching« ein neugeborenes Baby ist, wie es geradezu zum Holding verführt und wie seiner Bedürftigkeit nicht zu widerstehen ist, wird noch einmal deutlich, wie stark das antwortlose Objekt präokkupiert ist und in seinen Möglichkeiten beschädigt wurde. Ich gehe also davon aus, dass die Signale des Babys vom potenziellen Empfänger nicht gelesen und aufgenommen werden konnten. Die von Bion so genannte innere Verdauungsfunktion des Säuglings kann sich nicht ausbilden. Er kann es nicht lernen, innere Spannungen auszuhalten. Und tatsächlich ist es so: Das autistische Kind ist entweder wild und ziellos getrieben oder aber vollkommen zurückgezogen. In beiden Fällen ist es abgewandt vom Objekt.

Der Entwicklungsforscher Martin Dornes ging davon aus, dass frühe

»Wahrnehmungen phantasiefrei gespeichert werden und ihre Wirkung ausüben, zum Teil das ganze Leben. Die Kommunikation von Gefühlszuständen findet über nichtsprachliche Affekte statt: Körperhaltung, Vokalisierung, Bewegungstempo, Gesichtsausdruck.« (Dornes, 1997, S. 60)

Was bedeutet dies alles nun für das autistische Kind und eine mögliche Behandlung? Kann eine solche ohne das Medium der projektiven Identifizierung überhaupt stattfinden? Welche unbewussten Gefühlszustände brächte das autistische Kind, dem die Basis des gefühlsmäßigen Austauschs mit dem Objekt ja fehlt, im Behandler unter? Oder aber ist es einzig der sogenannten adhäsiven[3], sich an die Oberfläche des Objekts anklebenden Identifizierung fähig, wie Ogden vermutet? Bedeutet dies nun, dass der Therapeut bestenfalls zum Entwicklungsobjekt wird, das eine Grundlage schafft für nichtsprachliches Verstandensein, um eine weitere Entwicklung denkbar zu machen und zu begleiten? Wird er zu demjenigen, der das Präkonzept realisiert?

Die Behandlung autistischer Kinder führt weit zurück in die Genese seelischen Erlebens. In ersten Ansätzen entwickelt sich die projektive Identifizierung im Behandlungsverlauf tatsächlich häufig schnell, sodass man auf den Gedanken kommen könnte, die nichtbeantwortete Erwartung des Präkonzepts habe im autistischen Rückzug überwintert. Gesten, Blicke, Laute werden ausgetauscht, es entstehen in diesem Kontext Momente des Glücks. All dies ist nicht haltbar, nicht konstant und von wiederkehrenden, langanhaltenden Rückzügen geprägt. Es sind die Rückzüge, der Nicht-Austausch, der die Stunden beherrscht, die gleichwohl getragen werden von den seltenen Momenten einer flüchtigen Berührung, von der man sich mitunter irritiert fragt, ob sie überhaupt geschehen ist.

Da wir ja davon ausgehen, dass projektive Identifizierung in der Gegenübertragung des Therapeuten zum Ausdruck kommt, stellt sich die Frage, was stattdessen oder gleichwohl vom autistischen Kind im Behandler untergebracht wird. In der Gegenübertragung, so meine Erfahrung, machen sich Leere, Hilflosigkeit, Unsicherheit, Verwirrung, Fremdheit, Angst und Ratlosigkeit breit. Erlebt der Autist so das Objekt, das er abwehrt? Aufseiten des Therapeuten ist es so, dass das Interesse an dem Kind, der Wunsch es zu verstehen, so wie es ist, ihn trägt. Vermutlich trägt dieser Wunsch auch

3 Zum Beispiel Mimikry, Echolalie

immer wieder das Kind und unterbricht die chaotische, von Fremdheit, Leere und Angst geprägte innere Situation sowohl des Kindes als auch des Therapeuten. Was ich sagen will ist, dass es in der Behandlung eines autistischen Kindes immer wieder fühlbar wird, dass es gehalten werden will, auch wenn es sich abwenden muss. Regelmäßig kommt es zu langen Phasen der Stille, die anmutet wie eine tiefe Ruhe, in der beide Protagonisten sich zurückziehen und erholen müssen. Ich habe festgestellt, dass diese Phasen der Stille und des Rückzugs wesentlich sind, denn es ist ja so, dass das autistische Kind das Objekt wesentlich als gefährlich, ängstigend und verwirrend erlebt. Die allerkleinste Berührung, die gleichwohl entstand, muss in der Sicherheit des Rückzugs und der Abwendung vom Objekt ungeschehen gemacht, manchmal vielleicht in weite, weite Ferne gerückt werden. Der Therapeut wird dann über lange Zeiträume zu einem äußerlich rein passiven, innerlich jedoch teilnehmenden, nachdenkenden, phantasierenden Objekt. Es ist meine Vermutung, dass das autistische Kind sich im Fortgang der Behandlung mit dieser Haltung identifiziert und seinerseits das Objekt, von dem es sich zurückzieht, zu bedenken beginnt.

In den Stunden mit den autistischen Kindern kommt es also immer wieder auch zu Phasen großer Ruhe, die ich als wohltuend erlebe. Vielleicht sind dies auch Momente, in denen unbewusst passagere, kurz auftauchende und wieder verschwindende Verbindungsfragmente erscheinen, die in der nachfolgenden Ruhe eine Art von Präsenz erhalten. Mir fällt dazu ein, dass autistische Kinder sich ja obsessiv mit dem Ein- und Ausschalten, dem Öffnen und Schließen von Gegenständen beschäftigen. Die kurz aufscheinenden Verbindungen, die unbewusst entstehen, gleichen den kurzen Momenten des aufscheinenden Lichts oder einer kurz geöffneten Tür.

Ohne projektive Identifizierung, davon gehe ich aus, ist der Säugling chaotischen Gefühlen ausgeliefert und befindet sich allein in der Hölle der paranoid-schizoiden Welt. Die Idee liegt nahe, dass Autismus anstelle der nicht funktionierenden projektiven Identifizierung entsteht und zum intuitiven Rettungsanker wird, um eine psychotische Depression zu überstehen. Ein Mosaikstein im Verständnis des Autismus ist also die durch das Fehlen, das Scheitern der projektiven Identifizierung entstehende Leere, die in der Gegenübertragung dominant spürbar wird. Dass überhaupt etwas in der Gegenübertragung spürbar wird, ist andererseits ein Hinweis darauf, dass fragmentierte, umhertreibende innere Anteile vorhanden sind, die diese auslösen.

Autisten leben außerhalb der Zeit, ihres Vergehens und Voranschreitens, sie leben in nackter Gegenwart, ohne Hoffnung – denn diese würde eine Vorstellung von Zeit benötigen.

Untersucht man den Vorgang der projektiven Identifizierung aufseiten des Objekts, so kann man davon ausgehen, dass die von unbearbeiteten traumatischen Erfahrungen gezeichneten Eltern autistischer Kinder aufgrund ihrer inneren Destabilisierung von diesen in pathologischer Weise Gebrauch machen. Das heißt, sie benutzen den Säugling unbewusst, als Container, als etwas, das ihnen niemals zur Verfügung stand. Archaisch aggressive Bestrebungen, Omnipotenzansprüche, Rache, Kontrolle und Manipulation des Objekts, so stelle ich mir das vor, entleeren sich ungefiltert und bringen den Säugling in einen Zustand psychotisch bedrängender Erregung. Und tatsächlich ist es ja so, dass massive Relikte dieser Erregung bei autistischen Kindern vorhanden sind. Ich denke da an das Armwedeln, das wie ein perverser Erregungszustand anmutet und signalisiert, dass der Körper nicht in Besitz genommen werden konnte. In der normalen Entwicklung des Säuglings sind die Armbewegungen zu Beginn unkoordiniert und werden um den vierten Lebensmonat herum zu bewusst ausgeführten Aktionen.

Vor diesem Hintergrund wird die autistische Abkehr vom Objekt, so seltsam und rätselhaft sie auch erscheinen mag, zu einer intuitiv lebensrettenden Aktion.

Das kumulative Trauma und seine transgenerationellen Wurzeln

> »The concept of cumulative trauma takes into consideration psychophysical events that happen at the preverbal stage of relationship between mother and infant. It correlates their effects on what later becomes operative as a disturbed relationship between mother and child or as a bias in ego and psychosexual development.« (Khan, 1963, S. 302)

Das Konzept des kumulativen Traumas, das sich auf die nonverbale, frühe Kommunikation des Säuglings und seiner Mutter bezieht, ist ausgesprochen aufschlussreich für die Untersuchung der Genese autistischer Störungen. Mannigfaltige, frühe, sich wiederholende, eine unaufhörliche Kette bildende Verfehlungen von Mutter und Säugling kennzeichnen das kumulative Trauma. Die Mutter kann das Kind nicht vor inneren und äußeren Reizen schützen, ihm keinen Entwicklungsraum bieten. Der frühe Bruch des für den Säugling lebensnotwendigen Schutzschildes der Mutter wird von diesem mit der Abwendung vom Objekt beantwortet. Die autistische Symptombildung sucht das Schutzschild der Mutter gleichsam zu ersetzen. Das mütterliche Objekt selbst wird zu einem traumatisierenden Objekt. Es ist die gespenstische Stille, die Stummheit, in der all dies geschieht, es ist diese frühe, diese allerfrüheste wortlose Zeit, in der die Genese der autistischen Symptombildung anzusiedeln ist. Dies alles ist zudem noch eingebettet in eine noch tiefere Stille und Stummheit, eine Sprachlosigkeit des Vergangenen. Es ist genau diese Stille und Stummheit, die transgenerationelle Traumata kennzeichnet. Sie existieren abgespalten von der Ebene des Bewusstseins. Können sie als solche benannt werden, werden sie in der Regel ihrer Bedeutung beraubt und relativiert. Die traumatisierenden elterlichen Objekte werden gerettet, relativiert, um selbst innerlich überleben zu können.

Stumme, für bedeutungslos erklärte transgenerationelle Traumata bilden den Hintergrund des kumulativen Traumas.

In *Jenseits des Lustprinzips* postuliert Freud im Kontext traumatischer Ereignisse, dass der Schutz vor Erregung für den menschlichen Organismus womöglich bedeutungsvoller ist als der Empfang von Stimuli. Er beschäftigt sich mit dem Begriff des Reizschutzes, der im Falle der traumatischen Neurose durchbrochen wird.

Khan geht von der Hypothese aus, dass im Falle des Säuglings der Reizschutz durch die Mutter ausgeübt wird. »My argument is that cumulative trauma is the result of the breaches in the mothers role as a protective shield over the whole cause of the childs' development.« (Khan, 1963, S. 292) Diese Abhängigkeit des Kindes ist zu unterscheiden von der Besetzung der Mutter als Objekt. Die Brüche, die im Schutzschild der Mutter entstehen, sind auch nicht ausschließlich jene, die durch akute Psychopathologien der Mutter ausgelöst werden.

»The breaches I have in mind are in the nature of maladaption to the infants anaclitic needs.« (Khan, 1963, S. 291) Diese Brüche im Schutzschild verursachen keine einzelnen traumatischen Episoden, vielmehr färben sie die gesamte Entwicklung des Kindes ein, einer dauerhaften Belastung und Spannung gleich. »In this context it would be more accurate to say that these breaches over the cause of time and through the developmental process cumulate silently and invisibly.« Das heißt also, dass es nicht um einzelne traumatische Erfahrungen geht. Die traumatische Dimension wird erst im Nachhinein als kumulativ sichtbar.

Die Konstrukte »gute Brust« und »böse Brust« könnten ersetzt werden durch die Untersuchung eines pathogenen Zusammenspiels in der gesamten Beziehung von Kind und betreuender Umgebung. In besonderer Weise geht es um die Bedürfnisse des Säuglings im Kontakt mit seiner Umwelt und die Notwendigkeit des Geschütztwerdens durch die Mutter. Seine gesamte zukünftige Entwicklung, die Stabilisierung seiner psychischen Möglichkeiten und Funktionen hängt davon ab. Diese Rolle der Mutter als Schutzschild bewahrt den Säugling ebenso vor ihren ungefilterten Emotionen und erlaubt es ihr, sich in ihr Kind einzufühlen. »The protective-shield-role of the mother enables the infant to project all the unpleasurable inner stimuli onto her […]. If her adaption is good enough, then the infant does not become precociously aware of his dependence on the mother.« (Khan, 1963, S. 293) Dann, im Laufe seiner weiteren Entwicklung, wird der Säugling der Mutter als Liebesobjekt gewahr. Das mütterliche Schutzschild wird von den eigenen Konflikten und

Bedürfnissen der Mutter bedroht. Die Aufrechterhaltung des Schutzschildes ist tatsächlich keine passive Aufgabe, sondern bedarf der Wachsamkeit, der Anpassungsfähigkeit und der Strukturierung. Wie der Säugling auf die Brüche im Schutzschild der Mutter reagiert, inwieweit sie ein kumulatives Trauma auslösen können, hängt davon ab, wie stark, wie lange und wie häufig er sie erlebt.

Der amerikanische Psychoanalytiker Henry Krystal, ich erwähnte es bereits an anderer Stelle, hat sich folgendermaßen zur Idee eines mütterlichen Schutzschildes geäußert: »Die Idee des mütterlichen Schutzschildes, das das Kind vor Traumatisierungen bewahren soll, ist eine ideale Konstruktion. Von seiner Tendenz her ist es immer ein brüchiger Schutzschild.« (Krystal, 1978, S. 90)

Verlust und Trennung von der Mutter erscheinen neben der Intrusion durch pathogene Faktoren als wesentliche Bedrohung des für den Säugling lebensnotwendigen, seine innere und äußere Welt schützenden Schildes der Mutter.

Im Falle eines kumulativen Traumas geht es letztlich darum, dass die Mutter die Es-Bedürfnisse ihres Kindes nicht beantworten kann. Es gelingt ihr nicht, innere und äußere Stimuli zu regulieren. Die vorzeitige Ausbildung von Abwehrformationen, etwa in Form eines falschen Selbst, wären eine mögliche Folge kumulativen Gebrochenwerdens des Schutzschildes. Gerade eine über einen längeren Zeitraum anhaltende Brüchigkeit des Schutzschildes könnte durch die Anhäufung frustrierender Anspannung traumatischen Stress verursachen.

> »Cumulative trauma has its beginnings in the period of development when the infant needs and uses the mother as his protective shield. The enevitable temporary failures of the mother as protective shield are corrected and recovered from the revolving complexity and rhythm of the maturational processes. Where these failures of the mother as protective shield are significantly frequent and lead to impingements on the infants psyche-soma, impingements which he has no means of eliminating, they set up a nucleus of pathogenetic reaction.« (Khan, 1963, S. 208)

Es ist davon auszugehen, dass gravierende Spuren im Körper-Ich des Kindes zu finden sein werden, gerade im Verlauf des Auftauchens massiver Brüchigkeit des Schutzschildes im Kontext der Ich-Es-Differenzierung und der schrittweisen Integration der Selbstwahrnehmung. Einerseits existiert für den Säugling die Möglichkeit, sich von den Brüchen im mütterlichen Schutzschild zu erholen, andererseits können sie zum Nährboden der Entwicklungsverweigerung werden.

> »It is important to remember that though the ego can survive and overcome such strains, exploit them to good purpose, manage to mute the cumulative trauma into [illegible], and arrive at a fairly healthy and effective normal functioning, it nevertheless can in later life break down as a result of acute stress and crisis.« (Khan, 1963, S. 298)

Das kumulative Trauma handelt von den Folgen der Verfehlung von Säugling und Objekt, von den gravierenden Brüchen im lebensnotwendigen Schutzschild der Mutter.

Der sich vom Objekt zurückziehende Säugling erlebt die Mutter als traumatisierend, ihn schutzlos seiner Bedürftigkeit ausliefernd, nicht existent als ihn haltend. Im Falle einer autistischen Entwicklung sind die Brüche im Schutzschild der Mutter irreversibel. Die autistische Symptombildung selbst wird zum Schutzschild. Die Mutter selbst wirkt als nicht gehalten, weder in der Vergangenheit noch von ihrem Partner. Sie wirkt wie ausgeliefert, emotional verstummt, vereist, traumatisiert. Autistische Züge kennzeichnen die Eltern autistischer Kinder, die im Kern ihrer unbewussten Welt von ihren eigenen kumulativen und transgenerationellen Traumata beherrscht werden. An anderer Stelle habe ich mich mit dem Gedanken auseinandergesetzt, dass diese Eltern in ihren autistischen Kindern unbewusst einen Spiegel für etwas finden, das ihnen vertraut ist und gleichzeitig in der Radikalität der Symptombildung, die das Kind entwickelt, verleugnet werden kann: Schutzlosigkeit, ungehaltene Bedürftigkeit, tiefe Einsamkeit und die Abwendung von traumatisierenden Objekten.

Es findet also eine Umschlingung von kumulativem und transgenerationellem Trauma statt. Das kumulative Trauma entwickelt sich auf dem Hintergrund transgenerationeller Traumata der Objekte. Genauer gesagt geht es um stumme unbewusste Traumata oder aber um solche, die in ihrer Bedeutung abgewehrt sind und in der Folge ebenso stumm. Das kumulative Trauma ist die Folge von etwas, nämlich der Unmöglichkeit des Objekts, sich mit dem Baby abzustimmen, sich in es einzufühlen, es zu halten. Diese Beschädigung des Objekts betrifft wesentlich die nonverbale Zeit. Dabei geht es überhaupt nicht um diagnostizierte psychische Erkrankungen, wenngleich sie manchmal vorliegen oder vorgelegen haben. Es geht um etwas, das leiser ist, verborgen, und deshalb nicht auf Anhieb bemerkbar.

Diese Beschädigung des Objekts muss auch keineswegs die Geschwister eines autistischen Kindes, das im Kontext kumulativer und transgenerationeller Traumatisierung unser Untersuchungsgegenstand ist, treffen. Möglicherweise werden bei einer erneuten oder vorangegangenen Schwangerschaft bei der Mutter andere Mosaiksteine ihrer Vergangenheit mobilisiert. Die Anwesenheit des Dritten, des Partners, seine fürsorgliche Präsenz ist gar nicht zu überschätzen und ganz sicher nicht in jeder Lebensphase in gleichem Maße vorhanden.

Es bleibt dabei: Nur im Nachhinein können wir versuchen zu begreifen, was geschehen ist, Spuren verfolgen. Die Genese dieser stummen Traumata ist nicht beobachtbar.

Historie

Überlegungen zur Geschichte der Autismusforschung

Die psychodynamische Erforschung des Autismus erfolgte nach der Entdeckung des Syndroms durch Kanner mit den Schriften Bruno Bettelheims. Auch Margaret Mahler und Kolleginnen und Kollegen in Amerika sowie Donald Winnicott und Melanie Klein in England interessierten sich schon früh für die Behandlung des frühkindlichen Autismus.

Der Autismus war ansonsten vereinnahmt von der psychiatrischen Sicht, die von neurologischen und genetischen Ursachen ausging. Bettelheims Sichtweise wurde in der Folge verunglimpft mit dem Vorwurf, er spreche die Mütter autistischer Kinder schuldig (vgl. z. B. Rimland, 1964). Dies führte zu einer Diffamierung der psychodynamischen Sichtweise insgesamt. Ja, man kann schon sagen, es kam zu einer Tabuisierung der psychodynamischen Sichtweise, einem Denkverbot, einem Brachliegen der Forschung. Dieses Denkverbot spiegelt gleichsam die von mir vermutete Abkapselung traumatischer Erfahrungen bei Eltern autistischer Kinder –die Übertragung des Phänomens auf die Erforschung des Autismus. Autistische Kinder unterlagen nicht mehr denselben Gesetzen wie alle anderen Kinder. Das Wort Beziehung, vor allem zur Mutter, kam einem Tabubruch gleich.

Die unbewusste Ursache dieser grandiosen Tabuisierung spricht von der unbewussten Macht eines als unerträglich erlebten frühen Schmerzes von Eltern autistischer Kinder, für den es keinen Raum gab.[4] Immer wieder wurden Eltern autistischer Kinder als »normal« beschrieben. Das ist ja im Grunde eine verdrehte Annahme, weil es darum gar nicht geht. Es geht, wie es der psychodynamischen Sichtweise eigen ist, um das Verstehen und das Herstellen von Zusammenhängen. Es wurde nun aber die Herstellung jeglichen Zusammenhangs als Schuldzuweisung erlebt. Und unbewusste Gefühle von Schuld sind ja gerade zentral für alle Traumata.

4 Siehe auch das Kapitel »Die Eltern autistischer Kinder«.

Bis zu den Forschungen Frances Tustins befand sich die Forschung selbst jahrelang in einem quasi autistischen Zustand, in dem es nicht mehr möglich war, Bedeutungen zu geben, nachzudenken, ja, zu forschen.

Eine Ausnahme stellen zum Beispiel die Forschungen des Psychiaters Gerhard Bosch dar, der in den Fünfzigerjahren, im Anschluss an die Arbeiten Kanners, noch vor Bettelheims Veröffentlichungen, über sechs Jahre hinweg dreizehn Kinder mit der Diagnose »frühkindlicher Autismus« beobachtete. Frühkindliche Kriegserfahrungen, Bombenangriffe und Flucht bildeten den Hintergrund der Kinder und ihrer Familien. Bosch spricht von erstarrten familiären Lebensformen. Hirnorganische Schädigungen waren bei den Kindern ausgeschlossen worden. Bereits als Baby, so schildert es eine Mutter, habe ihr Kind »sich nicht richtig zugewandt, so getan, als sehe sie nichts, habe sich stundenlang mit kleinen Bändchen beschäftigt« (Bosch, 1962, S. 15). Beschrieben wird die zunehmende Entleerung der kindlichen Gesichter im Verlauf der Jahre, eine fortschreitende Verschlimmerung des autistischen Zustandes bis zur Schlussuntersuchung nach sechs Jahren. Bosch kommt zu folgender interessanter Schlussfolgerung:

> »Schließlich könnte man analog dem Schwachsinn, einer Behinderung der intellektuellen Leistungsfähigkeit und Entwicklung durch ungenügende Förderung und andere negative Milieueinwirkungen, auch einen rein umweltbedingten Pseudoautismus annehmen.« (Bosch, 1962, S. 119)

Im Grunde hielt einzig in Frankreich, im Zuge der Forschungen Lacans und in der Folge Doltos, die intensive Beschäftigung mit der Psychodynamik des Autismus an. Es kam auch hier zu heftigen Angriffen von Elterninitiativen, die die Herstellung jeglichen Zusammenhangs zwischen Eltern und autistischem Kind ahndeten. Der Begriff der »Kühlschrankmutter«, der bereits in der Diskussion um Bettelheim eine Rolle gespielt hatte und vehement kritisiert worden war, tauchte wieder auf. Tatsächlich ist das eine Wortbildung, die sich auf eine Beobachtung Kanners bezieht. Eltern, schrieb er, seien distanziert wie »ein Kühlschrank, der nicht auftaut« (Kanner, 1943, S. 250).

Die Geschichte des Autismus ist auch eine Geschichte der Eltern autistischer Kinder, aber auch von Patienten, die sich heftig gegen psychodynamische Hypothesen verwahren. Eine ähnlich heftige gesellschaftliche Bewegung gibt es im Kontext keiner anderen psychischen Erkrankung. Federführend von

Rimland in den USA in Gang gesetzt, breitete sich diese Sichtweise umstandslos in Europa aus. Bernard Rimland, ein amerikanischer Psychiater, griff in den 60er Jahren des vergangenen Jahrhunderts die psychodynamische Sicht auf den Autismus scharf an. Selbst Vater eines autistischen Sohnes, begriff er Autismus als ausgelöst durch biochemische Defekte, etwa Blei- und Schwermetallvergiftungen, Impfungen und als unabhängig von postnataler Versorgung. Vitamine und Mineralien, auch die Gabe des Hormons Sekretin sah er als wesentlich für die Behandlung des Autismus an, aber auch Konditionierung. Viele Eltern autistischer Kinder wandten sich mit ihrem Schicksal an Rimland und fühlten sich von ihm verstanden.

Wie ich bereits erwähnte, blieb dies nicht ohne Auswirkung auf die wissenschaftliche Forschung. Versuche, das autistische Phänomen zu verstehen, versiegten mehr und mehr.

Man muss konstatieren, dass es der psychodynamischen Sichtweise niemals gelungen ist, ihre Erkenntnisse in einer Weise zu transportieren, die den Eltern autistischer Kinder verständlich gewesen wäre und nicht als Angriff hätte erlebt werden müssen. Gleichzeitig ist es so, dass alle einzelnen Forscher – angefangen mit Kanner, der berichtete, als Kind selbst unter der Störung gelitten zu haben –, die sich mit dem Phänomen des Autismus beschäftigten, auf der Suche nach Erklärungen für ein kaum zu fassendes Krankheitsbild waren. Die sich hieraus ergebenden Spaltungen und unversöhnlichen Kämpfe spiegeln möglicherweise die entwicklungsgeschichtlich frühe Zeit wider, der das Phänomen entstammt.

Ich gehe, wie ich an anderer Stelle ausführlich darstellen werde, davon aus, dass es abgewehrte Traumata der Eltern sind, die sich beim autistischen Kind in spezifischer Weise spiegeln. Es geht um schicksalhafte Erfahrungen und Verflechtungen zwischen dem Schicksal der Eltern und der Entwicklung ihrer Kinder.

> »Vielleicht könnte man sagen: Die Geschichte der Eltern hat etwas von Schicksal für das Leben ihrer Kinder. Denn ist es nicht so, dass die Geschichte der Eltern, unabhängig von deren Willen und Fähigkeit, einen Schatten auf das Leben ihrer Kinder wirft und ihre Entwicklung bestimmt? Dieser Prozess geht ohne Worte vonstatten, denn es sind unbewusste Erwartungen und Gefühle, die sich an die Existenz des Kindes knüpfen und von diesem ebenso unbewusst aufgenommen werden.« (Lang-Langer, 2003, S. 225f.)

Der genetisch-neurologische Ansatz ist, im Gegensatz zu den psychodynamisch orientierten Ansätzen von Tustin und Alvarez, noch immer dominant. In Wikipedia kann man Folgendes lesen:

> »Leo Kanner, der 1943 kindlichen Autismus beschrieb, hielt es für möglich, dass Autismus auf einen Mangel an mütterlicher Wärme zurückzuführen sei. Fortgeführt wurde diese Theorie vor allem durch das Buch *Die Geburt des Selbst* (1967) des Psychologen Bruno Bettelheim. Aufgrund dieser Theorie, Autismus werde durch psychische Faktoren verursacht, litten Eltern autistischer Kinder in der Vergangenheit unter ungerechtfertigten Vorwürfen. Teilweise werden auch heute noch Eltern von ihrer Umgebung für das autistische Verhalten ihrer Kinder verantwortlich gemacht. Mittlerweile steht fest, dass Autismus neurologische Ursachen hat und man geht davon aus, dass er möglicherweise genetisch bedingt ist.«

Auch Institute, die speziell mit autistischen Kindern arbeiten, verfolgen in der Regel keinen psychodynamischen Ansatz. In psychoanalytischen Instituten gilt Autismus häufig als unbehandelbar. Die psychoanalytischen Leitlinien sind äußerst knapp und zurückhaltend formuliert: Die Störung der Kommunikation und der Bezogenheit

> »kann erstes Anzeichen einer tiefgreifenden Kommunikationsstörung aus dem autistischen Formenkreis sein. Die Diagnose Autismus-Spektrum-Störung sollte allerdings mit großer Vorsicht gestellt werden.« (Adler-Corman, Röpke & Timmermann, 2020, S. 372)

Ein Kongress der Kinder-und Jugendlichenpsychotherapeuten zum Thema Autismus im Jahre 2017 bestätigt das. Stellvertretend zitiere ich im Folgenden Wolfgang Oelsner:

> »[...] die Wahrnehmung dieser Kinder ist auch nicht deshalb verzerrt, weil sie unzureichende Objekterfahrungen gemacht hätten oder weil sie ihr eigenes Verhalten nicht ausreichend gespiegelt bekommen hätten. Diese Defizite mögen hinzugekommen sein, aber sie begründen nicht primär das Störungsbild. Die Begründung ist neuropsychologisch. Ein umgangssprachlicher Begriff trifft ihn recht anschaulich: Sie sind anders gepolt.« (Oelsner, 2019, S. 208)

Ähnlich lautet die S3-Leitlinie der *Arbeitsgemeinschaft* der Wissenschaftlichen Medizinischen *Fachgesellschaften* (AWMF): »Heute besteht Konsens darüber, dass dem frühkindlichen Autismus bzw. den Autismus-Spektrum-Störungen neurobiologische Ursachen zugrunde gelegt werden müssen.«

Es geht insofern nicht um die Behandlung des Autismus, sondern um die Unterstützung autistischer Kinder in Teilbereichen, wie etwa Musiktherapie, Logopädie, Ergotherapie. Das Üben von Fähigkeiten mittels positiver Verstärkung und Training der Eltern für den Umgang mit dem Kind stehen im Mittelpunkt.

Die vielen, hier nur ansatzweise aufgeführten, stets wechselnden, verworfenen, wieder aufgegriffenen Versuche das autistische Phänomen zu begreifen, ähneln einem Kuriositätenkabinett.

Applied Behavior Analysis (ABA; applied behavioral intervention for young children with autism) / Konditionierung mit Belohnung: Eltern autistischer Kinder haben mir immer wieder Videos vor allem aus USA gezeigt, in denen Kinder wie kleine Maschinen Farben, Tiere etc. benennen lernen und durch gezielte Belohnung mit Süßigkeiten eine Art von seelenloser Fokussierung erreichen.

Auch von *Magical Mineral Supplement* (MMS) habe ich häufig von Eltern gehört. Die Mineralien sollen einer durch Impfen entstandenen Schwermetallvergiftung entgegenwirken, die Autismus auslöst.

Im *Ärzteblatt* von 11/20 ist von einer schwedischen Studie die Rede, die vom erhöhten Autismusrisiko durch Valproinsäure spricht.

Im *Ärzteblatt* 8/20 wird eine kanadische Studie vorgestellt, in der es um die Erhöhung des Autismusrisikos durch Cannabiskonsum in der Schwangerschaft geht.

Es ist mein Eindruck, dass im Nachklang der Schriften Frances Tustins Ende der Achtzigerjahre und Anfang der Neunzigerjahre des letzten Jahrhunderts eine lebhafte Diskussion über die Möglichkeit, autistische Kinder psychoanalytisch zu behandeln, stattfand, die inzwischen vollkommen versandet ist.

Im Themenheft »Zugänge zum Autismus« der *Arbeitshefte Kinderpsychoanalyse* 1996 berichten Maria Rhode und Jochen Stork in beeindruckender Weise von der Behandlung autistischer Kinder.

> »Es spricht von den Glücksfällen, die man genau studieren kann [Storck bezieht sich hier auf die Behandlung eines zweijährigen Mädchens; Anm. E.L.-L.], um unsere Fähigkeit in der Behandlung zu bereichern [...]. [Wir erkennen,] dass diese Kinder eben nicht aufgegeben werden müssen, sondern auch erfahrungsfähig sind oder werden können.« (*Arbeitshefte Kinderpsychoanalyse*, 22/23, 1996)

Mit der sogenannten evidenzbasierten Forschung, der Formulierung von Leitlinien, der Operationalisierten Psychodynamischen Diagnostik (OPD), startete der Versuch, Psychodynamik zu erden, was auch bedeutete, mit den Psychiatern um Krankheitsbilder zu konkurrieren. Es liegt in der Dialektik eines solchen Versuches, dass die sogenannten Erfordernisse der Realität die Kreativität beschädigen. Unbewusst wird das eigene Revier beschädigt, die psychodynamische Sichtweise ihrer Potenz beraubt. Im Falle des Autismus wird dies in besonderer Weise deutlich. Die klare Tendenz ist, Autismus erneut als etwas zu sehen, was jenseits von allem ist. Autismus wird beiseitegelegt, es gibt Berührungsängste und damit verbunden die Tendenz, die Betroffenen mit verhaltenstherapeutischen und psychiatrischen Maßnahmen zu behandeln. Sie werden abgespeist, denn worum es wirklich ginge, wäre die Auseinandersetzung mit der Möglichkeit autistischer Kinder, Beziehungserfahrungen zu machen.

Sowohl bei Tustin als auch bei Alvarez wird die Sorge deutlich, die Mütter autistischer Kinder zu beschuldigen und sozusagen mit Bettelheim in eine Schublade geworfen zu werden. Sie betonen, wie viel Schweres diese Mütter mit ihren Kindern durchmachen müssen.

Allerdings entwickeln beide ein Modell, in dem die Genese des Autismus in frühen Beziehungsabbrüchen gesucht wird, verknüpft mit einer nicht näher beschriebenen »Sensibilität des Kindes«.

Beide berichten von faszinierenden Beobachtungen im Zusammensein mit autistischen Kindern, die sie teilweise über Jahrzehnte behandelten. Ähnlich wie bei dem Film über Anni Bergmanns jahrzehntelanger Behandlung eines autistischen Mädchens kam es mir vor, als hätten sie allerfrüheste Begegnungen mühsam noch einmal vollzogen, etwas, das nicht stattgefunden hatte, den Dialog der Mutter mit dem Baby, nachzuholen getrachtet.

Die heutzutage vorherrschende Diskreditierung der Schriften Bruno Bettelheims betrifft, wie ich bereits ausführte, letztlich die Diskreditierung des psychodynamischen Ansatzes insgesamt. Die Forschungen von Tustin und

Alvarez werden kaum außerhalb psychoanalytischer Kreise, und auch da nur randständig, wahrgenommen.

Tatsächlich habe ich Bettelheims (1977 [1967]) *Die Geburt des Selbst*, das ich vor meiner psychoanalytischen Ausbildung gelesen habe, nun noch einmal gelesen und bin nach wie vor beeindruckt von der minutiösen Beschreibung der allerfrühesten Mutter-Kind-Interaktion, des Stillens vor allem, und den hier sich einstellenden Brüchen, an die Tustin meines Erachtens anknüpft. Ebenso wichtig erscheint mir die Bedeutung, die sowohl Bettelheim als auch Tustin dem schwierigen psychischen Background der Bezugspersonen zukommen lassen. Hier würde ich gerne anknüpfen und mich mit der transgenerationellen Weitergabe von Traumata im Falle des Autismus beschäftigen.

In den aktuellen Diagnosekriterien (ICD-10) wird zwischen frühkindlichem Autismus, dem atypischen Autismus und dem Aspergersyndrom unterschieden, das sich oftmals erst nach dem dritten Lebensjahr bemerkbar macht. In einer geplanten Änderung (ICD-11) – wie schon im DSM-5 – sollen die verschiedenen Ausprägungen und Schweregrade des Autismus zum Begriff des Autismusspektrums bzw. der Autismusspektrumstörung zusammengefasst werden. Genaue Abgrenzungen innerhalb des Spektrums sind oft nicht möglich, da die Übergänge zwischen verschiedenen Ausprägungen fließend sind.

Im DSM-5 heißt es:

> »Die Symptome müssen bereits in der frühen Entwicklungsphase vorliegen (sie manifestieren sich aber möglicherweise erst dann, wenn die sozialen Anforderungen die begrenzten Möglichkeiten überschreiten. In späteren Lebensjahren können sie durch erlernte Strategien überdeckt sein).« (DSM-5, S. 34)

Alle Erscheinungsformen des Autismus werden also in der Autismusspektrumstörung zusammengefasst. Grund hierfür ist die zunehmende Erkenntnis, dass eine klare Abgrenzung von Subtypen nicht möglich ist und man stattdessen von einem fließenden Übergang zwischen milden und stärkeren Autismusformen ausgehen sollte.

Man muss die Formulierung des DSM-5 auf dem Hintergrund der historischen Entwicklung als eine Art von Fortschritt begreifen. Implizit könnte man die Ausführungen lesen, als seien Tustins Forschungen über neurotische Barrieren bei Neurotikern miteingeflossen.

Die psychodynamische Autismusforschung

Die Arbeiten von Bruno Bettelheim, Frances Tustin und Anne Alvarez sind zentral für die psychodynamische Erforschung des Autismus.

1967 erschien Bruno Bettelheims Werk *Die Geburt des Selbst*. Hier schildert er seine Arbeit mit autistischen Kindern und beschäftigt sich mit der wichtigen Frage nach der Genese des Krankheitsbildes.

1986 wurde Frances Tustins Schrift *Autistische Barrieren bei Neurotikern* veröffentlicht. Wie der Titel bereits andeutet, erweiterte sie die Sicht auf den Autismus und sprach von den autistischen Zügen, die dem Neurotiker eignen. Die Beschreibung der Funktion »autistischer Objekte« ist ein Zentrum ihrer Arbeit.

1992 bereicherte Anne Alvarez mit ihrem Buch *Zum Leben wiederfinden* die Möglichkeiten der Therapie autistischer Kinder.

Bettelheim, Tustin und Alvarez teilen die Sicht der psychodynamischen Behandlungsmöglichkeit des Autismus und wenden sich gegen die sowohl zu Zeiten Bettelheims als auch heute noch verbreitete genetisch-neurologische Sichtweise. Wie wir bei genauerer Betrachtung sehen werden, grenzen sich hinsichtlich der Genese des Autismus sowohl Tustin als auch Alvarez von Bettelheim ab. Obwohl die beiden Autorinnen und auch der Autor den Ursprung des Autismus in der frühen Beziehung von Mutter und Baby beschreiben, betonen Alvarez und Tustin eine Disposition des Babys zum Autismus. Mit ihrem Vorwurf, Bettelheim beschuldige die Eltern autistischer Kinder, werde ich mich auseinandersetzen.

Die Pionierarbeit Bruno Bettelheims

> »Den Kern unserer Arbeit bildet also nicht ein besonderes Wissen oder ein bestimmtes Verfahren, sondern eine innere Einstellung zum Leben und zu den Menschen, die in den Lebenskampf ebenso verwickelt sind wie wir.«
> (Bettelheim, 1977 [1967], S. 13)

Bettelheim beschäftigte sich im Rahmen seiner Erforschung des Autismus, wie später Frances Tustin, intensiv mit der Säuglingszeit. Die Stillsituation bezeichnet er als den Erfahrungskern, »aus dem sich alle späteren Gefühle, die man in Bezug auf sich selbst und andere hat, entwickeln« (Bettelheim, 1977 [1967], S. 22). Er beschreibt, wie sich Säuglinge mitunter »in einer Art von Vermeidungsreaktion von Reizen wie dem der Mutterbrust abwenden« (Bettelheim, 1977 [1967], S. 22). Als kardinal erscheint hier die Reaktion der Mutter, die sich möglicherweise durch dieses Verhalten zurückgewiesen fühlt. Gelingt es ihr nicht, den Säugling in seiner Aktivität zu unterstützen, »bewirkt sein Handeln keine Reaktionen, wird er ein hilfloses Opfer innerer Anspannungen« (Bettelheim, 1977 [1967], S. 35).

Die unterstützende Rolle der Mutter, die in der Lage ist, sich in die innere Welt ihres Säuglings einzufühlen und sich dieser anzuverwandeln und auf diese Weise die Anpassung des Säuglings zu fördern, wird unterschieden von der defensiv reagierenden Mutter, die sich von den Anpassungsbemühungen ihres Säuglings verunsichert fühlt.

Bereits René Spitz hatte anhand seiner Beobachtungen in Waisenhäusern beschrieben, dass der Mangel an befriedigender emotionaler Fürsorge und Kommunikation den Säugling früh in einen Rückzug, eine anaklitische Depression treiben kann, wenn er die Welt als rein frustrierend erfährt (vgl. Spitz, 1967).

Es genügt, so Bettelheim, das »aktive Trachten des Kindes nach Wechselseitigkeit nicht, wenn dieser Aktivität nicht der entsprechende Wunsch auch der Mutter entgegenkommt« (Bettelheim, 1977 [1967], S. 41). Er geht davon aus, dass je unentwickelter die Persönlichkeit des Kindes zu Beginn seines Rückzuges war, es zu einer umso größeren inneren Verarmung kommt.

Die in ihrer Emotionalität eingefrorenen autistischen Kinder, mit denen er arbeitete, erinnerten Bettelheim an die Gefangenen in den deutschen Konzentrationslagern, die auf grausamste Erfahrungen überhaupt nicht mehr reagierten.

»Ich wusste nicht und hätte nie geglaubt, dass ich ähnlichem Verhalten in den gutartigsten therapeutischen Umgebungen begegnen würde, mit dem einzigen Unterschied, dass dieses Verhalten frühe kindheitliche Erfahrungen zur Ursache hatte.« (Bettelheim, 1977 [1967], S. 74)

Der äußeren Realität des KZ-Häftlings, so der Autor, entspricht beim autistischen Kind eine innere Realität (Bettelheim, 1977 [1967], S. 85). Eindrücklich beschreibt er das Nichtvorhandensein von Schmerzempfindungen beim autistischen Kind.

Bettelheim geht davon aus, dass die Beziehung des Säuglings zu seiner Umwelt von Geburt an gestört sein kann. Der Kampf des Säuglings gegen seine Umgebung und sein autistischer Rückzug wurzeln in so frühen Ereignissen seines Lebens, »dass man, wenn die ersten Fütterungen nicht sorgfältig beobachtet worden sind, den Eindruck gewinnen kann, dass die Reaktion des Säuglings einem angeborenen Verhalten zuzuschreiben ist« (Bettelheim, 1977 [1967], S. 90). Es zeichnet Bettelheim aus, dass er dagegen ankämpfte, den autistischen Rückzug als unwiderrufliches und angeborenes Schicksal zu begreifen. Tatsächlich ist es erstaunlich, wie wenig – und wenn, dann kritisch – spätere Forscher Bettelheims Arbeit wahrnehmen. Selbst Frances Tustin und Anne Alvarez betonen immer wieder ihre Distanz zu ihm. Der Vorwurf, er spreche die Eltern schuldig, der noch zu Lebzeiten Bettelheims von Rimland geäußert worden war, findet sich auch bei den beiden Autorinnen wieder. Bettelheim selbst reagierte auf Rimlands Vorwurf folgendermaßen: »[...] eine Sache ist es, Eltern keine Schuldgefühle einflößen zu wollen, weil dadurch ihr Elend noch verschlimmert und dem Kind nicht geholfen wird; und eine andere Sache ist es, nicht herausfinden zu wollen, welche Erfahrungen den Autismus verursacht oder zu ihm beigetragen haben.« (Bettelheim, 1977 [1967], S. 530). Tatsächlich gehen alle späteren Forscher, die einen psychodynamischen Ansatz haben, davon aus, dass die Ursachen des Autismus in der allerfrühesten Beziehung zwischen Mutter und Kind zu suchen sind. Mit Schuldzuweisungen hat das sowieso gar nichts zu tun. Das Schicksal der Eltern und die Entwicklung ihrer Kinder ist untrennbar miteinander verknüpft, und allein die Erforschung dieses Zusammenhangs kann einen Einblick in die Genese von Entwicklungsstörungen, auch der des Autismus, gewähren. »Der Säugling kann sich von seiner Mutter und der Welt zurückziehen, weil er Schmerzen hat, weil er sich unwohl fühlt, oder weil er die Handlungen oder Gefühle der Mutter fehlinterpretiert, oder aber, weil er ihre negativen Gefühle richtig einschätzt.« (Bettelheim, 1977 [1967], S. 95) Tatsächlich geht es nicht darum, den autistischen Rückzug als Flucht aus einer bedrohlichen Umgebung zu betrachten, das wäre eine viel zu rationale und bewusste Sicht der Dinge.

Es ist interessant und für mich kaum einzuordnen, warum die Pionierarbeit Bruno Bettelheims von nachfolgenden Forschern mit psychodynamischem Ansatz kaum wahrgenommen wird, es sei denn, es wird betont, dass es keinesfalls ginge, die Eltern schuldig zu sprechen, wie er es getan habe. Es ist, dachte ich manchmal, als müsse nun er, als müsse überhaupt jemand schuldig gesprochen werden. Wie ich bereits an anderer Stelle ausgeführt habe, lähmte der Vorwurf, die Mutter autistischer Kinder für ihre Erkrankung schuldig sprechen zu wollen, die Erforschung des Autismus über Jahrzehnte und führte zu der noch heute vorherrschenden These, die Erkrankung sei genetisch bedingt und nicht therapierbar – allenfalls könnten autistischen Kindern in eingeschränktem Rahmen bestimmte Verhaltensmuster beigebracht werden. Es ist wirklich erstaunlich, wie wenig Entwicklung gesamtgesellschaftlich stattgefunden hat, viele Jahrzehnte nach Bruno Bettelheim, der bereits schrieb: »Operante Konditionierungsprogramme können autistische Kinder in umgänglichere Roboter verwandeln.« (Bettelheim, 1977 [1967], S. 541). Er fügte hinzu: »Wann immer der infantile Autismus als angeborener Defekt betrachtet wird, werden die resultierenden Einstellungen gegenüber der Therapie pessimistisch sein.« (Bettelheim, 1977 [1967], S. 541) Worum es ihm ging, worum es Anne Alvarez und Frances Tustin ging, ist die Seelenlosigkeit im Umgang mit dem autistischen Kind.

Als einer der ersten Therapeuten bemühte sich Bettelheim um die verborgene Seele des autistischen Kindes, um die Anerkennung des in der Erstarrung verborgenen unermesslichen Leidens. »Bis zu einem gewissen Grad bedeutet das [die Therapie eines autistischen Kindes; Anm. E. L.-L.] immer einen Abstieg in die eigene Hölle, ganz gleich, wie weit man diese hinter sich gelassen hat.« (Bettelheim, 1977 [1967], S. 13)

Bettelheim beschäftigt sich im Kontext seiner Überlegungen zur Genese des Autismus mit der Geschichte neugeborener Säuglinge, die in Pflegeheimen untergebracht werden müssen und dort weder essen noch auf die Pflegemütter in anderer Weise reagieren. Kommt es nun vor, dass diese Säuglinge aus dem beschriebenen Grund in einem anderen Pflegeheim untergebracht werden, kann man häufig beobachten, dass sie auf der Stelle aufblühen.

»Das beweist, wie früh ein Säugling auf die bemutternde Person mit totaler Zurückweisung oder Abkapselung reagieren kann, und es beweist auch, dass der Grund für solches Verhalten nicht im Säugling allein, sondern in der Interaktion zwischen ihm und der Mutter oder Pflegemutter zu suchen ist.« (Bettelheim, 1977 [1967], S. 523)

Die Erforschung des Autismus durch Frances Tustin

»Der einzige Weg, eine Modifikation des Autismus zu erreichen,
liegt im Austausch mit dem Leben.«
(Tustin, 2005 [1986], S. 43)

Frances Tustin unterscheidet den psychogenen vom organischen Autismus und beschäftigte sich in den Therapien mit psychogenem, heilbarem Autismus.

In ihren Schriften kämpft sie darum, autistische Kinder »nicht als psychiatrische Skurrilität zu betrachten, sondern als zutiefst unglückliche Menschen, in die wir uns einfühlen und von denen wir vieles lernen können« (Tustin, 1990, S. 115). Die autistische Reaktion begreift sie als Schutzreaktion zur Bewältigung unerträglicher Traumata. Tustin geht von einem Zusammenbruch des Säuglings aus, der zu früh, vor der Entwicklung entsprechender neuromentaler Strukturen, des Getrenntseins von seiner Stillmutter gewahr wird.

Zweifellos, so Tustin, ist eine Interaktion zwischen Mutter und Kind an der autistischen Entwicklung beteiligt. »Ebenfalls zu berücksichtigen aber sind die genetischen Anlagen solcher Kinder, ihre intrauterinen Erfahrungen sowie die Rolle des Vaters in dieser traurigen Geschichte.« (Tustin, 1990, S. 119) Tustin ist davon überzeugt, dass etwas in der genetischen Ausstattung oder aber der intrauterinen Erfahrung des Kindes vorhanden ist, das dieses für die autistische Verkapselung als Schutzmechanismus prädisponiert. Mit dieser Hypothese werde ich mich unter dem Punkt »Die Frage nach der Genese« auseinandersetzen.

Die Bedeutung der autistischen Objekte und Formen

> »Gegenstände, die seine [des autistischen Kindes; Anm. E.L.-L.] geistige Entwicklung behindern, bezeichnen wir als autistische Objekte […]. Für den Betrachter sind sie nutzlos, für das Kind lebenswichtig. Sie sind nicht Teil des Phantasielebens. Wenn ein autistisches Objekt weg ist, ist das autistische Kind so niedergeschlagen, als ob es einen Teil seines Körpers verloren hätte. Doch bald schon wird der Gegenstand durch einen anderen ersetzt, der als identisch erlebt wird.« (Tustin, 2005 [1986], S. 120)

> »Der Verlust der mütterlichen Brust wird als Teil des Körpers erlebt und führt zum zwanghaften Gebrauch von Objekten, die als Teil des Körpers erlebt werden.« (Tustin, 2005 [1986], S. 129)

Im Verlauf ihrer langen Arbeit mit autistischen Kindern entwickelte Tustin Ideen zur Bedeutung autistischer Objekte und Formen, die gleichsam die Beziehung zum Menschen ersetzen.

»Die autistischen Manipulationen und Stereotypen ersetzen die normalen, responsiven Interaktionen zwischen Mutter und Kind und vereiteln so das Zustandekommen normaler Differenzierungs- und Integrationsprozesse.« (Tustin, 2005 [1986], S. 59) Die gesamte geistige und affektive Entwicklung wird durch den Gebrauch autistischer Objekte behindert. Die Objekte sind hart, das Weiche, dem Menschen Ähnliche wird gemieden. Weil autistische Objekte als Teil des Körpers erlebt werden, scheinen sie ununterbrochen verfügbar zu sein. Sie können dem Kind nicht helfen, das Warten zu lernen. Bei diesen Beschreibungen dachte ich an meine eigenen Patienten, zum Beispiel Sammy, der in der Mitte der Behandlung von Gegenstand zu Gegenstand trieb, als sei er auf der Suche, nach etwas, woran er sich orientieren und halten könne. Dabei ignorierte er mich vollkommen, wenn ich Kontakt zu ihm suchte mit meiner Stimme, meinen Worten. Ich hatte dann den Eindruck, er müsse die Objekte auch triebhaft wechseln, um der Versuchung zu entgehen, mich wahrzunehmen und erneut enttäuscht zu werden. Tustin schreibt:

> »Das Annulieren anderer Menschen verstärkt jedoch das eigene Gefühl des Nichts. Autistische Objekte sind Betäubungsmittel, es findet keine Verstoffwechselung statt. Die zwanghafte Anhängigkeit von den Empfindungsobjekten wehrt schmerzliche Gefühle ab.« (Tustin, 2005 [1986], S. 125)

Auch der eigene Körper, die Empfindung, die er produziert, wird zu einer autistischen Form. Tustin versucht das folgendermaßen zu erklären:

»Vergessen Sie den Stuhl, auf dem Sie gerade sitzen. Achten Sie stattdessen darauf, wie sich Ihr Gesäß auf den Sitz drückt. Das schafft eine Form. Wenn Sie sich hin- und herbewegen, ändert sich die Form. Solche Formen sind nur Ihnen zugänglich.« (Tustin, 2005 [1986], S. 145)

Die mangelhafte psychische Ausstattung der autistischen Kinder macht es ihnen unmöglich, Bedürfnisse, Wünsche, Sehnsucht zu empfinden. Die Erwartungsspannung wird mit dem Gebrauch autistischer Objekte vermieden. Die harten Objekte, so Tustin, vermitteln dem Kind das Gefühl, es zu beschützen. Tatsächlich beschäftigte sich mein Patient Chai über Jahre mit einer Spielzeugpistole aus Metall, die er in meinem Schrank gefunden hatte.[5]

Von der Fähigkeit zu Symbolbildung ist das autistische Kind weit entfernt, basiert diese doch auf der Fähigkeit, Ersatzobjekte für reale Dinge und Situationen zu verwenden, sich also als von der Außenwelt getrennt zu erleben.

> »Aufgrund ihres konkretistischen Funktionierens haben diese Kinder das Gefühl, die Löcher, als die sie Verlust und Mangel in ihrem protomentalen Wahrnehmungsmodus erleben, mithilfe ihrer autistischen Praktiken zu stopfen.« (Tustin, 2005 [1986], S. 67)

Konservierung des Traumas und Therapie

> »Solche Menschen müssen den Therapeuten insbesondere als jemanden wahrnehmen können, der Anteil an ihnen nimmt, den die Frage, ob sie leben oder sterben werden, tief bewegt, und der ihre Existenz dadurch bestätigt, dass er mit ihnen spricht, als existierten sie.«
> (Tustin, 2005 [1986], S. 60)

> »Ich behaupte, dass das, was uns klinisch als Angst vor dem Zusammenbruch begegnet, die Angst vor einem Zusammenbruch ist, der bereits erlebt wurde. Eine Furcht vor den ursprünglichen archaischen Seelenqualen, die der Grund für die Abwehrorganisation war.«
> (Winnicott, 1974, S. 175)

5 Siehe auch Fallbeispiel »Chai« in diesem Buch.

Der Therapeut wird vom autistischen Kind über einen langen Zeitraum hinweg wie ein Möbelstück behandelt. Therapien, die dem körperlichen Halten des autistischen Kindes eine große Bedeutung beimessen, lassen die Rolle des mentalen Holding, das für diese Kinder so wichtig ist, in der Regel unberücksichtigt. Denn es ist ja so, »dass die Stillmutter den Säugling nicht allein mit der realen Milch versorgt, sondern ihm gleichzeitig geistige Gesundheit vermittelt.« (Tustin, 1990, S. 95)

Die Autorin geht davon aus, dass der Autismus traumatische Erfahrungen konserviert, die unter günstigen Voraussetzungen bearbeitet werden können.

Im Zuge ihrer Beschäftigung mit Autismus stellte Tustin fest, dass auch viele neurotische Menschen von autistischen Zügen geprägt sind, wenn auch nicht in so ausschließlicher Weise wie das autistische Kind. Mit dieser Feststellung, dieser Entdeckung, dieser wegweisenden Erkenntnis eröffnete sie neue Möglichkeiten, das Phänomen des Autismus zu erforschen. Sie betrachtete das autistische Kind nämlich nicht als ein kaum zur menschlichen Gesellschaft gehöriges Wesen ohne Seele, sie betrachtete es vielmehr in einem Entwicklungskontinuum. Sie schuf, so könnte man das plastisch ausdrücken, eine Gemeinsamkeit zwischen Neurotiker und Autist.

»Wenn die Kinder ihre abnormen Ablenkungsmanöver aufgeben, [...] werden traumatische infantile Situationen wiederbelebt.« (Tustin, 1990, S. 36) Die Einkapselung wird von der Autorin als primitive Abwehr beschrieben, die durch eine psychotische Depression als Reaktion auf das Trauma in der allerfrühesten Zeit ausgelöst wird. Die Schale des autistischen Kindes wird durch »repetitive, autogenerierte sensorische Wahrnehmung« (Tustin, 1990, S. 165) erzeugt.

Frances Tustin geht davon aus, dass diese Kinder die Erfahrung gemacht haben, von ihrer Mutter plötzlich getrennt zu sein. Sie erleben sich wie verstümmelt. Trennungen von der Therapeutin werden daher nicht als Zurückweisung erlebt, wie das bei neurotischen Kindern der Fall ist, sondern als traumatische Verletzung. Im Verlauf der Therapie wird es unweigerlich zu depressiven Zuständen kommen. »Für das Überwinden autistischer Zustände ist das sich Einlassen auf die Depression entscheidend.« (Tustin, 2005 [1986], S. 107) Ich habe das so verstanden, dass es um das Wiederaufleben, die Bearbeitung der ursprünglichen, psychotischen Depression geht.

Gerade autistische Kinder benötigen Psychotherapie dringend, denn ihnen wurde ein angemessenes psychisches Klima in ihrer Kindheit vorenthalten. Die Übertragung kann sich jedoch nur entfalten, wenn die Verwendung autistischer Objekte und Formen abnimmt, und es dem Therapeuten gelingt, seine Existenz als Person zu behaupten. An einigen Stellen beschreibt Tustin, wie sie mit der Modulierung ihrer Stimme immer wieder versucht, autistische Patienten zu erreichen.

Die Frage nach der Genese

»Wenn wir hinter die schützende Fassade gelangen, stellen wir fest, dass autistische Kinder traumatisiert sind […]. [M]eine eigene Arbeit legt allerdings nahe, dass die Ursache häufig eine Interaktion der Bezugsperson ist, die ohne eigenes Verschulden mit dem Baby so nicht in Kontakt kommen konnte, wie sie es sich gewünscht hatte.«
(Tustin, 1990, S. 48)

»Durch die Geistesabwesenheit der Mutter zerbricht die Haltesituation wie durch eine räumliche, traumatische Trennung.«
(Tustin, 2005 [1986], S. 107)

Frances Tustin geht davon aus, dass der autistischen Symptombildung ein traumatisches Gewahrwerden des Getrenntseins von der Mutter zugrunde liegt. »Dies drang in ihr [der Säuglinge; Anm. E. L.-L.] Bewusstsein ein, bevor ihr psychischer Apparat in der Lage war, der Belastung Stand zu halten.« (Tustin, 2005 [1986], S. 37) Zur Zeit dieses endlosen Sturzes, dieses katastrophalen Fallens war der manifeste Rückzug eine notwendige Reaktion. Es entwickeln sich daraus aber autistische Barrieren gegen affektives und kognitives Funktionieren.

Das Erleben des mütterlichen Körpers ist insgesamt eingeschränkt. »Das autistische Kind saugt nicht« (Tustin, 2005 [1986], S. 73), weil es in einer sehr frühen Zeit die Brustwarze nicht als Teil seines Mundes erleben konnte, sondern als etwas davon Geschiedenes, das plötzlich weg sein konnte, ja, als etwas, was ihm nicht gehörte. Diese Kinder lernen wenig und wirken häufig geistig zurückgeblieben. Tustin bezeichnet diese Kinder als Frühgeborene, die traumatisiert wurden, als sie allzu früh ihrer Bedürftigkeit gewahr wurden, als die Brustwarze von ihrer Zunge getrennt wurde und nicht länger bei Bedarf zur Verfügung stand. Ich habe oft über diese von Tustin entwickelte Idee nachgedacht, dass eine wichtige Wurzel des Autismus im Misslingen des Kindes liegt, die Brust der Mutter anzunehmen und als Gegenpart des eigenen Mundes, der Zunge zu begreifen. Legt man dieser Idee Melanie Kleins Konzept zugrunde, würde das heißen, das Baby trinkt lieber gar nicht an der Brust als erkennen zu müssen, dass sie ihm nicht gehört. Es begibt sich nicht in die Spaltung *in gute und böse Brust*. Es entzieht sich der enttäuschenden Brust, der Mutter, der menschlichen Beziehung, dem Austausch, früh und absolut.

Die mütterliche Depression wird jedenfalls als ein Faktor bei der Genese des psychogenen Autismus gesehen. Das Kind fand keinen Spiegel im Antlitz der Mutter. Man könnte auch sagen: Die Mutter befand sich in einem Zustand, in dem sie nicht über das Kind träumen konnte. Tustin sieht das folgendermaßen: »Sie [die Mutter; Anm. E. L.-L.] klammert sich an ihr Kind, als ob es noch Teil ihres Körpers wäre. Wenn das Kind sein Getrenntsein von ihr erlebt, ist sie nicht in der Lage ihm in seinen Angstphasen beizustehen, weil sie zu sehr mit ihren eigenen zusammenfallen.« (Tustin, 2005 [1986], S. 77) In dieser Ausführung Tustins wird für mich deutlich, wie sich die ängstigende Erfahrung des Getrenntseins einer depressiven Mutter auf das Baby übertragen kann.

Frances Tustins Hypothese ist jedoch eine andere:

> »Ich bin davon überzeugt, dass es in der Natur des Kindes etwas gibt, das es für den Autismus prädisponiert […]. [D]as ist der Grund, warum es mir fruchtbarer zu sein scheint, den Beitrag des Kindes zu dieser Störung zu untersuchen, als mich auf die Mutter zu konzentrieren.« (Tustin, 2005 [1986], S. 77)

Der Grund für die Annahme einer Prädisposition zum psychogenen Autismus greift eine ontogenetische Konstante auf, die an die häufig genannte genetische Vorbelastung erinnert, etwas, wogegen sich die Autorin an anderer Stelle immer wieder abgrenzt.

> »Die Idee, dass die Mutter Schuld am tragischen Zustand ihres Kindes trage, heißt Salz in die Wunden derer zu streuen, die selbst jahrelang zurückgewiesen wurden. Zu sagen, wie es Bettelheim tut, dass eine solche Mutter vor und nach der Geburt einen Todeswunsch gegenüber ihrem Kind gehegt hätte, ist sowohl grausam als auch falsch.« (Tustin, 2005 [1986], S. 81)

Tatsächlich denke ich, dass es niemandem, der sich mit psychogenem Autismus beschäftigt, darum gehen kann, irgendjemandem die Schuld zu geben. *Der moralische Impetus Tustins ist an dieser Stelle groß, auch vernichtend. Es ist, als dürfte nicht darüber nachgedacht werden,* welche unbewussten Gefühle bei den Müttern autistischer Kinder vielleicht vorhanden waren. Ein anderer Autor, nämlich Bettelheim, der dies keineswegs apodiktisch vertreten, jedoch mit dieser Fantasie gespielt hat, wird der Grausamkeit bezichtigt. Diese einfühlsame Forscherin, die die Behandlung des Autismus mit ihren Entdeckungen – etwa ihrer Theorie über das autistische Objekt – vorangetrieben hat, ja, es scheint ihr unglaublich wichtig zu sein, die Beteiligung der Bezugsperson an der Genese einer psychogenen Erkrankung zu mindern, fast so, als gäbe es eine unbewusste Angst, im Falle des Autismus nachzudenken wie bei jeder anderen Symptombildung auch. Ich weiß nicht, warum das so ist, aber es treibt die Autorin meines Erachtens zur Annahme einer ontogenetischen Konstante.

Interessanterweise berichtet Tustin davon, dass die Eltern der eingekapselten Patienten auf ihre Recherche im Nachgang kaum antworteten, fast, so drückt es Tustin aus, als wollten sie alles vergessen, sobald es vorbei ist. Möglicherweise ist dies auch ein Ausdruck des mangelnden inneren Raumes dieser Eltern, die sich selbst und der Beziehung zu ihren Kindern wenig stellen können. Tatsächlich habe ich sehr oft über die mitunter Jahrzehnte langen und hochfrequenten, häufig täglichen, Behandlungen autistischer Kinder durch Frances Tustin, Anne Alvarez und Anni Bergmann nachgedacht. Mein spontaner Eindruck war, dass sie selbst zur »Mutter« dieser Kinder wurden und entscheidende Entwicklungsschritte in einem mühsamen Prozess mit ihnen nachholten.

Das Fehlen des Vaters, die mangelnde Position des Dritten wird von Tustin an mehreren Stellen erwähnt, aber nicht ausgeführt.

Anne Alvarez' Gedanken zur Genese des Autismus und einer modifizierten Behandlungstechnik

»Fast jeder Mensch mit Autismus hat einen mit diesem verwobenen intakten, nicht-autistischen Persönlichkeitsanteil [...]. Trotz all ihres offensichtlichen Stillstandes ist die autistische Erkrankung weniger statisch und veränderlicher, als es zuweilen scheint.«
(Alvarez, 2014 [2012], S. 244)

»Autismus beginnt möglicherweise häufig mit einer neurologischen Fehlfunktion, aber die spätere besondere Form des psychischen Defizits bedarf der Erforschung im Rahmen der Objektbeziehung.«
(Alvarez, 2001 [1992], S. 200)

Technik

»Fähigkeitsinseln sind Zeichen einer Dysfunktion, die in einer übergroßen Fähigkeit begründet ist, Kontexte zu ignorieren.«
(Alvarez, 2001 [1992], S. 147)

Als Resultat ihrer jahrzehntelangen Arbeit mit autistischen Kindern plädiert Anne Alvarez für eine aktivere Rolle des Therapeuten. Sie beschäftigt sich damit, dass die Aufmerksamkeit autistischer Kinder für andere Menschen durch sensible, interaktive Strategien gesteigert werden kann. Dabei nennt sie insbesondere die Laut-Leise-Modulierung der Stimme. Analog der Beziehung von Mutter und Baby ist es »die von einem lebendigen Objekt ausgehende Anziehung, die die Ablenkbarkeit zu bekämpfen hilft« (Alvarez, 2001 [1992], S. 270). Ganz ähnlich hilft eine ausreichend gute Mutter mit der Belebung ihres Gesichts, ihrer Stimme und ihrer Brust, auf neue, interessante Objekte umzuschalten. Alvarez schildert eindrücklich, wie sie ihren Patienten Joseph kraft ihrer Stimme »überredete, nicht mit seinen imaginären Freunden, sondern mit mir zu sprechen [...]. [S]olchen Kindern müssen wir helfen, uns zu beachten und ihre Aufmerksamkeit wach halten; entscheidend dabei ist ein emotional gesteigertes Interesse« (Alvarez, 2014 [2012], S. 257).

Die Autorin versucht mit diesen Techniken an eine frühe Zeit anzuknüpfen, an die Kompetenzen eines normalen Säuglings, der es liebt, gesichtsähnliche

Muster zu sehen und den Klang der menschlichen Stimme zu hören, an die Fähigkeit des Säuglings, insgesamt in einen Austauschprozess mit der Mutter zu treten. In ihren Therapien macht sie den Versuch, zurückzugehen in eine Zeit, die von autistischen Kindern als traumatisierend erlebt wurde. Wie sonst könnte man sich vorstellen, dass ein menschliches Wesen sich von allem Menschlichen abzuschotten sucht? Tatsächlich könnte man autistische Kinder für taub halten.

> »Ein stärker personenzentriertes interpersonales Bild des Autismus impliziert, dass das Selbst nichts anderes ist als die emotionale, dynamische Beziehung zu seinen inneren Repräsentanzen, Figuren und Objekten, egal, wie verdreht, defizient oder merkwürdig diese Beziehung sein mag.« (Alvarez, 2014 [2012], S. 243)

Anstelle von Deutungen geht es darum, Erfahrungen zu bewahren, die der Therapeut besser ertragen kann als das Kind. Alvarez erklärt das mit der Metaphorik des Zusammenwachsens anstelle der Operation. Als wichtig erachtet sie, dem Kind beim Spielen-Lernen zu helfen.

> »[...] wenn wir Kindern beim Spielen-Lernen behilflich sind, helfen wir ihnen, Bedeutung zu schaffen [...]. Faszinierend ist etwa, wie die manchmal ziemlich ekstatischen und perversen Rituale autistischer Kinder weniger suchtförmig, sogar interesselos und leer werden, im weiteren Verlauf aber der provokanten Absicht dienen, den Therapeuten zu frustrieren und zu ärgern.« (Alvarez, 2014 [2012], S. 236)

»Wenn ein schweres Defizit von Selbst und innerem Objekt vorliegt« (Alvarez, 2014 [2012], S. 221), geht es insgesamt darum, Situationen zu schaffen, in denen der Therapeut das Kind zu einem Kontakt mit dem Objekt oder sich selbst zurückzurufen vermag. Da das autistische Kind auf taktile Sensationen programmiert scheint, die es bereits in einer sehr frühen Zeit zur Abwehr der Objektbeziehung installierte, gilt es, Möglichkeiten des Kontaktes über die Augen und die Stimme herzustellen. Das Muster ist auch hier wieder die Beziehung zwischen Mutter und Baby, denn das Ermuntern ist genauso bedeutsam wie das Beruhigen. Alvarez geht davon aus, dass die Mutter den Säugling mittels ihres Gesichts und ihrer Stimme für Anfänge einer befriedigenden Beziehung gewinnt. Alvarez meint, dass es darum ginge, sich zu weigern, eine »allzu nachgiebige Mitspielerin« (Alvarez, 2001 [1992], S. 79) zu sein.

Ein zu geringes Maß an Reaktion des Therapeuten, fügt sie hinzu, sei zu wenig untersucht.

Ich fand diese Ideen von Alvarez bereichernd, wenngleich ich spontan und intuitiv keinen Zugang zu diesem Modus hatte, der meiner sonstigen, weitaus weniger aktiven Art und Weise widersprach. Nach und nach aber griff ich die Ideen der Autorin mit einem meiner autistischen Patienten auf und war erstaunt von der fokussierenden Wirkung der Intervention »Schau mir in die Augen, Sammy«, die sich nach einigen Sitzungen einstellte. Gleichwohl könnte man auch sagen, ich hätte meine passive, abwartende, zuhörende, zuschauende Haltung auch deshalb aufgegeben, weil ich in der Gegenübertragung, von Ungeduld übermannt, die Öde der Stunden nicht mehr ertrug. Ähnelte die aktivere »Technik« nicht auch der Dressur? Für mich bin ich zu dem Schluss gekommen, dass direkte Interventionen wie etwa »Schau mich an, Sammy« vielleicht dabei helfen können, eine zwar dressurartige Fokussierung auf das Objekt auszulösen, vielmehr aber noch erzählen sie immer wieder von dem tiefen Wunsch des Objekts nach Kontakt. Letztlich ist jeder Therapeut eines autistischen Kindes in den Stunden über weite Strecken einsam und auf seine eigenen Ressourcen zurückgeworfen.

Genese des Autismus

»Auswirkungen chronischer Geistesabwesenheit oder chronischer Depression der Mutter sind immer der Hintergrund der Störung.«
(Alvarez, 2001 [1992], S. 115)

Bezüglich der Genese der autistischen Störung stimmt Alvarez mit Tustin überein. So fragt sie sich etwa, was geschieht, wenn die Mutter nicht das richtige Gespür für ihr Kind entwickeln kann, sich auf seine Modi nicht abstimmen kann, möglicherweise aufgrund einer eigenen Depression. Ähnlich wie Tustin ist sie davon überzeugt, dass die Ursachen nicht nur bei der Mutter liegen können, dass ebenso die mangelnde Unterstützung des Vaters entscheidend ist sowie »ein nicht responsives Baby« (Alvarez, 2001 [1992], S. 103). Sie geht davon aus, dass ein responsives Baby die Mutter aus der Depression holen könnte.

Das ist eine Hypothese, die für mich nicht leicht nachzuvollziehen ist, weil die Rollen der Beteiligten gleichsam auf den Kopf gestellt werden und das Baby zu jemandem werden soll, der die Mutter heilt. Alvarez verfolgt diesen Gedanken im Rahmen der jahrzehntelangen Behandlung ihres Patienten Robbie. »Wenn Robbie bei seiner Geburt eine weniger matte und etwas schwungvollere Persönlichkeit gehabt hätte, wäre es ihm gelungen seine Mutter aus der Depression zu holen.« (Alvarez, 2001 [1992], S. 114) Möglicherweise aber, auch das wäre denkbar, scheiterte und ermattete das Baby in seinem Versuch die depressive Mutter zu erreichen. Könnte man nicht sagen, dass Alvarez, ähnlich Tustin, davor zurückscheut, die Dynamik der autistischen Erkrankung als ein transgenerationelles, unbewusst sich herstellendes Symptom zu begreifen, weil die Angst besteht, auf diese Weise Mütter zu beschädigen?

Ohne Frage spielt der Wunsch der Mutter, ihrem Baby auf vielfältige Weise zu begegnen, eine zentrale Rolle, dazu gehört zum Beispiel auch, die Brust in genau der richtigen Weise anzubieten. Vergleicht man das mit der Arbeit des Therapeuten, werden wichtige Entwicklungen in Gang gesetzt, indem zurückgezogene Patienten zu einer neuen Erfahrung finden durch etwas, das im Inneren des Gegenübers geschieht.

Zwei verhaltenstherapeutische Modelle

An dieser Stelle möchte ich mich mit der Arbeit mit autistischen Kindern auseinandersetzen, die im psychiatrischen und verhaltenstherapeutischen Bereich üblich ist. Hierzu habe ich zwei Beispiele ausgewählt: A-FFIP und TEACCH.

A-FFIP[6] wurde 2017 an der Goethe-Universität Frankfurt entwickelt.

Interessanterweise entsteht hier kein einziges Mal die Frage nach dem Warum der Symptomwahl.

Vielmehr geht es darum, autistisches Verhalten möglichst gründlich in annähernd »normales« Verhalten zu verändern. Hierfür werden umfangreiche Programme und Anleitungen angeboten. Das wirkt ausgesprochen mechanisch und ermüdend.

Es wird viel gewollt in diesen Programmen. Das hat letztlich zur Folge, dass nicht gewartet werden kann. Es gibt keinen Raum, sich in die Welt des Kindes zu vertiefen. Es soll ständig geformt, die Zeit effektiv genutzt werden. Selbstverständlich ist alles evidenzbasiert, das kann man auf jeder zweiten Seite vernehmen. Und selbstverständlich wird auf das Tempo des Kindes Rücksicht genommen, achtsam und mit Respekt gearbeitet. Auch dies wird in allen Kapiteln gesondert betont und gewinnt deutlich floskelhaften Charakter.

Es handelt sich um Programme, die in der Frühförderung anwendbar und für die autistischen Kinder mit besonderen Hinweisen versehen werden. Beim Erlernen der gewünschten altersspezifischen Kompetenzen spielt das sogenannte Prompting eine wesentliche Rolle. Zum Beispiel: Der Therapeut will dem Kind etwas zeigen, kann seine Aufmerksamkeit jedoch nicht erwecken. Für diesen Fall steht hinter dem Kind ein zweiter Therapeut, ein sogenannter Prompter. Er zeigt seinerseits von hinten auf die erwünschte Stelle und verstärkt die Intervention des Haupttherapeuten, reicht dies nicht aus, nimmt er die Hand des Kindes und zeigt mit ihr in dieselbe Richtung. Schaut das Kind immer noch woanders hin, dreht der Prompter den Kopf des Kindes langsam in die gewünschte Position. Es wird angemerkt, dass Kinder dazu neigen, sich umzudrehen, zum Prompter, ihn eventuell ansprechen, berühren. Die Aufgabe

---

6 A-FFIP: Autismusspezifische Therapie im Vorschulalter (Teufel et al., 2017).

des Prompters ist es dann, das Kind stumm auf den erwünschten Kontakt mit dem Haupttherapeuten hinzuweisen.

Neben dem Prompten spielt die sogenannte Verstärkung eine wichtige Rolle. Das heißt, erwünschtes Verhalten wird durch Belohnung verstärkt, was mich an das Training von Hunden erinnert.

Hier ein Beispiel: Die Therapeutin malt mit dem Kind gemeinsam etwas aus. Die Kotherapeutin setzt sich in Sichtweite des Kindes auf den Boden und beschäftigt sich mit einem Gegenstand, der für das Kind interessant ist, zum Beispiel mit einem Auto, ohne Kontakt mit dem Kind aufzunehmen. Je beliebter der Gegenstand ist, desto schwieriger wird die Übung. Wenn die Aufmerksamkeit des Kindes auf die Kotherapeutin abschweift, wird noch einmal auf die aktuelle Aktivität mit der Therapeutin verwiesen: »Erst Malen, dann Autos.« (Teufel et al., 2017, S. 97)

Es geht nicht darum, das Kind zu verstehen, etwas von dem Kind zu begreifen. Bei diesem Modell weiß der Therapeut allein bereits, wohin alles gehen soll, was das Ziel der Entwicklung sein soll. Zwar wird betont, man passe sich dem Rhythmus des Kindes an, aber das bezieht sich lediglich auf das Tempo der Umsetzung. Der Therapeut ist der absolut Wissende, das Kind ein zur Anpassung anzuleitendes Objekt.

Dieser Mangel an echtem Interesse am Gegenüber führt dazu, dass »Beziehung«, die ja aus einer wechselseitigen Abstimmung erst entstünde, nicht wirklich eine Rolle spielt. »Emotionserkennung« ist ein Ziel unter vielen. In diesem Bereich beschäftigt man sich mit Bildkarten von Gesichtern und auch mit Grimassieren, um verschiedene Gefühle darzustellen. Was ich sagen will: Es wirkt nicht echt, wie aller Bedeutung, aller Beziehung entleert.

Respekt gegenüber dem Kind hieße, so meine Idee, sich in das Kind hineinversetzen können, dies zumindest versuchen, auch auf eigene Gefühle lauschen, die das Kind im Therapeuten auslöst. Verstärkung und Prompting sind in diesem Sinne extrem respektlos, das Prompting darüber hinaus eine gruselige Variante einer pervertierten Beziehung.

Trotz der Abgrenzung von früheren Methoden der Konditionierung wird gar nichts Neues, an die Bedürfnisse autistischer Kinder Angepasstes geboten, stattdessen wird das Ganze lediglich abgemildert und mit Floskeln von Respekt und ethischen Grundsätzen angereichert. Es bleibt, was es war und ist: eine halb verbrämte Konditionierung, die sich aus der Position des Wissenden heraus darum bemüht, das autistische Kind manipulativ den eigenen

Gesetzen anzupassen. Zum Beispiel: Das Kind sitzt auf der obligatorisch vorgesehenen Schaukel, vergnügt sich. Die Schaukel wird angehalten, das Kind wird mit einer Frage oder Aufmerksamkeitsübung konfrontiert. Es darf erst weiterschaukeln, wenn es die Frage beantwortet hat, möglicherweise bedarf es dazu mehrerer Versuche.

Nichts entsteht im Behandlungsverlauf intuitiv, es gibt dafür gar keinen Raum, denn es geht ja darum, ein Programm effektiv und gründlich umzusetzen, wieder und wieder. Das Programm ist niemals erfolgslos, es muss nur richtig angewandt und wieder und wieder durchgenommen werden.

Der Ausgangspunkt ist, dass Grundfertigkeiten aufeinander aufbauen, dass nicht erlernte Fertigkeiten negative Effekte auf alles Folgende haben. Ein Modul baut auf dem nächsten auf.

Was mache ich? Das habe ich mich in diesem Kontext noch einmal gefragt.

Ich mache etwas, was die Kollegen »Laisser-faire« nennen würden. Ich verfolge nämlich gar kein Programm. Ich lasse alles geschehen und versuche damit umzugehen, indem ich mich selbst analysiere und über das Kind nachdenke und träume. Es entsteht eine Art von Mutter-Baby-Situation, in der ich das Kind zu schützen suche und mit Gesten, Blicken und Worten versuche, mit ihm in Kontakt zu kommen, indem ich mich mit ihm und seiner von mir vermuteten Situation abstimme. Sehr häufig spielen Worte in den Stunden gar keine Rolle, es wird viel geschwiegen, unterbrochen von kleinen Blicken.

Ich gehe davon aus, dass das autistische Kind sich vom Objekt zurückgezogen hat und dafür unbewusst gute Gründe hat. Ohne die Akzeptanz dieses Rückzugs kann ich nicht mit ihm arbeiten. Das ist auch der Grund dafür, warum meine Art der Behandlung manchmal sehr lange dauert.

Es tauchen bei mir aber auch Gefühle von Wut, Hoffnungslosigkeit, Hilflosigkeit und Ohnmacht auf, die über lange Zeiträume herrschen können. Dabei gehe ich immer davon aus, dass sie bedeutungsvoll sind und verstanden werden wollen.

TEACCH (vgl. Häußler, 2022) ist ein Programm zur Förderung von Menschen mit Autismus. Es entstand 1972 an der University of North Carolina. Tatsächlich entstand es als Reaktion auf die Arbeit Bruno Bettelheims, dem vorgeworfen wurde, er spreche die Eltern schuldig. TEACCH hält ausdrücklich fest, dass das autistische Kind seine Mutter nicht ablehnt.

Es arbeiten noch heute viele Institutionen, die autistische Menschen fördern, mit TEACCH. Die Beziehung zum Therapeuten wird als sekundär erachtet, im Fokus stehen die Eltern, die als wichtige Protagonisten des therapeutischen Prozesses gelten. Keineswegs geht es darum, etwas um des Therapeuten willen zu tun, etwa aus Zuneigung. Therapeuten sind als Personen nicht relevant und können ersetzt werden.

Auf Anhieb wirkt TEACCH wie ein Frühförderprogramm und weniger als etwas, das für kranke Kinder erdacht wurde. Vermutlich liegt das daran, dass TEACCH Autisten gar nicht als krank bezeichnet. Die Rede ist vielmehr von einer für neurotypische Personen ungewohnten Art, die Welt zu sehen und zu ordnen und sich entsprechend zu verhalten. Autismus wird als eine eigene Kultur begriffen, die gleichberechtigt neben der neurotypischen Kultur steht.

Gleichwohl entsteht der Eindruck, es gehe mittels der verwendeten strategischen Programme darum, die Kinder »hochzuziehen«. Dies führt zu einer gewissen Mechanik in der Durchführung, einer Absenz von Kreativität.

Worum es geht ist, versäumte Entwicklungsschritte nachzuholen, mit klarer Strukturierung und Förderung. Mit Respekt für die individuelle Persönlichkeit des Autisten soll durch diese Förderung die Teilhabe im Alltag verbessert werden. Von seinen Wurzeln her ist TEACCH ein verhaltenstherapeutischer Ansatz, der die Ursachen des »Problemverhaltens« in fehlenden Strategien sieht. Das Programm wird gegebenenfalls auch zur Förderung nicht-autistischer Kinder empfohlen.

Auch in diesem Programm wird dessen evidenz-wissenschaftlich begründete und nachweisbare Wirksamkeit betont. Es ist, als gäbe es keinerlei unbekannte Faktoren, keine Fragen, nur Antworten. Konträr zum psychodynamischen Ansatz besteht die Hilfe nicht in Holding, sondern in Strukturierung. Es werden Strategien, Routinen, To-do-Listen zu Kommunikation und kognitiver Verarbeitung erstellt. Zu erledigende Aufgaben werden auf dem Schreibtisch des Kindes postiert. In neunzigminütigen Sitzungen wird das Kind dazu angehalten und ermuntert, die vorgesehen Aufgaben in chronologischer Reihenfolge zu erledigen. Auch bei anhaltenden Widerständen steht das Programm, nicht das Kind im Mittelpunkt. »Seine [des Kindes; Anm. E. L.-L.] Kooperationsbereitschaft konnte durch eine klare zeitliche Strukturierung der Anforderungssituation noch verbessert werden.« (Häußler (2022), S. 162)

Wenn ein Kind also nicht reagiert oder den Ablauf der Sitzung boykottiert, geht es niemals darum, das Kind in dieser Situation zu verstehen und zu halten und darüber nachzudenken, warum das so ist und was ich da nicht begreifen kann. Es findet immer der Rekurs auf das allwissende Programm statt, ein ausgeklügeltes System mit Hunderten von Checklisten, das tendenziell verfolgenden Charakter hat. Das Kind wird nicht als ein menschliches Wesen begriffen, das einen Grund hat sich vom Objekt abzuwenden, sondern als ein Gefäß für Interventionen und Verstärkungen.

Unter Beziehung werden interaktive Fähigkeiten verstanden. Nur das empirisch Beobachtbare ist relevant. Dies beinhaltet, dass man durch Fehleranalyse jedes Problem beheben kann, zum Beispiel durch Umschichtung der aufgelisteten Ministrukturierungsschritte, die letztlich aus Selbstverständlichkeiten bestehen.

In der Ödnis der Strukturierungslisten spiegelt sich die Seelenlosigkeit des Programms. Ich erwähnte es bereits, das Kind wird nicht als jemand gesehen, der möglicherweise unbewusste Gründe für sein Verhalten hat, sondern als zu förderndes Objekt.

Die Verleugnung des Krankheitsbegriffs kennzeichnet TEACCH. Beim Lesen der Fallbeispiele war es mir nicht möglich, meine eigenen Patienten zu erkennen. Die in TEACCH vorgestellten Kinder wirkten auf mich ansprechbarer als die autistischen Kinder, die ich kennengelernt habe. Es könnte allerdings auch sein, dass die seelische Unansprechbarkeit bei TEACCH als solche nicht vorkommt und nicht registriert wird, untergeht in der Gefäßhaftigkeit des Objekts. Darüber hinaus besiegelt die Verleugnung des Krankheitsbegriffs das Bündnis mit den Eltern.

Prompting wird bei TEACCH nicht angewandt.

Vertiefung

Sich aufeinander abstimmen, einander entsprechen

In seinem faszinierenden Werk *Die Lebenserfahrung des Säuglings* beobachtet Daniel Stern die normale Entwicklung des Säuglings, insbesondere die Entwicklung des Selbstempfindens, aber auch seinen Gegenpol, das Empfinden des Anderen.

Diese Begegnung mit der Lebenserfahrung normaler Säuglinge erscheint mir als geeignet, über die Lebenserfahrung eines autistisch sich zurückziehenden Säuglings nachzudenken.

»Wie setzt der Säugling aus einzelnen Geräuschen, Bewegungen, Berührungen, Tast- und Gesichtseindrücken einen ›ganzen Menschen‹ zusammen? Oder wird diese Ganzheit unmittelbar erlebt?« (Stern, 2007, S. 15) Stern beschäftigt sich mit der präverbalen Art des Selbstempfindens, die wesentlich früher da ist als Selbstbewusstheit und Sprache – schon bei der Geburt und vielleicht früher. »Meistens bleiben diese Selbstempfindungen, wie das Atmen, außerhalb des Bewusstseins.« (Stern, 2007, S. 18)

Insgesamt vollzieht sich die Entwicklung des Säuglings in Schüben und Sprüngen, die mit ruhigen Phasen wechseln, die der Integration neuer Erfahrungen zu dienen scheinen. »Von Geburt an befindet sich der Säugling oft in einem Zustand der sogenannten Inaktivität, in dem er körperlich ruhig und wach ist und offenbar äußere Vorgänge in sich aufnimmt.« (Stern, 2007, S. 63)

Das Empfinden eines auftauchenden Selbst äußert sich im Alter von zwei Monaten als Lächeln, Gurren und direkter Blickkontakt. Der Säugling erkennt die Milch seiner Mutter am Geruch und kann seinen Kopf in deren Richtung bewegen. Bereits im Alter von drei Wochen imitieren Säuglinge die Mimik der Erwachsenen.

Während die Erwachsenen dem Baby beim Trinken und Einschlafen helfen, schaukeln, streicheln und besänftigen sie es, reden ihm zu, singen, machen Geräusche. Dabei schreiben die Erwachsenen dem Säugling Absichten zu und behandeln ihn »unentwegt als ein verstehbares Geschöpf, d. h. als den Menschen[, der zu werden] er im Begriff ist« (Stern, 2007, S. 69).

Schnell wird deutlich, wie mannigfaltig und intuitiv die Erwachsenen dem Säugling begegnen, und wie mannigfaltig und intuitiv er selbst dem Objekt begegnen will – vorausgesetzt der Rahmen der Begegnung stimmt und wird von der Authentizität des Objekts getragen. Im Falle der normalen Entwicklung entsteht Bezogenheit mühelos. Sie wird nicht bewusst antizipiert. Im Falle des zurückgezogenen Säuglings kann sie offensichtlich nicht geschehen. Die Vermutung liegt nahe, dass der intuitive Umgang mit dem Säugling beim Erwachsenen dann nicht existiert. Seine Fähigkeit zum intuitiven, präverbalen Begreifen und Bezogensein erscheint als empfindlich gestört. Auf dieses Thema werde ich bei der Schilderung der Behandlung autistischer Kinder zurückkommen.

Verbunden mit seinem Atmen, seinem Hunger, den Ausscheidungsprozessen, dem Einschlafen erlebt der Säugling zahlreiche Arten des Fühlens. *Das Auftauchen des Selbstempfindens* gleicht der Entdeckung von Beziehungen zwischen zuvor isoliert wahrgenommenen Eindrücken. »Jegliches Lernen und schöpferisches Tun nimmt seinen Ausgang im Bereich der *auftauchenden Bezogenheit*.« Im Alter von zwei, drei Monaten ist es, als erlebe der Säugling, der nunmehr geselliger wirkt, das interpersonelle Bezogensein im Sinne einer wachsenden Organisation seiner selbst und nehme andere Personen als von ihm getrennte Interaktionspartner wahr. Er erlebt, dass im Zusammensein mit anderen Menschen seine Selbstregulation unterstützt wird. Wenn die Erwachsenen nämlich durch den Säugling ausgelöste übertriebene Verhaltensweisen zeigen, die in allen möglichen Variationen durchgespielt werden, versuchen sie ihm instinktiv bei der Regulierung von Affekt und Erregung zu helfen.

Das Baby besitzt aber auch Gedächtnisfähigkeiten, die affektive Ereignisse registrieren. Stern schildert in diesem Kontext einen neugeborenen Säugling, dessen Atmung beim Stillen zufällig durch die Brust behindert worden war, und der sich beim nächsten Anlegen von der Brust abwandte. »Die Brustatemnot ist Ergebnis einer enttäuschten Erwartung. Die Erinnerung wird insofern von der Enttäuschung geleitet.« (Stern, 2007, S. 141) *Tatsächlich beeinflussen solche Episoden das Verhalten des Säuglings eine Zeitlang und wirken tendenziell wie eine Langzeiterinnerung.*

Die Beobachtung des Registrierens enttäuschter Erwartung aufseiten des Säuglings lese ich als Hinweis auf die gut vorstellbaren mannigfachen, von niemand bezeugten Verfehlungen in der Begegnung von Säugling und Objekt, die möglicherweise letztlich in einem autistischen Rückzug mündeten.

»Es gibt mittlerweile genügend Untersuchungen über Heimkinder und Kibbutzbabys, die eindeutig zeigen, dass intensive Gefühle und wichtige Repräsentationen sich nicht automatisch entwickeln, wenn Säuglinge regelmäßig gefüttert werden und man ihnen beim Einschlafen hilft [...]. [E]ntscheidend ist vielmehr die Art und Weise, wie das geschieht. Und sie lässt sich häufig am besten mit den bereits genannten Formen der Selbstregulierung durch andere erklären.« (Stern, 2007, S. 151)

Als ich diese Zeilen Sterns las, dachte ich spontan: Genau das mache ich mit autistischen Kindern in der Behandlung – die versäumte Selbstregulierung, die auf einem Sich-aufeinander-Abstimmen basiert, nachholen.

Geschildert wird die Beobachtung drei Monate alter Säuglinge, die auf einen teilnahmslosen Interaktionspartner einerseits mit leichter Bestürzung und Rückzug, andererseits mit Versuchen, diesen Partner erneut zu aktivieren, reagieren. *Man kann nur vermuten, dass ein Überhandnehmen einer permanenten Erfahrung von Teilnahmslosigkeit und eine Nichtpräsenz aufseiten des Objekts den Säugling in einen radikalen Rückzug treiben könnten.*

Entsprechen, einander entsprechen, sich abstimmen, aufeinander abstimmen, antworten, über diese intuitiven Vorgänge zwischen Baby und Mutter berichtet Stern. Im Zusammensein mit autistischen Kindern wird man gewahr, wie verloren man ohne diese Abstimmung ist. Ein Resultat fehlender Abstimmung ist ganz sicher, dass der Körper nicht bewohnt wird von seelischen Erfahrungen. Von einer nicht-authentischen Abstimmung würde man sprechen, wenn die Interaktion mit dem Säugling mechanisch erfolgte.

Daniel Stern prägt den Begriff des *evozierten Gefährten*, unter dem er ein Muster von Geschehnissen versteht, das bewusst oder unbewusst das Erleben des Zusammenseins mit einem das Selbst regulierenden Anderen versteht. »Alle Vorgänge, die die Gefühle der Bindung, der körperlichen Nähe und Sicherheit regulieren, stellen gemeinsame Erfahrungen dar.« (Stern, 2007, S. 149)

Auch, wenn der Säugling allein ist, kann er einen evozierten Gefährten aktivieren, sofern er auf zuvor erlebte ähnliche Szenen zurückgreifen kann, in denen eine das Selbst regulierende Person anwesend war. Beim Lesen dachte ich, es ist, als handle es sich um Fragmente, die sich im Laufe der Zeit wie Mosaiksteine zusammensetzen und als Vorläufer der Objektkonstanz gelten können. Ich gehe davon aus, dass es im Falle des autistischen Kindes einen eklatanten Mangel an jenen Fragmenten und Mosaiksteinen gibt und ein evozierter Gefährte gar nicht entstehen konnte.

»Mit realen äußeren Partnern interagiert der Säugling zeitweise, mit evozierten Gefährten fast immer.« (Stern, 2007, S. 171)

Stern geht davon aus, dass die Geschichte der Mutter mit ihrer eigenen Mutter von dieser und anderen wichtigen Bezugspersonen geprägt ist, und dass sie diese Prägung in die Interaktion mit ihrem Kind notwendigerweise unbewusst einbringt.

Schon vor dem sechsten Lebensmonat können Säuglinge zwischen Belebtem und Unbelebtem unterscheiden und nehmen einen von der Mutter bewegten Gegenstand als eine Art Mischwesen wahr.

Intersubjektivität, die Möglichkeit subjektive Erfahrungen zu teilen, entsteht zwischen dem siebten und neunten Monat. Die Erkenntnis des physischen Getrenntseins ist hierfür eine Voraussetzung. Es entsteht eine psychische Intimität. Der Säugling rückversichert sich mit Blicken in das Gesicht der Mutter in vielfältiger Weise. Das Spielverhalten verändert sich, wird kreativer. Stern bringt das Beispiel einer Mutter, die das Rasseln des Säuglings mit Kopfnicken in eben diesem Rhythmus begleitet. Solche Szenen geschehen instinktiv aufseiten der Erwachsenen. *An dieser Stelle habe ich darüber nachgedacht, dass den Müttern der autistischen Säuglinge der Zugang zu ihrem instinktiven, intuitiven Verhalten höchstwahrscheinlich nicht möglich ist.*

Für Stern ist die *Abstimmung* das Sprungbrett zur Sprache, deren Erwerb ohne die vorangegangenen Stadien der averbalen Kommunikation nicht möglich ist. Es ist insofern also wenig verwunderlich, dass autistische Kinder, wenn sie in Behandlung kommen, in diesem Bereich extrem unterentwickelt sind.

Autismus als Antwort auf multiple Traumatisierungen im Kontext transgenerationeller Erfahrungen

Ich werde eine Entwicklung beschreiben, die möglicherweise zur Ausbildung des autistischen Symptoms führt. Das autistische Symptom ist das Resultat spezifischer Erfahrungen und Entwicklungen des Babys und seiner Mutter und seines Vaters. Dabei ist es mir sehr wichtig, zu betonen, dass, wie im klinischen Teil zu sehen sein wird, die Ausprägung der Symptombildung verschiedene Grade annehmen, von späteren Entwicklungen überdeckt werden kann. Der Punkt jedoch, an dem die mehr oder weniger ausgeprägte Form des Autismus ihren Ausgang nimmt, ist immer der gleiche.

Alles, was Mutter und Vater des Babys während ihrer gesamten Lebenszeit bewusst und unbewusst erfahren haben, betrifft das Baby. Bereits während seines Werdens im Mutterleib teilt es mit seinen Eltern alle Erfahrungen, die diese prägten, die in ihrem Körper und ihrer Seele gespeichert sind, die untrennbar verknüpft sind mit der Luft, die sie atmen. In einer metaphorischen Weise könnte man sagen, das Baby atmet die Luft seiner Eltern.

Das Baby macht während der Zeit seines Entstehens ebenso Erfahrungen mit der Gegenwärtigkeit seiner Eltern, ihrer Handlungen und Stimmungen, ihrer Bewegungen, ihrer Liebe und Zuwendung, ihres Getriebenseins, ihrer Angst, ihrer Überforderung, ihrer Todeswünsche, ihrer Verzweiflung.

Was ich damit sagen will: Wenn das Baby auf die Welt kommt, hat es schon viel erlebt und viele Erfahrungen mit seinen Eltern gemacht. Es ist keineswegs eine Tabula rasa.

Bewusste und unbewusst gebliebene transgenerationelle Traumata, Erfahrungen, die seine Eltern mit ihren Eltern und Großeltern teilen, verketten sich mit dem Schicksal des Babys und prägen unbewusst seine Entstehung, seine pränatale Entwicklung, seine Geburt und alles, was danach geschieht.

Die Atmosphäre dieser Erfahrungen gewinnt an Virulenz mit der Geburt des Babys. Das Allerwichtigste ist wahrscheinlich die Frage: Können die Eltern das Baby, das den Mutterleib verlassen hat, halten und ihm einen seelischen Raum verschaffen, innerhalb dessen es wachsen kann? Die Geburt ist für

Mutter und Baby auch eine Verlusterfahrung. Sie verlieren ihre Verbindung durch die Nabelschnur, an deren Stelle psychischen Verbindungen treten, die bereits in der pränatalen Zeit wirksam waren und an diese anknüpfen. Die Tatsache, dass das Auftreten postpartaler depressiver Züge ein häufiges Vorkommnis ist, weist daraufhin, dass Trauer um das verlorene intrauterine Baby bedeutungsvoll ist. Das Baby seinerseits wird durch seine Geburt in einen Zustand vollkommener, traumatisch anmutender Hilflosigkeit gestürzt. Allein die seelische Verbindung mit seiner Mutter und seinem Vater, das Gehaltenwerden, hilft ihm, diesen Zustand zu überleben und neue Erfahrungen zu machen.

Wenn alles gut geht, tritt an die Stelle der intrauterinen Welt das Gesicht der Mutter.

Bettelheim, Alvarez und vor allem Tustin haben sich mit der Stillsituation des Babys eingehend beschäftigt und betrachten sie im Falle eines Misslingens als Fixierungspunkt für eine autistische Entwicklung. Es leuchtet ein, die Stillsituation, besser ihr Misslingen, als Modell der frühen Entgleisung eines Dialogs zwischen Mutter und Baby anzunehmen. Ich bin auch davon überzeugt, dass das Baby, das die Brustwarze der Mutter verliert und keine geeignete Unterstützung erhält, sie wiederzufinden, in immer wieder erneute Verzweiflung gerät. Tustin und Alvarez gehen darüber hinaus davon aus, dass diese Situation entsteht, weil ein ontogenetisch passives Baby auf eine depressive Mutter trifft. Tustin sprach von einer psychotischen Depression des Babys, die dem als traumatischen Verlust erlebten Abhandenkommen der Brustwarze folgte. Tatsächlich halte ich das Modell für zu konkret und spezifisch und begreife die Stillsituation im Sinne einer Metaphorik. Sie steht für den traumatischen seelischen Schmerz der Antwortlosigkeit. Über diese Babys konnte aus schicksalhaften Gründen, die in der Geschichte ihrer Eltern wurzeln, nicht geträumt werden, sie konnten also auch nicht psychisch gehalten werden. Um den Gedanken Tustins aufzunehmen und zu erweitern, könnte man sagen, sie entwickelten eine psychotische Depression mit autistischer Symptombildung. Sie beantworteten die psychische Abwesenheit der Objekte mit einem radikalen Rückzug. Donald Meltzer, der sich im Rahmen eines Wiener Forschungsprojekts mit autistischen Kindern beschäftigte, hat die folgende Assoziation:

> »Es eröffnet sich ein Blick auf jene weiten Ödländer der Vergangenheit, wie man sie beim Katatoniker antrifft, auf leere Raumzeit, die übersät ist mit unverbundenen Erinnerungs- und Bildfragmenten.« (Meltzer et al., 2011 [2008], S. 276)

Melanie Klein sprach von der paranoid-schizoiden Position, in der sich der Säugling befindet, verfolgt von einer nicht stillenden bösen Brust, die nur besänftigt werden kann durch die Anwesenheit und die Übermacht der guten, stillenden Brust. Bei meinen Überlegungen begreife ich auch die Brust als ein metaphorisches Bild, das nicht nur das Fließen der Milch, sondern eine psychische Komponente in der Beziehung von Mutter und Säugling betrifft. Wenn man den Gedanken im Blick auf eine autistische Rückzugsentwicklung fortführt, kann diese gelesen werden als Rückzug von der bösen Brust, die durch die stillende Brust nicht gemildert werden konnte. Bei diesem Gedanken gehe ich davon aus, dass die gute, stillende Brust keine rein physische, sondern auch eine psychische, empathische, das Kind erträumende ist. Tatsächlich verhungern autistische Babys ja nicht, sie nehmen die Nahrung, die ihnen geboten wird an, aber sie verleugnen die Präsenz der stillenden Brust. Man kann sich vorstellen, dass die stillende Brust das Baby beruhigen, still machen kann, während die böse Brust das Baby in der traumatisch anmutenden Szenerie der paranoid-schizoiden Position belässt, in chaotisch lärmender Verzweiflung. Der autistische Rückzug ist eine Flucht vor der bösen Brust, ohne der guten Brust ausreichend gewahr geworden zu sein.

Thomas H. Ogden spricht von einer »autistic-contiguous position« (Ogden, 2015, S. 155).

> »Die klinische [...] Arbeit [...] mit autistischen Kindern [...] hat dazu gedient, eine bis dahin unzureichend verstandene Dimension aller menschlichen Erfahrung zu definieren (noch primitiver als die paranoid-schizoide Position), auf die ich mich als autistisch-berührende Position beziehen werde.« (Ogden, 2023, S. 265)

Ogden geht von einer Dialektik von autistic-contiguous, depressivem und paranoid-schizoidem Modus aus.

Der autistische Rückzug ersetzt die scheiternde Schutzschildfunktion der Mutter. Er tritt an ihre Leerstelle, und doch ähnelt er der mütterlichen Schutzfunktion kaum. Während das Schutzschild der Mutter flexibel und auf einen dem Kind angemessenen Umgang mit der Welt der Objekte ausgelegt ist,

ist die Funktion des autistischen Schutzschildes die eines Panzers. Es geht um die Abkapselung von der Welt der unbewusst schon so früh als vernichtend und selbst merkwürdig leblos und eingefroren erlebten Objekte. Tatsächlich imitiert das autistische Kind den leblosen, eingefrorenen Modus, davon bin ich überzeugt. Es wird zur Inkarnation der Traumlosigkeit seiner Eltern.

Zusammenfassend lässt sich sagen, dass im Falle des autistischen Rückzugs transgenerationelle Traumata, akute Depressionen der Mutter und mangelnde Präsenz oder psychische Erkrankung des Vaters den Hintergrund bilden, auf dem sich nach der Geburt die Begegnung zwischen dem Baby und seinen Eltern gestaltet. Die Begegnung misslingt. Unbewusste traumatische und transgenerationell traumatische Erfahrungen der Eltern stören die Haltesituation des nach seinem Geborenwordensein äußerst bedürftigen Babys. Die mangelnde Hinwendung zu dem Baby – und damit ist nicht nur das Stillen, sondern alles, was man unter »Gehaltenwerden« versteht, gemeint – löst tiefe traumatische Einsamkeit und Verzweiflung aus. Möglicherweise ist hier eine Bruchstelle in der Entwicklung zum plötzlichen Kindstod und Autismus (vgl. Gruen, 1993). Das autistische Baby stirbt nicht physisch, jedoch seelisch. Es wendet sich von den ihn nicht haltenden äußeren Objekten ab und beruhigt sich fortan selbst, es schottet sich ab. Vorausgegangen sind entgleisende Versuche mit den Objekten, die die Bedürftigkeit des Babys nicht beantworten konnten, man könnte auch sagen: Der Autismus ist die absoluteste Form des Rückzugs vom Objekt, einer Todessehnsucht vergleichbar, ein Mehr-tot-als-lebendig-Sein, zugleich die größtmögliche erreichbare Sicherheit. Der Versuch, diesen Zustand während einer Behandlung zu mildern, löst immer wieder unerträgliche depressive Gefühle aus, die mit erneuten Rückzügen in die alte Sicherheit beantwortet werden.

Und doch, der Todessehnsucht zum Trotz, beschließt das Baby, das einen autistischen Rückzug antritt, nicht zu sterben. Es sucht nach einer Möglichkeit, am Leben zu bleiben, sich aufzubewahren. Manchmal denke ich darüber nach, ob der autistische Rückzug die letzte Bastion vor dem plötzlichen Kindstod ist.

Das autistische Kind verliert also das Objekt in einer so vollkommenen Weise, dass es alle folgenden Objekte betrifft. Objekte werde zu Gegenständen. Der autistische Rückzug, die Verwandlung der Realität in leblose Gegenstände, erwächst aus einem Zustand traumatisch begründeter psychotischer Depression des Babys und mildert diesen. In der Behandlung des Autismus werden nicht nur depressive Gefühle ausgelöst, es ist der psychotische, entwicklungsgeschichtlich allerfrüheste Anteil der in die Übertragung, in die Beziehung kommen muss, um noch einmal neu verhandelt zu werden. Häufig wird der frühe, autistische Entwicklungsanteil im Verlauf der weiteren, späteren Entwicklung überlagert und verdeckt von mühsam errungenen Anpassungsmechanismen.

Winnicott hat das »Regression zu den eingefrorenen Lebensprozessen und ihr Auftauen« (Winnicott, 2020, S. 187) genannt. Er betrachtet eine seelische Erkrankung nicht in erster Linie als pathologische Störung, sondern als eine Notlösung für emotionale Konflikte und Entwicklungsaufgaben. Die Notlösung der autistischen Symptombildung besteht in der Auslöschung alles Seelischen im Eingefrorensein.

»So etwas wie den Säugling gibt es gar nicht« (Winnicott, 2018, S. 134), äußerte Winnicott einmal im Kontext der Erforschung des »falschen Selbst«, das das »wahre Selbst« vor den destruktiven, unempathischen mütterlichen Einflüssen schützen soll. Die Ursprünge des »wahren Selbst« liegen in frühen Körperempfindungen im Kontext der Mutter als Umwelt. »Das wahre Selbst kommt von der Lebendigkeit des Zellgewebes und der Tätigkeit der Körperfunktionen, einschließlich Herz- und Atemtätigkeit.« (Winnicott, 2018, S. 193) Ich bin zu der Überzeugung gelangt, dass der autistische Rückzug, der entwicklungsgeschichtlich vor der Ausbildung des Selbst liegt, die Welt der Objekte vor einem ähnlichen Hintergrund für leblos und seelenlos erklärt.

Das kohärente Selbst, wie Kohut (vgl. Kohut, 1973 [1971]) es beschrieb, entsteht immer aus der stützenden, dienenden Funktion des Selbstobjekts, aus der Freude der Mutter an den spontanen exhibitionistischen Aktivitäten des Säuglings, aus empathischer Spiegelung, aus dem Glanz im Auge der Mutter.

Entwicklungsgeschichtlich findet der autistische Rückzug also vor der Ausbildung narzisstischer Störungen statt. Im Falle einer narzisstischen Störung, wie sie Kohut beschrieben hat, kommt es in der Folge zu einer extremen Beschäftigung mit sich selbst, einem Mangel an Empathie und Interesse für andere. Es fehlen echte Gefühle von Trauer, Sehnsucht und Bedauern sowie die Möglichkeit einer depressiven Reaktion. Tatsächlich intoniert die Beschreibung der narzisstischen Störung deren Verwandtschaft mit dem Autismus. Es dominieren eine Art von Kälte und Seelenlosigkeit.

Beschäftigt man sich mit der Genese der dem Autismus entwicklungsgeschichtlich nachfolgenden narzisstischen Störung, fällt auf, in wie selbstverständlicher Weise hier Empathiemangel und Schädigung des Selbst in ein Verhältnis gesetzt werden. Die für die Geschichte der Erforschung des Autismus eigentümliche Furcht, das frühe, betreuende Objekt in die Genese der Erkrankung miteinzubeziehen und Zusammenhänge und Bedeutungen herzustellen, entfällt.

Es geht mir keineswegs darum, die autistische und die narzisstische Störung gleichzusetzen, es geht mir vielmehr darum, das Erbe des Autismus auf einer späteren Entwicklungsstufe in Variationen gleichsam wiederzuerkennen. Die Fixierungsstelle für eine autistische Entwicklung liegt vor der Entwicklung des Selbst, in der pränatalen und frühen nachgeburtlichen Beziehung zu einem in seiner Lebendigkeit traumatisch beschädigten mütterlichen Objekt.

Im Falle der autistischen Symptombildung handelt es sich also um eine Fixierungsstelle in der Zeit des Übergangs vom Mutterleib zum Gesicht der Mutter. Wie stets, wenn von Fixierungsstellen die Rede ist, ist wichtig, wie das, was voranging, verlief. In diesem Falle ist das die pränatale Zeit des Babys zusammengenommen mit sämtlichen bewussten und unbewussten Erfahrungen seiner Eltern.

Die Umschlingung von kumulativem und transgenerationellem Trauma

Der Begriff Trauma bezeichnet in meinen Überlegungen kein einmaliges, plötzlich sich ereignendes Erlebnis.

Die wachsende Realisierung und Bewusstwerdung psychischer Verletzungen des Individuums durch externe Faktoren, der Wunsch, diese zu ergründen und ihnen Bedeutung zu geben, hat sich im Verlauf der Geschichte im Begriff des Traumas gespiegelt. Keilson spricht von

> »der Erweiterung des Begriffs Trauma von einem anscheinend einmaligen und plötzlich auftretenden, das Gemütsleben erschütternden und den psychischen Apparat schädigenden Ereignis zur traumatischen Situation mit langwährenden, psychisch extremen Belastungsaspekten« (Keilson, 1979, S. 51).

Keilson prägte den Begriff der sequenziellen Traumatisierung. Traumatisierung wird als ein sich fortsetzender Prozess betrachtet, ein Nicht-zur-Ruhe-kommen-Können des Traumas. Bei seiner Langzeitstudie über jüdische Kinder in der NS-Zeit kommt er zu dem Schluss, dass entscheidend für die durch die traumatischen Erfahrungen ausgelöste Pathologie der Kinder nicht Verfolgung (erste Sequenz) und Flucht (zweite Sequenz), sondern die Ankunft im Aufnahmeland (dritte Sequenz) war. Es waren die Antwort des Pflegemilieus, dessen Empathie und Stabilität, die die Entwicklungsmöglichkeiten der Kinder prägten. Wichtig war insgesamt, ob ein Raum für das erfahrene Leid entstehen konnte. »Die Qualität der Hilfe beeinflusst mehr als das Ausmaß der erlittenen Gräuel.« (Keilson, 1979, S. 253)

Veronica Mächtlinger (vgl. 2023) hat sich mit der späteren Entwicklung von sechs Kindern beschäftigt, die als Kleinkinder Theresienstadt überlebten. Sie alle wurden im Alter zwischen sechs und zwölf Monaten nach Theresienstadt geschickt, hatten ihre Mutter bei der Geburt oder in den ersten Lebensmonaten verloren, wurden in den ersten Lebensjahren von wechselnden Personen betreut und lebten in einem Klima der Angst. Schließlich in England, in Sicherheit, angekommen, stellten die Betreuer den Kindern einen Raum für ihr auffallend aggressives und destruktives Verhalten zur Verfügung, bis schließlich die Fähigkeit wuchs, sich mit wichtigen Erwachsenen zu identifizieren. Die Aufmerksamkeit für ihre individuellen Bedürfnisse durch die Erwachsenen und die Freiheit, sie zu entfalten, bot den Kindern Bedingungen, die sie zur Stärkung ihres Identitätsgefühls und ihrer Individualität benötigten. Auch die spätere Vermittlung in Adoptivfamilien im Alter von fünf Jahren wurde über einen langen Zeitraum fürsorglich betreut. Die Familien wurden begleitet. Die Kinder, die in Adoptivfamilien kamen, die den Austausch mit den früheren Betreuern verweigerten, entwickelten Schwierigkeiten, reagierten aggressiv oder zogen sich zurück. In Mächtlingers Schilderung wird deutlich, wie wichtig es in dieser nach Keilson dritten Sequenz war, das Band zur Vergangenheit nicht abbrechen zu lassen. Ohne die Sicherheit dieses Bandes konnten die Kinder nicht anknüpfen und sich sicher fühlen. Die Spur eines frühen guten Objektes konnte sich nur in der Kette fürsorglicher und entwicklungsfördernder Objekte, die einen Raum und Worte zur Verfügung stellten für gemeinhin Tabuisiertes, entfalten.

Während es hier um die Durchbrechung des Reizschutzes durch massive äußere Ereignisse geht, steht bei der autistischen Erkrankung anstelle der äußeren Ereignisse konkret das traumatisierende Objekt.

Im Falle eines kumulativ traumatisierten autistischen Kindes wird die Möglichkeit einer langfristig angelegten psychoanalytischen Behandlung zu einem »Pflegemilieu«, einem Raum für Entwicklung. Der Therapeut begegnet einem von seiner Umwelt aufgegebenen Kind, das sich von den Objekten abgewandt hat, mit der Idee, dass dieses Kind eine Geschichte hat, die die Wurzel seines Soseins ist. Er hält es nicht für abwegig, dieses Kind begreifen zu können.

Wie vieler Sequenzen, wie vieler Verfehlungen bedarf es bis zum autistischen Rückzug? Es sind, davon ist auszugehen, sich wiederholende Sequenzen und Wiederholungen, es ist keineswegs ein einmaliger Vorgang. Wie oft entsteht das Gefühl des Fallens in endlose Räume, bis er stattfindet? In der Behandlung autistischer Kinder wird klar, wie massiv die kumulative Traumatisierung sich immer wieder zu Wort meldet und beginnende Kommunikation vernichtet, zu vernichten droht. Die Behandlung, die zum Pflegemilieu wird, kann darüber entscheiden, ob ein Raum für unbewusst Erlittenes entsteht und Entwicklung möglich wird.

Als erste Sequenz könnte man die transgenerationelle Traumatisierung der Eltern bezeichnen, als zweite Sequenz die kumulative Traumatisierung durch ein transgenerationell traumatisiertes und traumatisierendes Objekt und die Abwendung von diesem. Die dritte Sequenz wäre das Pflegemilieu des psychotherapeutischen Raums.

Immer wieder ist von einem inflationären Gebrauch des Traumabegriffs die Rede. Demgegenüber steht, dass gerade frühe Traumata, deren Ergründung ein Großteil der Forschung gilt, viel zu lange leise und unsichtbar geblieben und verleugnet worden sind, und sie werden es immer noch (vgl. Shengold, 1995). *Der Traumabegriff wird also nicht inflationär gebraucht, vielmehr ist das Phänomen ein Massenhaftes.*

Der zu Beginn des 19. Jahrhunderts geborene Schriftsteller Charles Dickens beschrieb in all seinen Romanen das traumatische Schicksal vieler Menschen im Zuge der Industrialisierung. Er verlieh ihnen eine Sprache. Er gab einem massenhaften und keineswegs inflationären Phänomen eine Bedeutung, indem er die innere Welt der subjektiv Leidenden beschrieb.

Wegweisend sind die Forschungen Masud Khans zum kumulativen Trauma,[7] mit denen ich mich im Verlauf dieser Arbeit immer wieder auseinandersetze und die ich um den transgenerationellen Aspekt erweitert habe, der ebenfalls in dieser Arbeit immer wieder umkreist wird. Das heißt, der Stille der kumulativen Traumatisierung, der Geschichte der Verfehlung des Dialogs zwischen Mutter und Baby, geht die unbewusste, ebenfalls stille, stumme, transgenerationelle Traumatisierung des Objekts voraus.

Kumulatives und transgenerationelles Trauma umschlingen einander. In meinen Überlegungen werden sie zu wesentlichen Begriffen, um das Phänomen des Autismus als Resultat einer traumatischen Vorgeschichte zu begreifen.

Dass traumatische Verletzungen über Generationen weitergegeben werden, hat eine gespenstische Dimension, denn es bedeutet, dass die Betroffenen unbewusster Verletzungen gewahr werden, die lange vor ihrer Geburt stattfanden. Der Begriff der transgenerationellen Traumatisierung beschreibt die Unentrinnbarkeit der Herkunft. Er gibt allem, was geschah, eine unbewusste Bedeutung.

Die Mehrzahl all meiner Patienten war in ihrem Lebensverlauf traumatischen Einflüssen ausgesetzt (vgl. Lang-Langer, 2019). In den meisten Fällen handelte es sich um frühe Traumatisierungen oder aber tatsächlich um noch frühere, nämlich solche transgenerationeller Art. Erst im Behandlungsverlauf

7 Siehe auch das Kapitel »Das kumulative Trauma und seine transgenerationellen Wurzeln«.

erhielten diese Vorkommnisse Relevanz, blieben nicht mehr unsichtbar und konnten in ihrer Bedeutung erfasst werden. Es war eine Verleugnung und Verdrängung der schmerzlichen, über die Patienten hereinbrechenden Erfahrungen erfolgt, die ihre Spuren in Symptombildungen hinterließen. Ganz deutlich hatte der innere Raum gefehlt, es hatten Worte und Fantasien gefehlt, um diesen Ereignissen Bedeutung zu geben.

Bei Menschen, deren Reizschutz früh zerstört wurde, kommt es zu einer lebenslangen Regressionsaffinität, einem unbewussten Festhalten am durch die Traumatisierung evozierten Erregungs- und Angstpegel.

Ich habe mich bei der Beschäftigung mit den Eltern meiner autistischen Patienten damit auseinandergesetzt, dass die Projektion traumatischer Erfahrungen, die transgenerationelle Prolongierung, vor allem deshalb stattfindet, weil in der inneren Welt kein Raum für diese vorhanden ist.

In der autistischen Vereisung wird Unerträgliches, Chaotisches, Traumatisierendes abgewehrt: der Schrecken der Vergangenheit der Objekte, der sich ungefiltert über dem Kind ergießt.

Im Falle eines frühen Rückzugs vom Objekt, wie er bei autistischen Kindern der Fall ist, wird ein Schutzwall errichtet, der den mangelhaft ausgeübten Reizschutz des Objekts zu ersetzen trachtet. Der notwendige Schutz vor überwältigenden Erfahrungen durch das mütterliche Objekt zieht sich wie ein roter Faden durch das Werk Masud Khans. Er beschrieb die kumulativen, anhaltenden Traumatisierungen des Kindes, dem keine Mutter zur Verfügung steht, die diesen Reizschutz ausüben kann.

Es kommt zu einer Umschlingung des kumulativen mit dem transgenerationellen Trauma. Das kumulative Trauma bildet sich auf dem Nährboden transgenerationeller Traumata, das diesen in seiner Stummheit gleicht. Dass die Mutter nicht in der Lage ist, den so dringend erforderlichen Reizschutz auszulösen, wurzelt in ihrer eigenen Vergangenheit, die mit der Geburt des Kindes, das sich von ihr abwenden wird, mobilisiert wird. Die Metaphorik dieser Szenerie springt in ihrer Dramatik sofort ins Auge, und zwar nicht nur in der schwarzen Hoffnungslosigkeit des sich abwendenden Kindes, vielmehr auch in der durch diese Abwendung traumatisch verletzten Mutter. Es ist eine Szenerie, die sich an einem psychischen Abgrund entlang bewegt. Die Eltern autistischer Kinder fliehen unbewusst den Abgrund, indem sie ihre Beteiligung an der gesamten Szenerie sowie den durch diese ausgelösten Schmerz verleugnen, vereisen. Tatsächlich ist es genau dieser Mechanismus, der in transgenerationellen Traumata gründet, der das Schicksal des Kindes besiegelt. Es wird zu einem Kind, über das nicht geträumt werden kann, dessen Beweggründe nicht erforscht werden. Das ist mehr als bedauerlich, denn genau hier wäre ja eine Bruchstelle, nämlich der Moment des spontanen Erschreckens der Eltern, dem eine erneute Vereisung folgt. Die Diagnose eines frühkindlichen Autismus, dessen Genese einzig in neuronalen und genetischen Ursachen zu suchen ist, ich folge hier dem Vokabular Shengoulds (vgl. 1995), ist ein Seelenmord. Die betroffenen Kinder werden auf diese Weise von der menschlichen Gemeinschaft ausgeschlossen. Aber auch den Eltern wird eine innere Auseinandersetzung mit dem Abgrund, der sich aufgetan hatte, verwehrt.

Donald Meltzer entwickelte die Idee eines Claustrums, eines Raums im Inneren der inneren Mutter. Wer im Claustrum lebt, kann keine Erfahrungen machen und sich nicht entwickeln. Das Versagen der Mutter in ihren Funktionen, der träumerischen Vermittlung zwischen den Bedürfnissen des Babys und der Außenwelt, ist ursächlich für das Eindringen in das Innere der inneren Mutter, für das Verharren im Claustrum. Aus der entwicklungslosen Welt des Claustrums gibt es zwei Auswege: »[…] der eine führt in die Welt der Objektbeziehungen und emotionalen Bindungen, der andere ist die Ausstoßung ins ›Nirgendwo‹ des Wahnsystems.« (Meltzer, 2005, S. 144) Dabei gibt es jedoch immer Anteile der Persönlichkeit, die außerhalb des Objekts bleiben. Das Claustrum, in dem ursprünglich, aus der Not heraus – nämlich der Not der Unmöglichkeit der Herstellung eines dialogischen Zustandes mit der Mutter – Schutz gesucht wird, ist der denkbar unsicherste Ort.

Wenn wir Meltzers Idee des Claustrums auf den Autismus beziehen, so können wir sagen, dass der Autist mit einem massiv überwiegenden Anteil seiner Persönlichkeit im Claustrum zu verharren scheint. »Im Claustrum geht es einzig um Überleben, um der Ausstoßung zu entgehen, die im psychischen Leben das entsetzlichste namenlose Grauen darzustellen scheint.« (Meltzer, 2005, S. 144)

Die Spur der traumatischen Verletzung

Traumatische Erfahrungen beeinflussen, zerstören, verunsichern die Beziehungsfähigkeit.

Frances Tustin nennt das Trauma des autistischen Kindes das Trauma des Gewahrwerdens des Getrenntseins in einer Zeit, in der es psychisch darauf noch nicht vorbereitet ist. Vielleicht ist das so. Es ist jedenfalls das Gewahrwerden eines traumatischen Scheiterns, Alleingelassenwerdens, endlosen Fallens. Ja, die Reaktion des autistischen Kindes ist extrem und es wird immer wieder angeführt, dass viele Kinder solche frühen traumatischen Erfahrungen machen, ohne autistisch zu werden, dass das autistische Kind von sich aus etwas mitbringt, dass es in die Richtung des extremen Rückzugs gehen lässt. Tatsächlich aber ist es ja bei allen psychischen Symptombildungen so, dass es keine eine Linie von anamnestischen Daten zur Symptombildung gibt. Es gibt also keinesfalls den einen Weg zu einer bestimmten Symptombildung, wohl aber im Rückblick Ähnliches. Im Falle des Autismus allerdings kommt es immer wieder zu einer irritierenden Relativierung der psychoanalytischen Sichtweise.

Ich habe mich gefragt, warum das so ist. Ist es die Massivität, die Monströsität der Symptombildung? Ist es der Umstand, dass die Genese in der allerfrühesten Zeit zu suchen ist? Ich halte Letzteres für wahrscheinlich. Je früher sich die Störung manifestiert, um so naheliegender der Gedanke, das Baby habe sie sozusagen mit auf die Welt gebracht. Allerdings sind wir schon lange auch in diesem Kontext sehr hellhörig geworden und wissen um die Einflüsse der pränatalen Umwelt, die mit Sicherheit auch im Falle der Genese des Autismus bedeutungsvoll ist.

Immer wieder kann man sich die Frage stellen, ob das Kind nicht gut trinkt, weil der Dialog mit der Mutter nicht zustande kommt, weil diese nicht psychisch präsent ist, oder ob das Baby nicht trinkt, weil es extrem passiv und nicht-responsiv ist. Wie bei allen anderen Symptombildungen ist es wahrscheinlich eine Mischung.

Ich möchte in dieser Arbeit den Autismus so erforschen, wie ich es mit allen anderen Symptombildungen auch tue. Die Erfahrungen von Tustin und

Alvarez sind für mich in besonderem Maße hilfreich, gleichwohl komme ich auf einer theoretischen Ebene zu anderen Schlüssen. Die Responsivität des Babys ist für mich nicht von tieferem Interesse. Ich gehe davon aus, dass ein individuell ausgestattetes Baby auf eine traumatische Situation mit massivem Rückzug reagieren kann. Als Hauptursache für diesen Rückzug wird immer wieder die Depression der Mutter genannt. Ich bin der Meinung, dass es hierbei nicht nur um die aktuelle Depression geht, sondern dass vielmehr transgenerationelle Faktoren wirksam sind. Das heißt, es handelt sich dann möglicherweise um traumatische Ereignisse, die von der Mutter als Fremdkörper erlebt werden, weil sie diese konkret gar nicht nachvollziehen kann. Es handelt sich dann möglicherweise um Erfahrungen mit einer traumatisierten Mutter, die das Leben der Mutter des autistischen Kindes unbewusst beherrscht haben, Erfahrungen, zu denen sie keinerlei psychischen Zugang hat und die im Moment der Geburt eines eigenen Kindes virulent werden können.

Neben dem Autismus ist der plötzliche Kindstod das einzige Ereignis, das mir einfällt, bei dem ebenfalls in der Regel jede psychische Verursachung verleugnet wird. Der Autismus ist eine tiefe Form psychotisch anmutender Depression. Alle Entwicklungsmöglichkeiten werden eingestellt, außer der Konzentration auf sich selbst.

Wir betrachten im Falle des Autismus gleichzeitig drei verschiedene Traumata und deren Kontext und Umschlingung:

a. das Trauma des Kindes, sein nicht Gehaltensein, seine nicht beantwortete Bedürftigkeit, seine traumatische Einsamkeit nach dem Geborenwerden, sein Nicht-Finden des Gesichts der Mutter, sein letztlich qualvoll erlebter Zustand in der Welt entseelter und des Träumens beraubter Objekte.
b. das Trauma der Mutter, in einigen Fällen auch das Trauma des Vaters, das häufig in eigenen frühen Verlusterfahrungen und seelischen oder körperlichen Verletzungen bestand, die in tiefer Einsamkeit und Eingefrorensein mündeten und die Fähigkeit, über ihr Kind zu träumen und es zu schützen, empfindlich minimiert.
c. das transgenerationelle Trauma, eine unbewusste Fremdkörpererfahrung, die im fragilen Zustand nach der Geburt virulent wird, jedoch bereits im gesamten vergangenen Leben eines Elternteils oder beider Elternteile und insofern auch in der pränatalen Zeit des Babys vorhanden war und die Geschichte der Vorfahren der Eltern betrifft.

Das schicksalhafte, traumatisch bedingte Unvermögen der Eltern, über ihr Kind zu träumen und seinen Seelenraum zu schützen, mündet also im radikalen Rückzug, der Verkapselung ihres Kindes.

Autismus erzählt eine traumatische Geschichte, die fast, fast nicht mehr erzählbar ist.

Die Faktenlosigkeit, besser, die Verwirrung über die Fakten ist so verblüffend, wie ich es bei allen traumatisch begründeten Störungen erlebt habe. Keiner weiß wirklich, wie es war, wann es geschah, man weiß nur, dass etwas Furchtbares geschah, es gibt keine zuverlässigen Zeugen, es gibt nur tausend verschiedene Erzählungen und die Qual der Betroffenen, die die Quellen ihres Lebens nicht finden können. Die Qual der autistischen Kinder ist eingefrorenen. Die autistische Symptombildung friert die Qual ein, die ich mir immer vorgestellt habe als endloses Fallen und tiefste Ohnmacht. Denn es ist ja so, wenn wir davon ausgehen, dass es der Mutter aus schicksalhaften Gründen nicht gelang, ihrem Baby beizustehen, und zwar nicht nur körperlich, sondern vor allem psychisch, erlebte dieses Baby einen Zustand unvorstellbarer, traumatischer Einsamkeit.

Wir wissen heute, dass die Spuren schwerer traumatischer Verletzungen, und Autismus ist eine solche Spur, höchstens gemildert, jedoch nicht geheilt werden können. Die Spur der traumatischen Verletzung selbst ist unauslöschlich.

Hanya Yanagihara schildert in ihrem Roman *A Little Life* die über das ganze Leben hinweg anhaltenden Folgen einer schweren Traumatisierung. Die Hauptfigur des Romans wurde als Säugling ausgesetzt und in einem Kloster untergebracht, wo sie unablässig von Priestern vergewaltigt und geschlagen wurde. Eine anhaltende suizidale Tendenz und das Unvermögen, sich auf eine sexuelle Beziehung einzulassen, kennzeichnen den Weg Judes, der Hauptfigur. Es bleibt aber auch der Zweifel, überhaupt zur menschlichen Gemeinschaft zu gehören. Zwar gelingt ihm eine erfolgreiche berufliche Karriere, die sich wie ein Deckmantel über Einsamkeit und Schmerz ausbreitet, doch die Beziehungen zu Freunden bleiben im Schatten von Rückzug und Scham. In der Aufnahme einer einzigen sexuellen Beziehung im Laufe seines Lebens wiederholt sich die frühe Demütigung und Auslieferung und er entgeht nur knapp dem Tod durch brutales Zusammengeschlagenwerden. Die Möglichkeit, sich selbst zu schützen, existiert nicht. Unbewusst sucht er nach dem traumatischen Erleben, wie nach einer Vergewisserung seiner Vergangenheit.

> »If he is to admit it to himself, he feels there was something inevitable, even, in a small way, a relief […]. [H]e has had a relationship and it was awful, and now he will never need to have one again, because he has proven himself incapable of beeing in one […]. [N]ow he knows for certain that loneliness is the preferable state to whatever it was – terror, shame, disgust, dismay, giddiness, excitement, yearning, loathing […].« (Yanagihara, 2015, S. 378)

Es ist vielleicht verrückt, das zu sagen, aber wenn man sich mit den Folgen traumatischer Erfahrungen beschäftigt, wird einem deutlich, wovor der Autist sich bewahrt.

Jude, der Protagonist in Yanagiharas Roman, kann nicht vertrauen und vorbehaltlose Nähe zulassen. Mehrere Suizide zeichnen seinen Lebensweg, den er im Wesentlichen als von furchtbarer Einsamkeit geprägt erlebt.

In seiner Einsamkeit ähnelt er den autistischen Kindern, nicht jedoch in seinem unablässigen bedrängenden Schmerz, der von diesen durch ihren roboterhaften Panzer im Angesicht der Welt der Objekte verunmöglicht wird.

Warum gibt es eigentlich keine zuverlässigen Zeugen, sondern stets widersprüchliche Aussagen und Informationen? Ich habe darüber nachgedacht, dass diese Szenerie auch davon spricht, wie wenig das Kind beschützt und psychisch behütet war. Sein Weg ins Leben wurde unzureichend aufmerksam begleitet. Das liegt sicher an der insgesamt verwirrenden, schicksalhaft desorientierenden Atmosphäre traumatischer Geschehnisse, von der das Kind ebenso wie seine Betreuungspersonen betroffen sind.

Man könnte auf die Idee kommen, dass das autistisch sich zurückziehende Kind sich schützt und eine Lösung gefunden hat, unerträglichem Schmerz und Verwirrung auszuweichen.

Die Beziehung scheiterte, es hat keine Hoffnung mehr. In seiner Antwortlosigkeit, seiner Art, die Objekte wie Möbelstücke zu behandeln, spiegeln sich allerfrüheste Erfahrungen der Nichtbeantwortung seiner Bedürfnisse. Später werde ich darstellen, wie wichtig es ist, dass ein lebendiges Wesen Zeit mit ihm verbringt und sich auf es einlässt, Hoffnung hat, die die Bezugspersonen verloren haben.

Der extreme Rückzug, dieser Rückzug in den Autismus, ist eine Spielart der menschlichen Abwehr überfordernder, unintegrierbarer Erfahrungen, zumeist Verlusterfahrungen. Der autistische Rückzug hat traumatische Qualität.

Er ist die Folge einer als traumatischer Einbruch erlebten zu frühen körperlichen und psychischen Trennung von der Mutter. Transgenerationelle Themen sind wirksam.

Im Gegensatz zu späteren Verlusterfahrungen, besteht hier nicht die Möglichkeit eines psychischen Raumes für diese. Das ist deshalb so, weil bereits in den allerersten Anfängen des Gewahrwerdens eines solchen Raumes dessen Tür sich abrupt schloss. So fest ist diese Tür verschlossen und verbarrikadiert, dass es scheint, als gäbe es keine Tür und als habe es sie nie gegeben, geschweige denn, sie habe für einen kleinen Augenblick einmal sich geöffnet, jemand hätte gewartet auf etwas.

Ich gehe davon aus, dass es auch in der inneren Welt der Eltern des autistischen Kindes einige Türen gibt, die sich aus bestimmten Gründen schlossen oder aber immer verschlossen geblieben waren. Die verschlossene Tür ist hier im Grunde eine Metaphorik für das Unbewusste. Die Möglichkeit, ihrem Kind zu begegnen, war in allerfrühester Zeit verstellt, die Kanäle der unbewussten Kommunikation verstopft. Unbewusst verlassen wir uns auf unsere intuitiven emotionalen Möglichkeiten, wenn wir mit einem Baby in Beziehung treten. Bücher und Ratschläge können diese nicht ersetzen und bleiben oberflächlich und brüchig. Traumata, auch solche der transgenerationellen Art, tendieren dazu die Möglichkeit eines intuitiven Zugangs zu anderen Menschen insgesamt zu zerstören oder zu behindern. Das zerstörte Vertrauen in der Beziehung zu anderen Menschen – etwa durch plötzliches Fallengelassenwerden, körperliche und emotionale Übergriffe, Nie-Gehaltenwordensein – resultiert auch in der Zerstörung von Intuition und emotionaler Selbstgewissheit. Man könnte auch sagen, der Zugang zu den unbewussten Quellen des Lebens wird abgeschnitten und kann in der Folge auch nicht weitergegeben werden. Das Baby verhungert emotional. Das ist ein schicksalhafter, unbewusster Vorgang. In vieler Hinsicht emotional behinderte, traumatisierte Eltern mit vermutlich eigenen autistischen Barrieren geben in ihr Baby unbewusst etwas hinein, das zu ihnen gehört, und verschaffen sich auf diese Weise einen unbewussten Spiegel. Im Grunde erinnert das Ganze an eine unbewusst inszenierte Retraumatisierung der Eltern im Angesicht der Geburt ihres »behinderten« Kindes. Diese Reinszenierung betrifft jedoch keinesfalls nur von den Eltern berichtbare traumatische Erfahrungen, vielmehr geht es sehr, sehr häufig um die gespenstische Form der transgenerationellen Übertragung eines Traumas. Gespenstisch deshalb, weil es ist, als beherrsche ein Fremdkörper die innere

Welt, der sich den eigenen Erfahrungs- und Introspektionsmöglichkeiten entzieht. Das »behinderte« Baby steht dann an der Stelle des inneren Fremdkörpers.

Über diese Zusammenhänge nachzudenken beinhaltet immer auch die innere Konfrontation mit dem historischen, jedoch aktuell noch immer virulenten Vorwurf, Eltern schuldig zu sprechen für die Erkrankung ihrer Kinder. Bei jedem einzelnen Satz, jedem Gedanken begleitet mich ein Gefühl von Schuld, aber auch der Angst vor Angriffen. An vielen Stellen in dieser Arbeit habe ich mich immer wieder mit diesem Thema unter verschiedenen Blickwinkeln auseinandergesetzt. Das ändert nichts an einem Gefühl von tief empfundener Schuld, das immer dann wieder auftaucht, wenn ich versuche einen Zusammenhang zwischen der Erkrankung des autistischen Kindes und der inneren Welt seiner Eltern herzustellen. Den Eltern autistischer Kinder ist es verwehrt, sich als scheiternd und ungenügend zu erleben, als abgeschnitten von den inneren Quellen ihres Lebens. Der bedrängende, unerträgliche Fremdkörper, den sie unbewusst in ihrem Kind unterbringen und reinszenieren, hat vermutlich eine Generationen prägende Macht, die in einigen Fällen die Gestalt eines autistischen Kindes annimmt. Es ist dann sehr wichtig, sagen zu können: Das hat alles gar nichts mit mir zu tun, und tatsächlich führt das Gespenstische des transgenerationellen Traumas ja dazu, dieses als etwas zu erleben, das nicht zu einem gehört. Die Herstellung von Zusammenhängen ist tabuisiert. Wer sich gleichwohl damit beschäftigt, wie alle Forscher, die sich mit der Psychodynamik des Autismus beschäftigten, der empfindet immer wieder, ebenfalls fremdkörperhaft, ein wiederkehrendes Gefühl von Schuld, mit dem er sich auf seine Weise auseinandersetzen muss. Ich bin der Meinung, dass dieser schuldhaft besetzte Kontext bei den Forscherinnen Tustin und Alvarez dazu führte, den ontogenetischen Anteil eines passiven Babys zu postulieren. Darüber hinaus kam es bei beiden zu einem Angriff auf die Forschungen Bruno Bettelheims, mit dem sie tatsächlich so vieles verbindet, mit dem sie so viele Gedanken über die Genese der autistischen Erkrankung teilen. Diese Attacke auf Bettelheim wirkt wie eine unbewusste Rückversicherung bei den Eltern autistischer Kinder: Wir greifen euch nicht an, wir stehen auf eurer Seite, wir sind nicht wie er. Diese Attacke ist letztlich Folge der inneren Auseinandersetzung mit der Schuld- und Fremdkörperdynamik, die dem Autismus inhärent ist und der man, dies verspüre ich am eigenen Leibe, kaum entgehen kann.

Die Eltern autistischer Kinder

Auch für die Eltern autistischer Kinder wird der Therapeut eine Art von Entwicklungsobjekt. Manchmal darf ein neuer Blickwinkel an Bedeutung gewinnen. Häufig dressieren Eltern autistischer Kinder diese, sie möchten gerne zeigen, welche Fähigkeiten trotz allem vorhanden sind: zum Beispiel Zahlenreihen vortragen, Farben benennen, Turnübungen. Ein Mangel an lebensnotwendigen Mineralien und Omega-3-Fettsäuren wird immer wieder als Verursacher der Erkrankung benannt. Dies alles dient der Abwehr tiefer Verzweiflung und Schuld, der Angst, selbst versagt zu haben. Das ist der Grund, warum es so schwer ist, einen neuen, emotional getönten Blickwinkel zuzulassen.

Trotz oder gerade wegen der Schwere ihrer eigenen Traumatisierung ist es den Eltern einiger Patienten, über die ich hier sprechen möchte, immer wieder möglich gewesen zu erkennen, wie tief ihr Kind mit ihnen verbunden ist. Sprache und soziale Kommunikation insgesamt erschienen unbewusst lange als etwas, für das es keinerlei Raum gab.

Gleich zu Beginn meiner allgemeinen Beschäftigung mit dem Thema fiel mir die starke Polarisierung im Hinblick auf die Genese autistischer Erkrankungen auf. Während vor 60 Jahren die Beziehung zum Objekt im Mittelpunkt stand (Bettelheim, Bergmann),[8] fand im Laufe der folgenden Jahre eine radikale Kehrtwende statt. Die Beziehung zum Objekt in der Entwicklung der Theorie des Autismus wurde nahezu vollkommen negiert. Es fällt auf, dass die »Beziehung zum Objekt« vor allem verstanden wurde als »Schuldzuweisung an die Mutter«. Über die gesamte Entwicklung der Objektbeziehung wurde ein Tabu verhängt. Autisten schienen nun Menschen wie von einem anderen Planeten zu sein, unbegreifbar mit den Mitteln, die ansonsten galten (etwa Einfühlung). Es ist von einem mangelnden biologischen Reifungsprozess des Zentralnervensystems die Rede. Es war Frances Tustin, die in den 80er Jahren neue Wege einschlug, als sie von den autistischen Anteilen sprach, die dem Neurotiker eignen. In genuiner Weise beschrieb sie, wie die Aufmerksamkeit von den Objekten abgezogen wird

8 vgl. Bettelheim (1967); Anni Bergmann hat die Entwicklung einer autistischen Patientin über einen Zeitraum von 25 Jahren filmisch dokumentiert; Interview und Filmvorführung, Sigmund-Freud-Universität, Wien, 13. September 2012.

»zugunsten selbsterzeugter Empfindungen, die stets verfügbar und vorhersehbar sind und daher keinen Schock verursachen können« (Tustin, 2005 [1986], S. 23). Während der Behandlung meiner Patienten habe ich daran oft gedacht. Ich vermute, es sind Therapeuten, die sich den eigenen autistischen Anteilen nahe fühlen, die sich für die Behandlung autistischer Patienten interessieren. In *The Power of the Relationship* wird das in Bezug auf Anni Bergman folgendermaßen beschrieben: »In the past few years Anni has written and presented on the experience of otherness in her own life, and in the life of her patients. She's said that it's her own otherness that has helped her clinical work.«[9]

Die Nähe von Autismus und traumatischer Verletzung wurde beschrieben (vgl. z.B. Staehle, 2012; Rosenfeld, 2008). Ich denke, dass die Bedeutung, die die Erforschung transgenerationeller Traumata in den letzten Jahren gewonnen hat, auch in der Lage ist, ein neues Licht auf das Phänomen des Autismus zu werfen.

Ein Phänomen, das meiner Erfahrung nach alle traumatisch bedingten Erkrankungen kennzeichnet – ich erwähnte es bereits –, verblüffte mich bei der Arbeit mit meinen autistischen Patienten immer wieder: die Faktenlosigkeit, besser gesagt: die Verwirrung über sämtliche Fakten, die Entwicklung des Kindes betreffend und die rational nicht nachvollziehbare Unmöglichkeit, diese zu entwirren.

Ich bin ziemlich sicher, dass wir es bei den Eltern autistischer Kinder häufig mit Menschen zu tun haben, die gravierende Traumatisierungen erlitten haben. Die in diesen Fällen massive Auslöschung der traumatischen Geschichte und die damit verbundene Kühle und Desorientiertheit in der inneren Welt, verdeckt vom rationalisierenden Umgang mit der Realität, habe ich immer wieder vorgefunden.

Ich hatte mit diesen Eltern zwar formal das Mittel der Sprache zur Verfügung, das ihre Kinder, die Autisten, häufig verweigerten, es war aber gar nicht möglich über dieses Medium Kontakt herzustellen. In meiner Sprache waren die Eltern Analphabeten, so, wie ich es in ihrer Sprache war. Die Gesprächsszenen mit den Eltern waren absolut verwirrend, anstrengend, mit tiefster Hoffnungslosigkeit verbunden. Mir wurde im Laufe der Zeit klar, dass ich mich den Eltern gegenüber in der Position des kleinen Kindes befand, dem

9 Anni Bergman: Screening and Discussion of The Power of the Relationship, 5. Februar 2013. Online: https://dasunbehagen.org/event/anni-bergmann-screening-and-discussion-of-the-power-of-the-relationship/

die Eltern aufgrund ihrer multiplen Traumatisierungen keine authentische Emotionalität zur Verfügung stellen konnten.

Tatsächlich geschah es, dass es Eltern parallel zur Entwicklung ihres Kindes in der Behandlung gelang, einen inneren Raum, ein unbewusstes Verständnis für ihr Kind zu entwickeln. Es war ein Prozess, der jenseits der Begegnung mit Worten stattfand. Es war eine Art von unbewusster Identifizierung mit mir.

Wesentlich war, so denke ich, dass die Kinder mein Nachdenken über sie fühlen konnten, meine unablässige Beschäftigung mit widerstreitenden Gefühlen wie Angst, Wut, Ohnmacht, Hilflosigkeit, Zärtlichkeit, Zugewandtsein. Der zu Beginn vermiedene Augenkontakt, das sich regelrechte Entleeren der Augen beim Blickkontakt veränderte sich zuerst, die Worte kamen viel später, ganz so, wie es bei der Entwicklung des Babys ist.

Ich denke, der Therapeut ist im Falle der Behandlung eines autistischen Kindes ein Entwicklungsobjekt wie bei vielen anderen Symptombildungen auch. Die Arbeit mit der Gegenübertragung ist kardinal. Am schwersten ist das Aushalten endlos langer Zeiten der Hoffnungslosigkeit. Ganz sicher ist es genau das, was von den autistischen Kindern abgewehrt wird, abgewehrt werden muss: die Hölle der Endlosigkeit einer bedeutungslosen Existenz, die Qual, den Objekten nicht vollkommen entfliehen zu können.

Frances Tustin hat einmal, ich erwähnte es bereits, die zutiefst traurigen Augen der autistischen Kinder beschrieben. Man kann nicht daran zweifeln, so fuhr sie fort, dass sie Furchtbares erlebt haben, wenn man ihnen einmal in die Augen geschaut hat.

Autistische Kinder sind verhungert ohne, nach dem in der allerfrühesten Zeit entgleisten Fütterungsdialog, je Hunger gelitten zu haben. Ihnen mangelt all das, was »normale« Babys zusammen mit der Milch ihrer Mutter bekommen: Gehaltenwerden, Einfühlung, ein Erträumtwerden, ein psychischer Raum. Tatsächlich ist Autismus eine psychische Form schwerer Deprivation, eine seelenlose Existenz. Auf der körperlichen Ebene werden autistische Kinder in der Regel von Anfang an außergewöhnlich gut betreut. Man fühlt die Sehnsucht der Eltern, etwas richtig und gut zu machen, ihrem Kind etwas zu geben, eine schwer empfundene Fremdheit zu überbrücken.

Die Augen autistischer Kinder sprechen von der Hölle, in der sie hinter ihrer verschlossenen, verbarrikadierten, unsichtbar gewordenen Tür leben. Ihre Augen sprechen von einem Mangel, einer traumatischen Enttäuschung, einem namenlosen Schmerz, einer Art allertiefster Depression.

Unbewusst fühlen sich die Eltern autistischer Kinder zurückgestoßen und fremd, scheiternd in einem unaufhörlichen Bemühen, in ihrem eigenen Dasein zutiefst infrage gestellt. Ich bin der festen Überzeugung, dass die vor langer Zeit verschlossene Tür sich öffnen kann, wenn Eltern noch einmal beginnen können, über ihr Kind zu träumen, wenn sie verstehen, oder nach Verstehen suchen für die Entgleisung des Dialogs mit ihrem Kind, wenn sie das Kind wieder als etwas begreifen, das zu ihnen gehört, von ihnen kommt. Ich habe an anderer Stelle beschrieben, dass die Eltern autistischer Kinder dazu neigen, Dressur und Nahrungsergänzungsmittel an die Stelle des Träumens über ihr Kind zu setzen. Sie geben auf in dem Versuch, ihr Kind zu begreifen. Wenn ich mit den Eltern über diese Zusammenhänge spreche, habe ich stets das Gefühl, ich käme von einem anderen Stern. Wir sprechen auch nicht mehr flüssig, es kommen lange Pausen in unseren Dialog. Ich glaube, das ist so, weil in den meisten Fällen ein intensives Nachdenken, ein Nachspüren des Gesprochenen beginnt. Ich nehme wahr, dass ich die Eltern, während sie nachzudenken scheinen, plötzlich anders erlebe, weniger rationalisierend, wie nach etwas suchend, das sie vor langer Zeit verloren haben. Ich will diesen Prozess keinesfalls idealisieren, er ist ungemein störanfällig, häufig rückläufig, manchmal wieder Fahrt aufnehmend und insgesamt mühsam.

Dieser Weg, gelang er in Ansätzen, ermöglichte den Eltern ein Aufatmen, ein Hoffnungschöpfen. Tatsächlich erlebte ich die Arbeit mit den Eltern als ebenso wichtig wie die mit den Kindern. Ich begleitete auch die Eltern auf ihrem Weg, wir besprachen viele alltägliche Kleinigkeiten und Reaktionen des Kindes, wir träumten gemeinsam über es.

Ich glaube, die Eltern hatten sich unbewusst im Verlauf der Jahre zumeist genauso radikal von ihrem Kind abgewandt, wie dieses sich von ihnen abgewandt hatte. Sie waren einander fremd, ähnelten sich nicht, lebten in getrennten Welten. Sie waren von derselben Enttäuschung und Hoffnungslosigkeit gezeichnet wie ihre Kinder, sie hatten genauso wenig einen Raum für ihre Gefühle wie diese. Es waren ihre Augen, die mich in Momenten der Berührung an die depressiven Augen ihrer Kinder denken ließen. Vermutlich war das der Anfang von allem. Die Eltern mussten einen Weg zu ihrer eigenen, jahrelang hintangehaltenen Traurigkeit suchen. Auf diese Weise suchten sie nach ihren verlorenen Kindern. Das geschah vielleicht manchmal in den Gesprächen mit den Eltern, aber letztlich wurde es dadurch nur angestoßen. Manchmal tauchten neue Erinnerungen auf. Die Wahrnehmungen und Beobachtungen der Eltern nahmen zu.

Es tauchten neue Fragen auf. Im guten Falle begannen die Eltern über ihr Kind zu träumen, begaben sich auf die Suche nach ihm, ermöglichten einen seelischen Kontakt, verstanden überhaupt erst, was das war, und dass es trotz allem möglich war, diesen herzustellen. Ich erinnere mich in diesem Kontext an Sammys Vater. Er erzählte mir, dass sein Sohn, nachdem er ihn in den Kindergarten gebracht hatte und dann wie immer gegangen war, plötzlich so schmerzlich begonnen hatte zu weinen, dass die Erzieherin den Vater anrief und ihn bat, zu kommen. »Ich verstehe das nicht«, sagte der Vater, »das hat er bisher noch nie gemacht.« Ich: »Ich glaube, er hat sie vermisst und wusste nicht, ob sie wiederkommen ...« Wir schwiegen, die Augen des Vaters füllten sich mit Tränen. »Und ich habe mich nicht einmal von ihm verabschiedet«, sagte er.

Alle Eltern kennen entgleiste Dialoge mit ihren Kindern und müssen mit der Tatsache leben, dass ihre Elternschaft ausgesprochen unvollkommen und störanfällig ist, dass sie ihr Kind nicht immer erreichen können. Nur sehr wenige Eltern kennen den radikalen Rückzug des autistischen Kindes, der unbewusst als narzisstische Kränkung erlebt wird. Das autistische Kind verweigert jeglichen Spiegel. Es ist, als könnten die Eltern selbst sich nicht mehr erkennen, als hätten sie ihren Spiegel verloren.

Die Kränkung ist so groß, dass sehr häufig nur ein weiteres Kind diese mildern kann. Ohne therapeutische Begleitung besteht die Gefahr, dass das erste autistische Kind noch einmal verlorengeht. Zwei Familien, die ich im Kontext meines Projekts interviewte, hatten das erste autistische Kind schließlich in ein Heim gegeben. Man sei da spezialisiert und könne dem Kind etwas beibringen, sagten sie, dass es zum Beispiel sich alleine anziehen könne.

Tustin schreibt: »Die Berichte der Eltern deuten darauf hin, dass dies zum Teil darauf zurückzuführen ist, dass das Selbstvertrauen der Mutter in den ersten Lebensmonaten ihres Kindes untergraben wurde.« (Tustin, 1990, S. 111)

Ich möchte diesen Gedanken gerne erweitern. Ich gehe nämlich davon aus, dass die hier beschriebene Situation der Mutter einen langen, in ihrer eigenen Geschichte und der Geschichte ihrer Eltern begründeten Vorlauf hat. Sehr häufig handelt es sich um kumulative traumatische Erfahrungen, die von Generation zu Generation weitergegeben werden. Der autistische Rückzug vom Objekt, den das Kind vollzieht, ist ein Versuch diese Konstellation zu überleben.

Das zerstörerische Potenzial der abgespaltenen traumatischen Erfahrung des Objekts und die autistische Abwehr

Einigen Autisten gelingt es, trotz ihrer autistischen Barrieren, sich einen Platz in der Wirklichkeit zu verschaffen. Dies gelingt ausschließlich mittels ihres Verstandes. Sie haben, so könnte man das beschreiben, nur ihren Verstand. Er ist emotional nicht unterfüttert. Er besteht aus Rationalität, die keine Verbindungen herstellen kann. Vorwiegend handelt es sich um Inselbegabungen und man kann davon ausgehen, dass mit der Konzentration auf die jeweilige Insel der Rest der Realität abgewehrt wird, vor allem die Welt von Emotion und Bedürftigkeit. Der Umgang mit den Objekten ist schablonenhaft. Er findet auf einer beziehungslosen Ebene statt. Beziehung und Nähe wirken wie etwas, das im Vokabular dieser Patienten nicht existiert. In der Tiefe ihrer inneren Welt ähneln sie den Kindern mit frühkindlichem Autismus. Im Verlauf ihrer Entwicklung bleiben sie nicht bei der radikalen Ignoranz des Objekts. Sie scheinen zu hören und zu sprechen, ihren Alltag zu bewältigen. Sie tun dies ohne jedes Gefühl von Freude, über lange Zeiträume wie ein menschlicher Roboter. Dass sie sich trotz ihrer tief verwurzelten Abkehr vom Objekt weiterentwickeln, stellt sie immer wieder vor Probleme. Es entsteht die Gefahr, einen Schritt zu weit zu gehen, den sicheren Hafen der Abkehr zu verlieren. Das ist der Grund, warum mich einige Jugendliche aufsuchten. Vor allem waren es Gefühle von Leere und Depression, die andrängten und von denen sie in einer Therapie befreit zu werden wünschten, um zu ihrem alten Modus zurückkehren zu können. In allen Fällen von jugendlichen Patienten, die ich mit dieser Symptombildung behandelte, öffnete sich zwar eine Tür zur Welt des Objekts, der Spalt der Öffnung war allerdings gering und bedroht. Diese Patienten sehnten sich danach, die Therapie, mich, wieder verlassen zu können, denn letztlich empfanden sie das Öffnen der Tür, das in ihrer Symptombildung, die sie zu mir geführt hatte, bereits angestoßen war, als zutiefst bedrohlich. Sie verweigerten ein langfristiges Zusammensein mit mir. Die Erfahrungen, die sie mit mir machten, linderten interessanterweise ihren Leidenszustand. Ich vermute, dass in den therapeutischen Sitzungen, mit ihrer immer gleichen Abfolge und Zeit, die die Jugendlichen mit mir verbrachten, passagere unbewusste Berührungen entstanden, die eine frühe, regressive Sehnsucht nach dem Objekt betrafen, jedoch ebenso tief verwurzelte namenlose Ängste vor einem traumatisierenden Objekt, die letztlich zu einem begrenzten Zeitraum der Behandlungen führten.

Bei den jüngeren Patienten, die bereits früh eine Abkehr vom Objekt entwickelt hatten, waren die Fortschritte im Verlauf der Behandlung oftmals rasant. Es kam zu Berührungen mit dem Objekt, zur Sprachentwicklung und dem Ausdruck von Emotionalität. Es stellt sich allerdings die Frage, inwieweit diese Kinder ihre Entwicklung in der Therapie langfristig aufrechterhalten können, inwieweit die frühe Spur ihrer Abkehr vom Objekt wieder aufgenommen werden würde.

Der Autist wehrt das Objekt ab. Das ist gar nicht vergleichbar mit der Abwehr des Neurotikers, die immer eine Abwehr des Unbewussten ist und im Verlauf der Entwicklung auftretende Ängste und Fantasien in Bezug auf das Objekt betrifft: Angst, das Objekt zu verlieren, von ihm verschlungen zu werden, kastriert zu werden, bestraft zu werden, bedürftig und hilflos zu sein, triebhafte Regungen nicht kontrollieren zu können. Mit anderen Worten, das Ich des Neurotikers versucht zwischen Über-Ich-Anforderungen und triebhaften Es-Bedürfnissen zu vermitteln. Es ist, wenn dies geschieht, eine innere Struktur entstanden.

Die Abwehr des Autisten findet vor der Strukturierung der inneren Welt statt, selbst vor so frühen Mechanismen wie der Spaltung in gute und böse Brust, ein Modell Melanie Kleins, mit dem sie die chaotische, paranoid-schizoide Position des Säuglings beschreibt. Ich gehe davon aus, dass der Autist der paranoid-schizoiden Situation gewahr wird und in dieser keinen Trost erfährt, der guten Brust kaum ansichtig werden kann. Es handelt sich um eine traumatische Situation, in der das überlebensnotwendige Holding nicht erlebt werden kann. Die autistische Abwehr, die Abkehr vom Objekt ist das Resultat einer traumatischen Erfahrung vor, während und nach der Geburt. Vor allem nach der Geburt, wenn das Kind den Schutz des Mutterleibes verlässt, ist es verstärkt angewiesen auf die Fähigkeit des Objekts, es zu halten und von ihm zu träumen. Was nach der Geburt geschieht, davon gehe ich aus, hat seine Vorgeschichte nicht nur in Schwangerschaft und Geburt, sondern ebenso in der transgenerationellen Geschichte des Objekts.

Die Abwehr des Autisten gilt einem traumatisierenden traumatisierten Objekt. Vermutlich ist es eine *überlebensnotwendige Abwehr*. Vermutlich sichert sie das Überleben des Säuglings in einer paranoid-schizoiden Szenerie, die ohne Halt einen psychotisch anmutenden, traumatischen Zustand auslöst, der durch den autistischen Mechanismus abgewehrt wird.

Holding insgesamt betrifft eine physische und eine psychische Qualität. Im Gegensatz zur in der Regel problemlosen physischen Versorgung des autistischen Babys, besteht ein Mangel in der von unbewussten Fantasien dominierten psychischen Versorgung. Tatsächlich setzt die seelische Versorgung eine bestimmte Art von körperlichem Umgang mit dem Baby voraus. Das Objekt stellt seinen Körper zur Verfügung, um das Baby nach der Geburt zu halten, tatsächlich physisch. Die Fähigkeit dieses physischen Haltens setzt das psychische Halten voraus. Dabei denke ich an intuitive Berührungen und Nähe, das Baby in den Armen wiegen, es stillen, es mit der Stimme beruhigen oder ansprechen, es anschauen – es fühlen. Es ist die tiefe Verbundenheit mit dem Baby, die aus unbewussten Quellen gespeist wird, die es dem Objekt ermöglicht, sich dem Baby zur Verfügung zu stellen, was tatsächlich ein auch anstrengender, ermüdender Vorgang ist. Bei einer schicksalhaft nicht genügend ausgeprägten Holdingfunktion des Objekts erweckt das bedürftige Baby sowohl aggressive Gefühle als auch den Wunsch, sich abzuwenden, den eigenen Bedürfnissen anstelle derer des Säuglings nachzugehen.

Ich schildere hier bekannte Zusammenhänge und versuche diese in einer bestimmten Weise aufzuschlüsseln und kleinschrittig zu betrachten, um eine Vorstellung von den Fixierungsstellen einer autistischen Pathologie zu bekommen. Dabei versuche ich immer wieder, die Abkehr des Babys vom Objekt als bedeutungsvoll zu begreifen. Ich gehe davon aus, dass eine lebensbedrohliche unbewusste seelische Abkehr des Objekts der Abkehr des Babys vorausgeht. *Die Massivität des seelischen Mangels für die Entwicklung wird in der autistischen Symptombildung in besonderer Weise klar und erschreckend vor Augen geführt, einer tiefen, unaufhörlichen Verwundung gleich.*

Das traumatisierende Objekt wird also ausgelöscht mit der Abkehr von ihm. Seine Existenz dauert an, nimmt jedoch keinerlei Bedeutung an. Es ist wichtig, sich klar zu machen, dass ich hier einen Zustand beschreibe, der in vielen Schattierungen existiert. Die Abkehr vom Objekt verschafft sich in einigen Fällen erst später einen deutlichen Ausdruck. Insgesamt kann man sagen, dass der Übergang in einen frühkindlichen Autismus während des ersten beiden Lebensjahres stattfindet. Je früher es zur autistischen Symptombildung kommt, um so stabiler und ausschließlicher verankert sie sich, wenn keine therapeutischen Maßnahmen für Mutter und Baby ergriffen werden.

Oft habe ich mir folgende Frage gestellt: Ist es überhaupt denkbar, dass ein Baby sich aus eigener Kraft vom Objekt abwendet, dieses aufgibt? Ist es tatsächlich eine denkbare Hypothese, dass Autismus aus einer schicksalhaft mangelhaften seelischen Hinwendung des Objekts heraus entsteht? Ich dachte darüber nach, dass Babys im Alter von zwei Monaten bereits mit den ihnen verbundenen Eltern kommunizieren, lächeln, Laute hervorbringen, ihren gesamten Körper dem Objekt zuwenden. Dieser Hinwendung zum Objekt geht die Zuwendung des Objekts voraus, sein Lächeln, sein Murmeln, seine zarte Berührung und insbesondere ein tief erfahrenes Glück über das Dasein des Babys. Die Art und Weise der Hinwendung, die Möglichkeit, das Baby zu fühlen, wurzelt in der unbewussten Geschichte des Objekts. Die Hinwendung des Babys zum Objekt gilt am Anfang ausschließlich den Eltern, mit denen es seit Beginn seiner pränatalen Existenz vertraut. »Fremde« Objekte werden vom Baby vollkommen anders angeschaut. Es ist ein oft seltsam starrer Blick, den das Baby auf das passagere, fremde Objekt richtet. Das Baby lächelt und »spricht« nicht mit dem fremden Objekt, es wendet sich ihm nicht zu. Tatsächlich sucht es, wenn möglich, den Blick der vertrauten Objekte, um sich zu vergewissern. Es fühlt sich auf dem Arm des fremden Objekts nicht richtig und nicht so wohl wie auf dem elterlichen Arm. Mit all seinen Möglichkeiten vermittelt das Baby den Wunsch, gehalten zu werden. Ich habe mir vorgestellt, dass die Eltern des autistischen Kindes unbewusst fremde Objekte für das Baby blieben, dass ihre gesamte unbewusste Existenz es ihnen verunmöglichte, ein tiefes, intuitives Band zwischen sich und dem Baby zu knüpfen, dass ihre Fähigkeit des intuitiven Verstehens und Haltens zerstört war oder niemals wachsen durfte, zerschlagen wurde im Angesicht traumatischer, ihre innere Welt beherrschender Erfahrungen, die ihnen selbst nicht bewusst sind. *Es ist das Unbewusstbleiben der traumatischen Erfahrung, das zu ihrer tiefen und abgespalten anmutenden Verankerung in der unbewussten Welt führt.*

Es ist bekannt, dass unbewusst gebliebene, abgewehrte traumatische Erfahrungen ein Eigenleben führen. Es ist, als wollten sie gehört werden und drängten zur andauernden Wiederholung. Unbewusst gebliebene traumatische Erfahrungen, also solche, denen Bewusstwerdung und der Versuch der Verarbeitung versagt bleibt, heften sich aufgrund der unerträglichen Massivität, die ihnen eignet, an jede Möglichkeit, die sich ihnen bietet, das erfahrene Grauen in metaphorischer Weise darzustellen. Das traumatisierte Objekt nutzt unbewusst jede Möglichkeit, die traumatische Erfahrung zu projizieren und aus sich heraus zu bringen. Traumatische Erfahrungen werden über Generationen weitergegeben. Es besteht die Möglichkeit, dass traumatische Erfahrungen sich auf dem Weg über Generationen mildern, genauso gut besteht die Möglichkeit, dass sie sich vertiefen – alles hängt von der Möglichkeit der Bewusstwerdung, des Bewusstseins traumatischer Erfahrungen ab.

Ich gehe also davon aus, dass das autistische Kind Eltern hat, deren traumatische Erfahrungen unbewusst geblieben sind und in einer Zerstörung des emotionalen Potenzials und ihrer emotionalen Flexibilität resultierten. Sie werden für ihre Babys ein »fremdes«, traumatisierendes Objekt und erkennen gerade in ihrem antwortlosen Baby etwas, das ihnen vertraut ist und in einer lange vergangenen und unbewusst gewordenen Zeit massive Leidenszustände verursachte. Die Abwendung des Babys vom Objekt kann als intuitiver Versuch gelesen werden, sich vor der Massivität der projizierten traumatischen Erfahrung des Objekts zu schützen.

Im Verlauf der von mir durchgeführten psychoanalytischen Behandlungen wurde deutlich, dass es letztlich nicht (nur) auf die traumatischen Erfahrungen der Objekte ankommt, sondern darauf, ob jene einen Raum finden dürfen. In einigen Fällen geschah dies ansatzweise im Verlauf der Behandlung.

All den von mir hier dargestellten Fällen ist die brüchige Präsenz der Väter eigen, ein Mangel an Objektkonstanz, damit verbunden eine unzuverlässige, schwankende Wahrnehmung der Bedürfnisse des Kindes.

Die Abwesenheit eines schützenden, haltenden Objekts in der Geschichte der Eltern und der daraus resultierende unbewusste Rückzug vom psychisch abwesenden, traumatisierenden Objekt ist mit dem lebenslangen Versuch verbunden, dieses Objekt zu schützen. In der Folge kann keine Entwicklung stattfinden. Die traumatische Erfahrung mit dem psychisch abwesenden Objekt wird wiederholt und projiziert. *Es ist meine Hypothese, dass das Objekt in seinem antwortlosen Kind unbewusst einen Spiegel erlebt.* Mit der Abspaltung und Projektion der traumatischen Erfahrung verknüpft sich eine Entleerung des inneren Raums. Diese Entleerung des inneren Raums von authentischen Gefühlen ist der Preis für die Abspaltung und Projektion des Traumas.

In der Faktizität seines einstigen Geschehens ist das Trauma nicht erreichbar. Vieles, sehr Vieles bleibt auf einer rationalen Ebene ungeklärt, bildet sich jedoch auf eine metaphorische, fantasierende, assoziierende Weise ab. Tatsächlich aber ist es ja genau das – das Metaphorische, Fantasierende, Assoziierende –, das dem entleerten inneren Raum, in dem nichts ängstigender ist als die Fantasie, dieser Abkömmling des Unbewussten fehlt. Die Lücken in den Fakten der eigenen Geschichte sind typisch für alle traumatisierten Menschen, es herrscht Verwirrung als Abwehr.

Die Eltern meiner Patienten erfuhr ich als einsame, ungehörte, ungeschützte Kinder, die nur mittels der seelischen Entleerung ihrer inneren Welt und der Abkehr von traumatisierenden Objekten überlebten. Aufgrund der damit verbundenen projektiven Vorgänge betraf dies in hohem Maß die Entwicklung ihrer Kinder, in deren autistischer Symptombildung sie sich unbewusst erkannten. Für die Kinder kam *die Wahl der autistischen Symptombildung*, so dachte ich oft, einem Zufluchtsort, einer Art von Überwintern gleich.

Die Möglichkeit, die autistische Symptombildung im Kontext der therapeutischen Beziehungsarbeit zu lindern, spricht eine klare Sprache. Einerseits wird eine seelische Entwicklung nachgeholt, andererseits wird durch die Arbeit mit den Eltern, dem ansatzweisen Bewusstwerden ihrer traumatischen Erfahrungen die Projektion gemildert. Diese Möglichkeit besteht, es ist allerdings ebenso möglich, dass die traumatische, unbewusst gebliebene Erfahrung des Objekts den Behandlungsrahmen sprengt. Diese Sprengkraft der traumatischen Erfahrung ist allgegenwärtig.

Während der Arbeit an diesem Projekt habe ich mich häufig gefragt: Welches methodische Vorgehen verfolge ich? Tatsächlich umschlingt sich bei meinem Vorgehen die empirische Wahrnehmung des autistischen Phänomens, die in einigen Behandlungen dargestellt wird, mit spekulativer Theoriebildung. Ich gehe davon aus, dass eine rein induktive, voraussetzungsfreie Theoriebildung nicht möglich ist – ohne meine Wahrnehmung der autistischen Patienten und der sich im Behandlungsverlauf ergebenden Prämissen allerdings wäre die Bildung eines theoretischen Konzepts ebenso unmöglich.

Die Frage, die mich bewusst und unbewusst leitete, war die Frage nach der Genese des autistischen Phänomens und nach dessen Veränderbarkeit. Dieses Erkenntnisinteresse, das jede Einordnung und Theoriebildung begründet, teile ich mit den psychiatrischen Kollegen, die zu vollkommen anderen Einschätzungen kommen. Denn so ist es ja: Zwei Parteien sehen ein autistisches Phänomen und kommen zu unterschiedlichen Schlussfolgerungen. Die Kritische Theorie (z. B. Habermas, 1973) hat sich damit beschäftigt, dass der Forscher ein Teil der Gesellschaft und sein Erkenntnisinteresse insofern gesellschaftlich beeinflusst ist, damit, dass Theoriebildung nicht unabhängig von historischen und gesellschaftlichen Bedingungen geschieht. Daraus folgt, dass der Forschende das Verhältnis zu Gesellschaft, existierender Forschung und Wissenschaft mitzureflektieren hat.

Tatsächlich ist die psychodynamische Erforschung des Autismus irrelevant und taucht selbst in professionellen Kreisen nur randständig auf. Die psychiatrische Sicht auf den Autismus ist sowohl theoretisch als auch im Hinblick auf die praktischen Implikationen die gesellschaftlich anerkannte. Im Gegensatz hierzu bewegt sich die psychodynamische Erforschung des Autismus innerhalb eines kleinen Expertengremiums. Der medizinische, psychiatrische Blick auf den Autismus ordnet diesen im Wesentlichen als genetisch-neurologische Störung ein, die allenfalls durch verhaltenstherapeutische Modi erleichtert werden kann. Die Leitlinie sieht keine psychodynamische Therapie vor. Interessanterweise gilt dies ebenso für die offizielle Leitlinie der psychodynamischen Fraktion. Autismus gilt – von den Reflexionen des kleinen Expertengremiums abgesehen – als unbehandelbares Phänomen. Darüber hinaus gibt es eine Tendenz zur Diffamierung des psychodynamischen Ansatzes insgesamt.[10]

Vielleicht ist das deshalb so, weil die Behandlung eines Autisten tatsächlich ein ungeheuer langfristiger und mühsamer Prozess ist und keineswegs den Anforderungen irgendeiner Art von gesellschaftlicher Effizienz entsprechen kann. Hinzu kommt, dass die Anzahl autistischer Menschen im Verhältnis zur Gesamtbevölkerung sehr gering ist, dass sozusagen kein gesellschaftlich dringender Bedarf besteht, diese Erkrankung zu erforschen (anders als zum Beispiel beim ADHS!). Die Tendenz zur Diffamierung des psychodynamischen Ansatzes insgesamt lese ich als Denkverbot, als Verbot des spekulativen Denkens.

Tatsächlich führt die psychodynamische Beschäftigung mit dem Autismus weit über diesen hinaus und tief in allerfrüheste Entwicklungsvorgänge hinein. Das Nachdenken über die Genese des Autismus vermag es, diese Vorgänge in einer besonderen Weise zu beleuchten.

Als ich vor einiger Zeit drei Kinder mit frühkindlichem Autismus gleichzeitig behandelte, tauchte ich in einer intensiven Weise in diese Welt ein. Zu jedem dieser Kinder entwickelte ich eine Art von Beziehung, alle drei brachten mich immer wieder zur Verzweiflung. Der Eindruck, dass sich et-

10 Siehe die Kritik an Bruno Bettelheim.

was zwischen mir und dem betreffenden Kind zu entwickeln begann, stetig weiterentwickelte, wechselte mit wiederkehrender Hoffnungslosigkeit. Dies hing unter anderem damit zusammen, dass Fortschritte in der Beziehungsfähigkeit nicht gehalten werden konnten und immer wieder verschwanden, als wären sie nie gewesen. Dann tauchten sie plötzlich erneut auf und der Faden begann sich weiterzuspinnen und es war, so dachte ich manchmal, als hätten die Kinder sich zurückziehen müssen, um wieder auftauchen zu können und die anstrengende Begegnung mit mir fortzuführen. Unsere Begegnungen waren, so denke ich, deshalb anstrengend, weil ich es neben dem größten Teil der Zeit, den wir miteinander zumeist schweigend verbrachten, immer wieder versuchte, die Kinder zu erreichen – mit meiner Stimme, indem ich etwas zeigte, indem ich darüber sprach, was ich zu verstehen meinte, und manchmal auch einfach darüber, was mir durch den Kopf ging. Ich erlebte es als schwere Gratwanderung, denn ich bewegte mich stets zwischen der Gefahr des Übergriffs und der Notwendigkeit, meine Existenz ins Spiel zu bringen. Es ist wirklich seltsam, in diesen Versuchen so absolut ignoriert zu werden, wie es bei autistischen Kindern, die auf diese Weise die Existenz des Objekts leugnen, häufig der Fall ist. Ich kam mir unwirklich vor und verrückt. Wer verbringt schon seine Zeit mit Menschen, die ihn absolut ignorieren? Kann es sein, dass diese Kinder in einer nicht erinnerbaren Zeit sich einmal ähnlich gefühlt haben mochten? So fremd, so fehl am Platz, so ganz und gar nicht wahrgenommen in der Bedürftigkeit der eigenen Existenz, so hoffnungslos und verwirrt, wie selbst nicht existent? Und kann es sein, dass in dieser frühen Zeit die Abwendung vom Objekt, die Leugnung seiner Existenz die einzige Möglichkeit war, ihre eigene Existenz fortzuschreiben?

Im Zusammensein mit autistischen Kindern erlebt man Gefühle tiefer Einsamkeit und Verzweiflung. Das Hoffnungspotenzial wird erschöpft. Es ist eine psychotisch anmutende, antwortlose Welt. Manchmal ist Beobachten des Voranschreitens der Zeit die einzige Möglichkeit, die Stunde zu überstehen. Man muss sich das so vorstellen: Während das autistische Kind versucht, meine Existenz zu leugnen, weil es sich in der Übertragung bedroht fühlt von einem traumatisierenden Objekt, erlebe ich wie in einer Gegenbewegung das zutiefst Ängstigende einer leeren, von Objekten entleerten Welt.

Das plötzlich Aufgreifen eines Fadens – das Zurückkommen auf ein Wort, das wir einmal zusammen gefunden hatten, einen Gegenstand, der einmal wichtig gewesen war, einen Laut, der mit einer bestimmten Art von Kommunikation zwischen uns verbunden war – löste Glücksmomente aus, die uns beide betrafen. Dieses Aufgreifen des Fadens war immer begleitet von einem Augenkontakt und einem kurzen Lächeln. Es erinnerte mich immer wieder an die Kommunikation einer Mutter mit ihrem Säugling, es erinnerte mich daran, wie wundervoll es ist, zu beginnen, einander zu verstehen. Die Kommunikation mit autistischen Kindern ähnelt zwar immer wieder der Kommunikation mit einem Säugling, jedoch bricht sie, anders als bei einem Mutter-Säugling-Dialog, immer wieder ab. Das ist deshalb so, weil das autistische Kind schon viel erlebt und seine eigenen Erfahrungen mit dem Objekt gemacht hat, auf eine Geschichte zurückblickt, die zur Abwendung von der Welt der Objekte geführt hat. Insofern kommt es zu einer andauernden Umschlingung des einander Verstehens und der Abkehr vom Objekt, dem Versuch, das Objekt selbst in die Position dessen zu bringen, von dem sich abgekehrt wird. Quantitativ betrachtet sind die Stunden angefüllt mit der Abkehr vom Objekt und nur momenthaft von Begegnungen gekennzeichnet. Im Verlauf der Behandlung werden die Phasen des einander Verstehens länger. Das Moment des Rückzugs und der Abkehr vom Objekt allerdings bleibt bestehen. Diese Spur der Geschichte der Patienten gehört, so verstehe ich das, zu ihrem Leben. Sie mildert sich und ermöglicht Berührung und Kontakt. Aber es bleibt, wie bei allen Menschen, ein von der jeweiligen Geschichte getönter Kontakt.

Überlegungen zu Übertragung und Gegenübertragung in der Behandlung autistischer Kinder und Jugendlicher

»Stay with me, speak to me.
Why do you never speak?
Speak. What are you thinking of?
What thinking? What?
I never know what you are thinking.
Think.«
(T.S. Elliot)

In der Behandlung autistischer Patienten geht es um die präverbale Zeit. Die präverbale Zeit autistischer Kinder ist kumulativ und transgenerationell traumatisch geprägt. Wie erstarrt verharren sie in dieser Zeit und gehen keinen Schritt mehr voran. Sie schließen ihre Augen und Ohren. Die Begegnung mit autistischen Kindern findet jenseits der Worte statt. Werden Worte benutzt, sind sie nicht wesentlich. Worte sind zu früh. Es gibt kein Fundament für die Worte. Dieses Fundament, so könnte man das in einer metaphorischen Weise ausdrücken, mauern wir in den Behandlungsstunden. Wir riskieren früher oder später Blicke, tauschen Laute aus, tatsächlich Laute: ah, oh, oh weh, au, manchmal Schreie, wir lächeln, wir verziehen das Gesicht. Wir beginnen einander zu fühlen, uns aufeinander einzustellen. Es gibt keine passenden Worte dafür, aber eine Nähe entsteht. Sie ist intensiv und schutzbedürftig, gerade weil sie so basal und nicht mit Worten beschreibbar ist.

Sie ist der Nähe von Säugling und Mutter vergleichbar. Wenn der Säugling schreit, ist er darauf angewiesen, dass die Mutter ahnt, was zu tun ist. Es sind keine Worte erforderlich.

Worte sind ein zweischneidiges Schwert. Sie streben eine Klarheit der Kommunikation an. Die Intensität der averbalen Kommunikation erreichen sie nicht. Worte sind nicht nur ein Ausdruck von Gefühlen, sie sind auch ein Schutz vor Gefühlen.

In der Behandlung autistischer Kinder wird deutlich, dass emotional bedeutungsvolle Worte des averbalen Fundaments bedürfen.

Bei der Behandlung der älteren, jugendlichen Patienten ist die präverbale Zeit verschüttet unter bedeutungslosen Worten. Sie ist viel schwerer zu erreichen als bei den kleinen Patienten, manchmal bleibt sie für immer verschüttet unter der Übermacht leerer Worte.

In der Behandlung der jüngeren Patienten geht es beim ersten Auftauchen von Worten zunächst sehr stark um die Lautstärke, um ein Abtasten mit der Modulation der Stimme.

Weil autistische Patienten sich zwar emotional, wie im Behandlungsverlauf klar wird, auf der Stufe eines Babys befinden, sich jedoch nicht anvertrauen können und die Stunden vorwiegend in der Abkehr vom Objekt verbringen, ist das Zusammensein mit ihnen anstrengend und nicht zu vergleichen mit dem Zusammensein mit einem Baby. Sie sitzen auf einem Stuhl, laufen im Raum umher, berühren Dinge, werfen Gegenstände vom Tisch, betätigen den Lichtschalter, und es ist, als sei man selbst gar nicht da oder aber auch ein Gegenstand. Vielleicht könnte man sagen, der Therapeut kommt in die Rolle einer Mutter, die fühlt, dass alles so sein muss, wie es ist. Wo das Kind sich abwendet und misstraut, wirft sie ihre Kapazität des Vertrauens in die Waagschale. Frühe projektive Vorgänge werden auf diese Weise vermutlich nachgeholt.

Die Behandlung autistischer Patienten ist auf eine spezifische Weise anstrengend.

Es ist schwer, die langanhaltende Unerreichbarkeit der Patienten zu ertragen. Es gibt kein Feedback, gar keines. Mit allem, was man sagt, bleibt man allein, antwortlos. Das ist deshalb so, weil autistische Patienten das, was unser Leben ansonsten ausmacht, in Beziehung mit Menschen sein, in einer radikalen Weise abwehren. Dies trifft nicht nur auf die Patienten mit frühkindlichem Autismus zu, es betrifft auch die jugendlichen Patienten, die ihre autistischen Züge zu kaschieren verstehen. Mit Letzteren teilt man zwar Worte, aber diese Worte ermangeln der Bedeutung und des Symbolcharakters, sie sind tot und leer, Floskeln, Schablonen.

Man könnte auch sagen, es gibt keinen Spiegel. Ich kann mich in meinem Gegenüber nicht erkennen. Vermutlich ist dies genau der Zustand, in dem das autistische Kind sich befindet und den es einmal, in einer allerfrühesten Zeit, mit den ihn umgebenden Objekten erlebt haben muss. Es blieb allein, ohne Spiegel im Gesicht und den Gesten und Worten seiner Eltern. Es erlebte die

Gesten, die Worte, die Mimik, sofern diese stattfanden, nicht als passend, *matching*, sondern als bedrohlich. Es trat den Rückzug an.

Dem autistischen Kind mangelte der Spiegel und es verfügt insofern nicht über die Fähigkeit zu spiegeln.

Was ich häufig im Zusammensein mit autistischen Patienten erlebe, ist Ödnis, *waste land.* Das spricht und schreibt sich leicht, tatsächlich ist es schwer zu ertragen, zu überleben. Jedoch: Nur in dieser entleerten Welt, so ist es wohl, konnten meine autistischen Patienten überleben. Und es ist wahr: Sie leben nicht, sie überleben. Sie haben nicht nur alles sie Umgebende, sondern auch sich selbst zum Gegenstand gemacht.

Ich habe angefangen autistische Patienten zu behandeln, weil ich den starken Wunsch hatte, den Grund ihres Rückzuges zu erforschen. Sie interessierten mich in ihrer heftigen Abkehr. Die vorherrschende Negation psychodynamischer Wurzeln irritierte, provozierte mich.

Die Behandlungen selbst erlebte ich über lange Zeiträume als quälend, mühsam. Ständig sah ich nach der Zeit. Sie verging einfach nicht. Ich sehnte mich, kaum hatte sie begonnen, nach dem Ende der Stunde. Es war, als sei die Zeit alles, was ich hatte, ich klammerte mich an ihr fest. Ich hatte Angst, in der Zeitlosigkeit zu ertrinken.

Gleichzeitig, wirklich zur gleichen Zeit, in irgendeiner Kammer meiner inneren Welt, fiel eine Last von mir. Ich war einfach nur da.

Wie man sehen kann: Ich bewegte mich in einem andauernden Zwiespalt, ich bewegte mich zwischen bewussten Anforderungen und unbewusstem Rückzug. Ich war nicht wirklich lebendig.

In meinen Fallbeschreibungen der Behandlung autistischer Patienten nimmt ihre leise einsetzende Entwicklung einen sehr großen Raum ein, einen Raum, der ihr genau benommen, nicht zusteht. Den größten Raum müsste die Zeit des *waste land* einnehmen. Die leere Zeit, die stumme Zeit, die Zeit ohne Fantasie und Gedanken, die Zeit des Überlebens. Es ist auch die Zeit, in der alles ver-rückt – manchmal habe ich gedacht, ich bin verrückt geworden. Was mache ich hier? Warum sitze ich hier? Was soll das? Wer könnte das verstehen und begreifen? Depressive Gedanken machten sich breit. Das ist sinnlos, was du hier machst, vollkommen sinnlos.

Ja, es war so, dass ich mich in meine Beobachtungen flüchtete, mich an ihnen festhielt. Kleinste, allerkleinste Veränderungen hielt ich fest. Ich schrieb mir auch mitunter während der Stunde einen Stichpunkt auf, etwas, das ich zuvor noch nie getan und abgelehnt hatte. Ich glaube, das hielt mich fest in der Wirklichkeit, ich brauchte das, ein Stichwort, um nicht zu ertrinken in dem öden Land.

Die Behandlungen waren eine große Kraftanstrengung, sie verbrauchten mein Potenzial zu hoffen nahezu. Ich wurde innerlich begleitet von einem ständigen Kampf gegen die allgegenwärtige Sinnlosigkeit. Sie lösten auch Wut und Hass in mir aus, auf mich selbst und auf meine Patienten. Ich hatte manchmal den Wunsch aus der Situation herauszugehen und nie wieder zu kommen.

Gleichzeitig aber, ja, wieder gleichzeitig, war ich in unseren Stunden da für meine Patienten. Ich betone das, denn es genügte nicht auf einem Stuhl zu sitzen. Es erforderte eine wirkliche Präsenz, um anzudeuten, dass ich kein Stuhl war, dem autistischen Patienten etwas zu vermitteln.

Es war wunderbar, leiser Veränderungen meiner Patienten gewahr zu werden. Manchmal habe ich es mit der Freude über das erste Lächeln eines Babys verglichen. Es waren sehr kleine Veränderungen, die andeuteten, dass ein Patient es wagte, einen Augenblick lang vielleicht, seinen eingefrorenen Zustand zu verlassen. Ein plötzliches Aufschauen aus einem versunkenen Zustand etwa, wenn ich etwas gesagt hatte, eine Veränderung der Stimmlage und der Gesamtatmosphäre unseres Zusammenseins, das plötzliche Eingehen auf einen Spielversuch, den ich immer wieder initiiert hatte, eine erstaunte Nachdenklichkeit. Es waren diese leisen Zeichen, die andeuteten, dass die Patienten mich als weniger bedrohlich erleben konnten, etwas annehmen konnten von mir.

Ich habe es an anderer Stelle erwähnt, der Therapeut wird mit den autistischen Patienten ein Entwicklungsobjekt, wie in vielen anderen Fällen auch. Die frühe Entwicklung wird auf einer basalen Ebene noch einmal in Gang gesetzt durch die Identifizierung mit einem haltenden Objekt, das Signale wahrnimmt und Grenzen nicht überschreitet. Diese Entwicklung gelingt selbstverständlich nicht immer, manchmal gar nicht und häufig ansatzweise.

In der Übertragung wird der Therapeut zu einem Gegenstand gemacht und seiner Beziehungsfähigkeit beraubt. Ähnlich den Eltern der Patienten erlebt er sich als fremd, überfordert, bedeutungslos und ohne Spiegel. Es entsteht im Laufe der Zeit aber auch eine frühe mütterliche Übertragung. Bei den jungen Patienten ist es manchmal so, als finge alles noch einmal von vorne an, als würden sie erneut geboren und könnten dieses Mal neue Erfahrungen machen.

Aber auch die jugendlichen Patienten gehen in der Behandlung einen weiten Weg zurück und wagen in manchen Fällen einen erneuten Versuch mit dem Objekt. Auf Anhieb könnte man denken, diese Patienten hätten sich weniger zurückgezogen als die Jungen, hatten sie doch perfekt sprechen gelernt und funktionierten im Umgang mit den Objekten, besuchten die Schule, machten eine Ausbildung. Die Bedrohung, die das Objekt darstellte, wurde hier durch ein leeres und bedeutungsloses Zusammensein in Schach gehalten. Ihr Dasein bereitete diesen Patienten keine Freude. Auf ihre Weise überlebten auch sie als lebend Tote, den jungen Patienten gleich, die ihre Furcht vor der Welt der Objekte in einen nahezu vollkommenen Rückzug aus dieser Welt verwandelt hatten. Ich betone hier das Wort »nahezu«, denn tatsächlich gibt es einen vollkommenen Rückzug selten. Autistischen Kindern nämlich gelingt es nur deshalb, neue Erfahrungen in einer Behandlung zu machen, weil eine tiefe, verschüttete Sehnsucht berührt werden kann.

Zurück zu den jugendlichen Patienten – ihre Pseudoanpassung an das Objekt verbarg ihre basale Fremdheit in der Welt der Objekte, ihre innere Sprachlosigkeit und Leere. Im Jugendalter plötzlich ausbrechende depressive Gefühle, die ihr Funktionieren störten, führten sie zu mir. Ihre Mimik war oft starr, die Bewegungen steif. Sie schreckten vor einer Begegnung mit dem Objekt in der therapeutischen Situation zurück. Die Lockerung ihrer Abwehr wechselte mit deren erneuter Verfestigung und verhinderte eine regressive Bewegung, vor der sich diese Patienten immer wieder schützen mussten.[11]

Neben den verstummten, teilnahmslos wirkenden Patienten fallen bei den Fällen von frühkindlichem Autismus die getriebenen, wilden und unansprechbaren Kinder auf. Es liegt auf der Hand, dass der Umgang mit diesen Kindern eine große Herausforderung für den Therapeuten darstellt.[12] Diese Kinder wirken wie permanent Flüchtende, Davonlaufende, motorisch von einem unbändigen Getriebensein geprägt. Gleichzeitig versetzen sie das Objekt in Angst und Schrecken. Die Ermangelung eines seelischen »Holding« äußert sich hier in einem äußeren extremen Getriebensein. Ich erinnere mich an einen kleinen unansprechbaren Jungen, bei dem ich immer den Eindruck hatte, er flöge durch den Raum, so schnell bewegte er sich. Es war, als versuche er auf diese Weise, immer wieder dem Objekt zu entkommen, es seiner Macht zu berauben,

11 Siehe Fallbericht »Linda« in diesem Buch.

12 Siehe auch Fallbericht »Sammy« in diesem Buch.

es seine Ohnmacht fühlen zu lassen. Diese Szenerie löste in mir schreckliche Gefühle aus. Neben einem Eindruck von völliger Inkompetenz und Verwirrung kam ich mir vor wie ein absolut sadistisches, den Patienten gefangenhaltendes Objekt. Diese heftigen Gegenübertragungsgefühle interpretierte ich als Ausdruck einer frühen, psychotisch getönten Welt, mit der ich im Zusammensein mit meinem Patienten in Kontakt gekommen war. Ich erfuhr, dass die Eltern zu Hause immer wieder versuchten, ihm Zahlenreihen beizubringen. Sie zeigten mir Vorher-nachher-Videos eines amerikanischen Therapeuten. Auf den Nachher-Videos sprachen die Kinder flüssig und schauten dabei direkt in die Kamera, sie malten schöne Bilder und waren sehr höflich. Die Eltern brachen die Behandlung nach wenigen Stunden ab und ließen mich mit einem Gefühl tiefen Versagens zurück, das sie vermutlich gut kannten.

Kinder und Jugendliche mit autistischer Symptombildung in der psychoanalytischen Behandlung

Überblick

»...that you don't expect to explain anything to them [the patients], that you hope that possibly by revealing your state of mind, and your thoughts and feelings, that you may illuminate for him his side of the experience.«
(Meltzer, 1990)

In diesem Kapitel berichte ich über einige Behandlungen autistischer Kinder und Jugendlicher. Die Suche nach einer Möglichkeit diese Patienten zu erreichen, mit ihnen in Beziehung zu treten steht im Mittelpunkt meiner Darstellung. Tatsächlich mache ich nichts anderes. Ich bin da und schaue meine Patienten an, auch wenn sie mich nicht anschauen. Ich spreche mit ihnen, auch wenn sie nicht mit mir sprechen, und es ist, als hörten sie mich nicht. Ich denke über sie und mich selbst nach und manchmal träume ich über sie und bin einfach nur da. Dies schließt als wesentliches Moment die Auseinandersetzung mit meinen eigenen Gefühlszuständen im Zusammensein mit den Kindern und Jugendlichen ein, mit Verzweiflung, Erstarrung, Wut, Erstaunen, Melancholie, Angst, aber manchmal auch mit einem Gefühl tiefen Verbundenseins in der Stille unseres Zusammenseins.

Ich gehe davon aus, dass diese Kinder und Jugendlichen, auch wenn ihnen Empathie – sowohl die eigene als auch die des Objekts – fremd ist, innerlich nur heilen und sich von den schweren Brüchen und Projektionen ihres Lebens erholen können, wenn sie Zeit mit einem Objekt verbringen, das versucht, bei ihnen zu sein ohne sie zu bedrängen. In der Tat ist das eine lebenswichtige Erfahrung. Aus schicksalhaften Gründen konnten die Mütter und Väter meiner Patienten ihren Kindern diese Erfahrung nicht ermöglichen. Diese Kinder erlebten eine allerfrüheste, furchtbare Einsamkeit. Der Rückzug vom Objekt ist der Versuch, diese Erfahrung zu überleben.

Während bei den jungen Patienten die Radikalität des Rückzugs vom Objekt nicht zu übersehen ist, ist dieser bei den Jugendlichen, mit denen ich arbeitete, »kaschiert«. Sie beherrschen die Form des sozialen Kontaktes. Tatsächlich nutzen sie die Beherrschung der Form, um die Objekte auf diese

Weise in Schach zu halten. Sie sind seelisch nicht da, trotz ihrer Anwesenheit. Sie nehmen überhaupt nur deshalb Therapie in Anspruch, weil es zu Brüchen in der autistischen Abwehr kam, häufig depressiven Episoden, verunsichernden Gefühlszuständen, die sie als nicht zu sich gehörig erlebten.

Frühkindlicher Autismus mit transgenerationellen traumatischen Wurzeln

»Der pathologische Autismus zielt auf die absolute Eliminierung des Unbekannten und Unvorhersagbaren. […] Kein Mensch kann mithalten mit der Fähigkeit der sich nie verändernden autistischen Formen und Objekte, die absolut verlässliche Beruhigung und Schutz zu bieten […].«
(Ogden, 2023, S. 273)

Einführung

Die Arbeit mit diesen Patienten glich einer Grenzerfahrung. Ich erlebte mich immer wieder an der Schwelle zum Scheitern und Aufgeben. Vor den mich häufig in Überforderung stürzenden Situationen, die anmuteten wie ein Zustand vor jeglicher Zivilisation, sehnte ich mich zu fliehen, ja, tatsächlich mich zurückzuziehen, meinen Patienten gleich. Wider Erwarten sich plötzlich einstellende passagere Berührungen lösten Glücksmomente aus, die die Behandlung letztlich trugen.

Die Kontakte mit den Eltern waren sehr wichtig, um überhaupt einen Raum zu öffnen, in dem die Eltern ihre Kinder annehmen und Verbindungen mit sich selbst, ihrem Leben, ihrer Geschichte herstellen konnten. Es herrschte eine große Fremdheit zwischen den Eltern und mir, die sich nur langsam milderte. Die für bedeutungslos erklärten, passager erwähnten traumatischen Vorkommnisse ihres Lebens waren wie große erratische Blöcke, die jeglichen Weg zu versperren schienen. Tatsächlich war es eine Kommunikation jenseits der Worte, die zwischen uns Verbindungen schuf. Während der oftmals dramatischen Behandlungsverläufe wuchs das Gefühl, aufeinander bauen zu können, nicht verraten und verkauft zu werden.

a. Sammy, 4,9 Jahre, 180 Stunden, laufende Behandlung (zweistündige Frequenz)
b. Dario, 4 Jahre, 150 Stunden, laufende Behandlung (zweistündige Frequenz),
c. Ferhat, 7 Jahre, 50 Stunden, Behandlungsabbruch (zweistündige Frequenz)
d. Chai, 8 Jahre, 300 Stunden (zweistündige Frequenz, in der Schlussphase einstündig)

Sammy, 4 Jahre

4,9 Jahre, 180 Stunden, (zweistündige Frequenz), die Behandlung dauert an

Die Eltern kamen mit einem Packen Papiere in unser erstes Gespräch. »Wir können mit unserem Sohn nirgends hingehen, er macht was er will, er ist nicht zu halten. In der Frühförderstelle haben sie gesagt, er sei entwicklungsverzögert.« Sie waren verärgert über eine Kollegin, die sie vor kurzer Zeit konsultiert hatten. »Keine fünf Minuten war mein Sohn bei dieser Frau, da rief sie schon an, wir müssten ihn wieder abholen. Er habe wahrscheinlich eine Hirnschädigung, sagte sie uns. Wir sind dann gleich zum Neurologen gegangen und haben alles überprüfen lassen. Es gibt keine Hirnschädigung, wir haben die Dokumente dabei.« Ich: »Wie kam die Kollegin auf den Gedanken?« Der Vater: »Na ja, Sammy hat wohl sehr schnell alles durcheinander gebracht, die Sachen aus den Regalen gerissen. Sie ist gar nicht mit ihm klargekommen.« Ich: »Vielleicht müssen wir aus dieser Erfahrung lernen. Sie haben mir ja erzählt, dass Sie es selbst schwer mit ihm haben. Vielleicht ging alles zu schnell. Sammy war plötzlich allein in einer fremden Umgebung.« Er: »Im Kindergarten macht ihm das gar nichts aus. Auf so was reagiert er gar nicht.« Ich: »Ich habe die Idee, es folgendermaßen zu machen: Entweder Mutter oder Vater kommen zunächst mit in Sammys Stunden bei mir.« Der Vater: »Wir machen alles, alles, um unserem Sohn zu helfen, klar kommen wir mit.« Ich bemerkte, dass die Mutter aufmerksam zu folgen versuchte, jedoch kaum sprach. Ich erfuhr, dass sie nur Portugiesisch sprach, das Deutsche aber ziemlich gut verstehen konnte. Sie wollte mir ein Handyvideo zeigen, aus Sammys Babyzeit. Der Vater übersetzte ihre Worte: Meine Frau macht sich Sorgen, Sammy macht so komische Bewegungen mit den Armen, auch als Baby schon. Sie fragt sich, warum er das macht. Auf dem Video sah ich den kleinen Sammy im Kinderwagen sitzen und seine Ärmchen, bis zu den Ellenbogen fest an den Körper gepresst, die Unterarme hoch und runterbewegend. »Ich werde darüber nachdenken und wir sprechen darüber, wenn ich Ihren Sohn gesehen habe«, sagte ich. Tatsächlich hielt dieses Wedeln über einen langen Zeitraum der Behandlung hinweg an. Es erinnerte mich an einen Hund, der mit dem Schwanz wedelt, an einen instinkthaften Reflex, der Sammy selbst gar nicht bewusst war.

Der Kindergarten Sammys hatte den Eltern folgende Beschreibung mitgegeben: »Meistens springt er im Minutentakt von einem Spiel zum anderen …

Zur Zeit brauchen wir eine Betreuungsperson für Sammy alleine, da er sich oft selbst gefährdet: Er geht mit Gegenständen in die Steckdose, rennt aus den Brandschutztüren heraus, rennt ins Bad und macht sich am Waschbecken nass und so weiter. Das geschieht auch in der Eins-zu-Eins- Situation, wenn man einen kurzen Moment abgelenkt ist. Er nimmt keinen Blickkontakt auf ... Wenn die Eltern ihn abholen, haben wir nicht beobachten können, dass er sich freut oder auf sie gewartet hat.«

Die vom Kindergarten beschriebene Szene glich der, die meine Kollegin mit Sammy erlebt hatte. Wie ein wildes Tier hetzte er gleichsam blind umher. Ich dachte darüber nach, dass die Eltern offensichtlich nicht begreifen konnten, wie Außenstehende ihren Sohn wahrnahmen. Der Gedanke lag nah, dass es ihnen auch schwerfiel, sich in Sammy einzufühlen.

Sammy, ein zierlicher, hübscher Junge mit lockigem Haar, kommt mit dem Vater an der Hand die Treppe hoch. Er schaut nicht zu mir, die ich ihn begrüße. Er fuchtelt wild mit den Armen und reißt an der Hand des Vaters, der ihm die Jacke auszuziehen versucht. Er rast in das Behandlungszimmer und wirft greifbare Gegenstände aus den Regalen und Körben, versucht den Lichtschalter zu betätigen und eine Steckdose zu erreichen, alles blitzschnell, wie gejagt. Zweimal kommt er kurz zu mir, will, dass ich eine kleine Dose öffne. »Mama, Mama«, sagt er zu mir. Der Vater bemerkt meine Verwunderung und sagt: »Also das hat er noch nie zu jemandem gesagt.«

Der Vater und ich sind unablässig in Bewegung, um Sammy in Schach zu halten, zu verhindern, dass er sich verletzt, Dinge zerstört, rausrennt. Es gibt keine ruhige Minute, am Ende der Stunde ist das Zimmer ein Schlachtfeld, ich bin schweißgebadet. In Windeseile schaffe ich Ordnung und sitze noch atemlos vor meinem nächsten Patienten, auf den ich mich nach und nach tatsächlich konzentrieren kann. Allerdings bemerke ich, dass ich plötzlich von einem starken Kopfschmerz überfallen werde, der anhält, bis ich am Abend einschlafe.

Ich denke darüber nach, warum er mich mit »Mama« ansprach. Ist »Mama« ein austauschbares Objekt mit gewissen Fähigkeiten?

Auch in unserer zweiten Stunde schaut mich Sammy nicht an, als er die Treppe hochkommt. Ich höre allerdings, dass er immer wieder »Medico« ruft. Wild und getrieben stürzt er sich in den Raum. Es kommt in dieser Stunde zu einer kleinen Begegnung zwischen uns. Sammy sitzt am Tisch und wirft alle Filzstifte aus den Verpackungen. Er öffnet sie, zieht die Kappe ab und versucht sie wieder zu verschließen. Ich: »Ganz fest.« Er schaut mich aus den Augenwinkeln an und gibt mir den Stift. Ich drücke noch mal auf die Kappe und stelle den Stift in ein Gefäß. So geht es weiter mit allen Stiften. Eine kurze Zeit lang ist es sehr ruhig im Raum. Als Sammy einen Stift nicht aufbekommt, sagt er wieder: »Mama.« Dabei schaut er mich nicht an, wie auch den gesamten Rest der Stunde. Diese Szene mit den Stiften war wie eine Insel inmitten von Sammys Getriebensein. Ich dachte: Wir durften eine kleine Zeit zur Ruhe kommen.

In den folgenden Stunden beschäftigt sich Sammy mit einer Kiste mit Autos. Er wirft sie nach und nach vom Tisch herunter. »Aua«, sage ich, als eines der Autos zu Boden fällt. Das greift Sammy auf, »Aua«, schreit er bei jedem zu Boden fallenden Auto. Ich schreie mit.

Ich merke, dass ich mich Stunde um Stunde mehr auf ihn einstelle, vielleicht wie die Mutter eines Babys. Ich begrenze den Raum, räume Gefährliches beiseite.

Sammy schaut mich nach wie vor beim Kommen nicht an, aber beim Gehen hält er, mit ziemlich großer Entfernung, auf der Treppe an, dreht sich um. Wir schauen uns stumm an und winken.

Meine Kopfschmerzen lassen nach und verschwinden schließlich ganz. Die überfordernde Szenerie des Anfangs erinnert mich an die verwirrende, chaotische Situation kurz nach der Geburt eines Kindes, den Versuch, sich mit dem Säugling einzurichten und herauszufinden, was er benötigt, wie man ihn beruhigen kann.

Ich merke, dass ich noch weitergehende räumliche Begrenzungen einführen muss, sonst gehen Nähe und Fokussierung verloren. Es entsteht immer wieder eine dramatische Situation, wenn er mir – er nennt mich übrigens nie wieder Mama – Dinge zum Aufmachen bringt. Während seines Wartens sehe ich seine leeren Augen, das angespannte Gesicht, die Unruhe seines gesamten Körpers.

Ich bemerke, dass er weniger häufig aus dem Raum zu rennen versucht. Irgendwie findet er sich auch mit mir ein wenig besser zurecht, nicht nur ich mich mit ihm. Er wechselt fast im Sekundentakt von Gegenstand zu Gegenstand. Manche Gegenstände leckt er ab und bringt sie mir. Das Spiel mit den Autos geht weiter. Er wirft sie vom Tisch, schreit »Aua«, wedelt mit seinen Armen. Ich komme auf die Idee, die herunterfallenden Autos in einer Reihe aufzustellen. Irgendwie habe ich das Gefühl, dass ihm das gefallen wird. Sammy sammelt die Autos immer wieder ein und wirft sie erneut hinunter. Ich stelle sie auf, manchmal nebeneinander, als ob sie parken würden. Plötzlich wird mir klar, dass ich mit meinem Enkelkind häufig »Autos parken« spiele.

Einige Stunden später fängt Sammy an, die Autos selbst zu parken. Er beschäftigt sich richtig lange damit, so lange wie bisher mit nichts sonst, vielleicht zehn Minuten, vielleicht auch fünfzehn Minuten. Was gar nicht geht, ist Sammy anzusprechen, etwas zu fragen. Es ist, als wäre ich gar nicht da, als hätte ich keine Stimme. Es bringt mich oft zur Verzweiflung, immer wieder.

Nach der Stunde denke ich darüber nach, dass ich mit Sammy ein Spiel initiiert habe, das ich mit meinem zweieinhalbjährigen Enkelkind häufig spiele, und dass es Sammy möglich war, dieses Spiel nach einigen Stunden zu seinem zu machen. Auch wenn wir uns nicht ansahen und nicht miteinander sprachen, war mit diesem Spiel, in dem ich Sammy und mein Enkelkind in einer Reverie unbewusst verbunden hatte, etwas Warmes in die Stunde gekommen.

Der Vater hielt sich in den Stunden sehr zurück. Manchmal wechselten wir ein paar Worte. Es bedrückt den Vater, dass er mit Sammy nirgendwo hinkonnte, dass er ihn auf der Straße quasi festhalten musste. »Wird sich das je ändern? Wird Sammy ein normales Leben führen können?« fragte er mich. »Er ist dabei, sich zu entwickeln«, bemerkte ich. En passant erfahre ich, dass Sammy und sein ein Jahr jüngerer Bruder zu Hause sozusagen in einem Stall untergebracht sind, einem mit einer Absperrung versehenen Teil des Wohnzimmers. »Wir kommen sonst gar nicht klar … Sie wissen ja«, bemerkt der Vater.

Ich versuche den Eltern im nachfolgenden Elterngespräch zu erklären, dass Sammy nichts lernen kann, was für ihn wichtig ist, wenn er in dem Stall eingesperrt ist. »Es wäre sehr wichtig, ihn immer wieder auch herauszulassen, zu versuchen, ihn zu erreichen. Ich weiß, dass das eigentlich nicht geht, aber wir versuchen es trotzdem. Ich bin davon überzeugt, dass er auf Dauer bemerkt, dass Sie sich bemühen … Es geht ja auch nicht um das Vermeiden, sondern um das Akzeptieren von Begrenzungen, nach und nach … darum, dass etwas Beziehungsvolles irgendwann entstehen kann, dass man sich in die Augen schaut.«

Ich merkte, dass eine Intensität zwischen den Eltern und mir entstand. Es war, als sehnten sie sich danach, etwas zu begreifen, als wären sie hungrig danach. Wir sprachen darüber, wie wichtig es für Sammy ist, mit seinen Eltern manchmal im Eins-zu-Eins-Kontakt zu sein, seine Augen zu suchen und mit ihm sprechen, als verstünde sie ihn. Sie erzählten mir, dass der Bruder Sammy oft Sachen wegnehme und dass Sammy dann seinen Kopf hart auf den Boden schlage, immer wieder. »Vielleicht wäre es gut, über seinen Kopf zu streichen und ›Aua, aua‹ zu sagen«, fiel mir ein. Thomas Ogden beschreibt ein Kind, das seinen Kopf an die Gitterstäbe seiner Krippe schlug. Er schreibt: »Diese frühe ›Beziehung‹ zu Härte repräsentiert eine Form des pathologischen Gebrauchs eines autistischen Objekts als Ersatz für eine heilende Beziehung mit einer tatsächlichen Person.« (Ogden, 2023, S. 273)

Tatsächlich entfernten die Eltern das Gitter, das die Kinder abgesperrt hatte, sehr schnell. »Es muss gehen«, sagte der Vater, »ich will nichts tun, was meinem Kind schadet.«

Am Vormittag besuchte Sammy zwei Stunden einen Kindergarten. Eine Einzelfallhelferin war beantragt worden, um Sammy einen längeren Besuch des Kindergartens zu ermöglichen. In einer unserer Stunden erwähnte der Vater, dass er heute Sammy im Kindergarten habe abholen müssen, er habe so bitterlich und laut geweint. So etwas sei noch nie vorgekommen. »Er vermisst Sie«, vermutete ich. Ich sah, dass dem Vater Tränen in die Augen schossen: »Glauben Sie das wirklich?«, fragte er. »Ja, das denke ich«, bemerkte ich. »Ja«, sagte er leise, »er war dann auch gleich ruhig, als ich da war … und wissen Sie, ich habe mich nicht einmal von ihm verabschiedet.« »Das wäre richtig gut, das zu machen«, sagte ich, »ihm zu sagen, ich komme nachher und hole dich wieder und dann fahren wir nach Hause zu Mama.«

Nach und nach wurde mir klar, in welchem Ausmaß die Eltern hilflos und verwirrt waren, wie sie dankbar alles aufgriffen, was wir besprachen. Manchmal dachte ich, sie fangen an, über ihn zu träumen, er bekommt eine Seele. »Warum ist Sammy so, wie er ist?«, fragte mich der Vater. »Er muss wohl, als er noch sehr klein war, etwas für ihn sehr Verletzendes erlebt haben, es ist, als ziehe er sich zurück, um sich zu schützen«, sagte ich. »Sie meinen so was wie ein Trauma?«, fragte der Vater. »Ja, so kann man das nennen«, sagte ich, »ich stelle mir vor, es war etwas, was nur er gespürt hat und was für alle anderen war, als sei es nicht gewesen.« Der Vater nickte.

Die Begleitung der Eltern war, so empfand ich das, genauso wichtig wie die Arbeit mit Sammy. Ihr Wunsch, ihr Kind zu begreifen, wuchs.

In den Stunden mit Sammy gab es die kleinen Inseln – das Stiftespiel, das Spiel mit den Autos –, den größten Teil der Stunde verbrachte Sammy mit seiner Jagd nach Gegenständen, die er anfasste, weglegte, um zu einem neuen Gegenstand zu wechseln. Frances Tustin schreibt: »Weil autistische Gegenstände als Teil des Körpers erlebt werden, scheinen sie ununterbrochen verfügbar zu sein. Sie helfen den Kindern also nicht, das Warten zu lernen.« (Tustin, 1990, S. 122) Ich hatte die Fantasie, dass Sammy in seinem Jagen fast ertrank in der Welt der ständig wechselnden Gegenstände. Diese Jagd nach Gegenständen nahm ihn in einer ausschließlichen Weise in Anspruch. Es war deutlich, sie sollten ihn schützen vor jeglichem Kontakt. Wie ich bereits beschrieben habe, leckte er manche Gegenstände ab und gab sie mir dann, um zum nächsten Gegenstand zu wechseln. In gewisser Weise teilte er so etwas mit mir. Ich dachte immer, er will, dass ich den Gegenstand auch lecke.

Inzwischen war die Einzelfallhelferin in Sammys Kindergarten angekommen. Der Vater vermittelte ein Gespräch zwischen ihr und mir, was ich vorgeschlagen hatte. Sie war ziemlich ratlos und erzählte mir von den Problemen, Sammy in die Gruppe der anderen Kinder zu integrieren. Wir sprachen darüber, dass Sammy zunächst vor allem den Einzelkontakt mit ihr benötigte, etwas Fokussierendes. Ich erlebte sie als intuitiv und freute mich, dass sie nun für meinen Patienten da war. Von dem Kopfschlagen berichtete sie mir ebenfalls. Es kam häufig vor und wir kamen überein, dass eine sofortige Intervention hilfreich wäre, ein tröstendes Bei-ihm-Sein.

In einer unserer nächsten Stunden berichtete der Vater, es sei heute komisch gewesen nach dem Kindergarten. Sammy habe seine Sendung geguckt, wie immer, plötzlich habe er furchtbar angefangen zu weinen und laut »Mira« – so heißt die Einzelfallhelferin – gesagt. Dann habe er weitergeschaut und noch mehrmals laute Weinausbrüche gehabt und immer »Mira« gesagt. Die vom Vater beschriebene Szene beschäftigte mich aus zwei Gründen stark. Zum einen bewegte mich Sammys ungewöhnlich emotionale Reaktion auf ein offensichtlich zurückliegendes Ereignis. Das war vollkommen neu und sprach ja davon, dass es Vergangenheit und Gegenwart für ihn gab, vergangenen Schmerz und dessen Fortdauer. Zum anderen passte aber auch die Reaktion des Vaters zu der Entwicklung, die Sammy derzeit nahm. Er dachte über das Verhalten seines Sohnes nach, es beschäftigte ihn. Die Tatsache, dass bei mir ein Raum für Sammy entstanden war, führte dazu, dass der Vater alles, was Sammy tat, sehr ernst nahm, er dachte über seinen Sohn nach, vielleicht könnte man auch sagen: Er begann über ihn zu träumen.

Umso mehr erschrak ich, als der Vater mir in unserer folgenden Sitzung en passant zum einen mitteilte, dass er und seine Frau sich trennen würden, er zöge aus, und dass Sammy den Kindergarten wechseln würde, weil das praktischer wäre, wenn er mit dem Bruder zusammen in einen näher an der Wohnung gelegenen Kindergarten ginge. Mein spontanes Erschrecken bemerkend fragte er: »Denken Sie, das schadet ihm? Wird es seine Entwicklung gefährden? Ich werde meine Kinder weiter jeden Tag sehen. Die Trennung hat nichts mit den Kindern zu tun.« Ich: »Ich habe überlegt, dass zwei große Veränderungen in Sammys Leben anstehen.« Er, merklich bedrückt: »Ich verstehe, es könnte zu viel für ihn sein … Meine Frau schläft jetzt schon mit den Kindern, das habe ja vorher ich gemacht … Es geht wirklich gut. Sammy gewöhnt sich daran.« Ich: »Ich kann nachvollziehen, wie schwer das jetzt für die gesamte Familie ist, wir werden sehen … Mit Mira, das ist schade.« Innerlich bin ich damit beschäftigt, dass auch ich herausfallen werde, wenn es zu unbequem wird mit den Wegen. Er: »Ich weiß das, mit Mira, es hat ja gerade angefangen, ich muss das durchdenken.«

Ich dachte darüber nach, wie schwer es dem Vater fiel, sich in Sammy einzufühlen, dass er dazu nur mit meiner konkreten Hilfestellung in der Lage war.

Schon seit einiger Zeit hatte ich ins Auge gefasst, Sammy nunmehr allein zu seinen Stunden zu sehen.

Schnell wurde klar, Sammy war, nach ca. eineinhalb Jahren Behandlung in Anwesenheit des Vaters, viel ruhiger mit mir allein. Er erfand ein Spiel, in dem die Eisenbahn unter dem Sofa verschwand und wieder auftauchte, was ich mit Bemerkungen begleitete: »Oh, jetzt ist sie weg.«

»Ah, da ist sie wieder.« Es war im Grunde eine Variation des »Kuckuck-da-Spiels«. Sammy lachte laut und voller Freude bei dem Spiel. Tatsächlich schaute er mich zum ersten Mal, meine Reaktion erwartend, an. Unbewusst ahnte er womöglich, wer bald weg und nicht mehr da sein würde.

Auch ein kleines Verkehrsschild gewann an Bedeutung, es stellte eine Frau und ein Kind dar, und sollte einen Fußgängerüberweg markieren. Vor längerer Zeit einmal hatte ich gesagt: »Mama und Sammy.« Er schien das gar nicht registriert zu haben, ich bemerkte jedoch, dass er das Schild nun des Öfteren hervorkramte und anschaute.

Das Wichtigste war vermutlich, dass wir begannen uns miteinander wohlzufühlen. Ich glaube, wir hatten uns aufeinander eingestellt. Sammy war weniger übergriffig, ich war geduldiger geworden. Wir empfanden immer wieder echte Freude im Zusammensein. Er begann in dieser Zeit, viele kleine Gegenstände abzulecken, die er mir anschließend in den Mund stecken wollte. Ich bot ihm stattdessen meine ausgestreckte Hand an, auf die er die Gegenstände dann legte. Es erinnerte mich an das Spiel eines Säuglings, der sein (Körper-)Inneres, seinen Speichel, mit dem (Körper-)Inneren der Mutter, ihrem Speichel, verknüpfen möchte. Ich finde, das Beispiel zeigt, dass einerseits nachholende, sehr nahe Erfahrungen möglich sind, es zeigt aber auch die Begrenztheit des Nachhineins in der ausgestreckten Hand, die anstelle des Mundes des Objekts angeboten wird.

Beim Schreiben über die Behandlung dieses Patienten wird für mich deutlich, wie stark mein Impuls ist, seine gute Entwicklung zu beschreiben, und wie schwer es mir fällt, über die verzweifelten Stunden zu berichten, in denen ich ihn nicht, in keiner Weise, erreichen konnte. Diese Stunden tauchten immer wieder auf, sie drohten, was ich als Entwicklung erlebte, auszulöschen. Stets erneut warfen sie mich in tiefe Hoffnungslosigkeit und Zweifel. Ich zweifelte an meiner Wahrnehmungsfähigkeit, an meiner therapeutischen Kompetenz, an meinem Verstand. Die tiefe Leere und Einsamkeit dieser Stunden waren unerträglich. Meine Existenz war ausgelöscht. Das Schlimmste vielleicht war, dass ich in diesen Zuständen keine Erinnerung an jene anderen Stunden mehr hatte, in denen Nähe fühlbar geworden war. Es war jedes Mal, als wäre nichts gewesen, als hätten sich unsere Blicke niemals gestreift, unsere Gedanken sich nicht berührt. In den verzweifelten Stunden beschäftigte sich Sammy stoisch mit Gegenständen. Er blickte mich nicht an und er reagierte auf keines meiner Worte. Wie sollte es möglich sein, diese voneinander getrennten, zerbrochenen Erfahrungswelten zu verbinden, wenn in den verzweifelten Stunden selbst meine Erinnerung versagte?

Später dachte ich: Was ist so schwer daran, ihn in diesen Stunden einfach so zu lassen, wie er war und aus unbewussten Gründen sein musste? Warum fiel es mir so schwer, diese Stunden mit ihm zu teilen? Warum trieben sie mich in diese Verzweiflung? Heute denke ich, es war die Angst, den Patienten an diese Leere, an diese vollkommene Objektlosigkeit zu verlieren, für immer zu verlieren. Ich musste lange darüber nachdenken, um zu verstehen, dass Sammy diese leeren Stunden benötigte, um sich zu erholen, dass alles langsam ging und gehen musste. Vor allem aber benötigte er diese Stunden, um sich in Sicherheit zu bringen vor der Unwägbarkeit des Objekts. Dieser Auslöschung der Stunden, in denen eine seelische Berührung stattgefunden hatte, entsprach meiner Unfähigkeit, mich in diesen Zuständen zu erinnern. Ich begriff auf diese Weise, dass Sammy selbst keinerlei Zugang zu den »nahen Stunden« hatte, wenn er sich in die autistische Objektleere flüchtete. Umgekehrt war es so, dass es dann, wenn wir uns in den »nahen Stunden« befanden, keinerlei Bezug zu den leeren Stunden gab. Was ich sagen will: Wir konnten diese beiden Welten nicht verbinden.

Dem Phänomen der Erinnerungslosigkeit, der Verbindungslosigkeit, begegnete ich auch immer wieder bei den Eltern. Nur beiläufig erfuhr ich von wichtigen Veränderungen im häuslichen Umfeld. Sammy hatte aufgehört seinen Kopf gegen die Wand zu schlagen. Es war, als ob erst dann, als ich mein Erstaunen über diese Veränderung äußerte, den Eltern bewusst wurde, dass überhaupt etwas geschehen war.

Dem entsprach eine karge Erinnerung an ihre eigene Entwicklung, ihr Aufwachsen, ihre Eltern. Es gab keine Assoziationen, die einen Faden in die Vergangenheit gelegt hätten. Es war, als breiteten sich dürre Worte über einer endlosen Wüstenlandschaft aus. Die Mutter: »Mein Vater hat geschlagen … aber nur, wenn er betrunken war … sonst konnte man sich auf ihn verlassen.« Auch die Mutter, so überlegte ich, kann, wie Sammy und ich in unseren Stunden, etwas nicht verbinden. In ihrem Falle ist es der berechenbare und der unberechenbare Vater. Jegliche Assoziation versandet in Erinnerungslosigkeit, man könnte auch sagen in Objektlosigkeit, in der Abwesenheit der Beziehung zum Objekt. Eine traumatische Szenerie verbirgt sich hinter kargen Worten. Während ich nachdenke, bricht es aus der Mutter heraus: »Ich habe mich hinter dem Sofa versteckt, immer.« Ich sehe, dass sie den Tränen nahe ist, plötzlich Verbindungen herstellen, einen vergangenen Schmerz fühlen kann. Die Mutter konnte, so erlebte ich das, in einer emotionalen Weise da sein, sie hatte dieses Potenzial, das selten zum Ausdruck kam. Ihre Abwehr des traumatischen Schmerzes beinhaltete eine Verödung ihrer inneren Welt. Es war ihr, so vermutete ich, nicht möglich gewesen sich ihrem Sohn so zuzuwenden, wie sie es sich gewünscht hätte. Die Abwehr ihres eigenen Schmerzes, ihrer Verzweiflung und Angst verhinderte eine tiefe emotionale Beziehung zu ihrem Kind, Authentizität.

Sammys Vater, der emotional präsenter wirkte, auch er war innerlich wie abgeschnitten von seiner Herkunft, von der er, neben einer sich leer anfühlenden Idealisierung seiner Kindheit, einzig erinnerte, dass der Vater die Familie verlassen hatte, als er noch sehr klein war.

Nach den Sommerferien kam Sammy nicht mehr zu seinen Stunden. Es war gleichzeitig nicht zu glauben für mich und als hätte ich es geahnt. Es hatte Vorboten dramatischer Brüche gegeben. Da war die Trennung der Eltern. Da war der plötzliche Wechsel des Kindergartens, nachdem dort speziell für Sammy eine sehr kompetente Einzelfallhelferin gefunden worden war. Und ja, es war so, der Gedanke, ob wohl meine Beziehung zu Sammy und seiner Familie Bestand haben würde, hatte mich gestreift.

Gleichwohl, ich konnte und wollte es nicht glauben, dass ich Sammy nicht wiedersehen würde, auch dann nicht, als weder Vater noch Mutter meine Nachfragen beantworteten. Ich entwarf die Idee, die Familie sei noch im Urlaub in Portugal und werde sich melden, wenn sie zurückkäme. Überhaupt war ich ganz sicher, dass die Familie sich wieder bei mir melden würde. Auch nach vier Wochen hatte ich Sammys Stunden noch nicht neu besetzt. Im Nachhinein vermute ich, ich befand mich in der Übertragung im Zustand eines traumatisierten Kindes, das gegen eine unerträgliche Verlusterfahrung ankämpft. Ich dachte aber auch, hiervon wie abgespalten, in einer analytischen Weise über die Vorkommnisse nach. Ich dachte: Jetzt ist es passiert, die tiefe Brüchigkeit der Objektbeziehung, nun trifft sie dich. Wie sollte es anders sein? Man nennt es Übertragung …

Ich erlebte es wie einen Vernichtungsschlag. Sammys Rückzug von der Welt der Objekte war sein Versuch gewesen, sich vor weiteren Traumatisierungen zu schützen. Und tatsächlich, genau in dem Moment, in dem es schien, als begänne sich in der Übertragung die Spur einer Annäherung an das Objekt Ausdruck zu verschaffen, zerschlug sie sich schon.

Die Brüchigkeit der Objektbeziehungen kennzeichnet das Umfeld und die transgenerationelle Geschichte autistischer Patienten. Die Massivität der Brüchigkeit der Objektbeziehungen, deren Inschrift in der inneren Welt der Beteiligten, kann als unbewusster Grund für den vollkommenen Rückzug von der Welt der Objekte gelesen werden, den das autistische Kind vollzieht.

Wochen später, sechs Wochen nach dem ursprünglich vereinbarten Termin, kontaktierte mich der Vater und bat um die Fortführung der Therapie, als sei nichts gewesen.

Meinen spontanen Ausruf, den ich nicht hatte beherrschen können (Oh, Herr C., von den Toten auferstanden!), ignorierte er. Mein spontaner Ausruf, er war klar aggressiv, nur halbherzig ironisch verbrämt gewesen. Und tatsächlich, ich empfand den starken Wunsch »Nein« zu sagen und mich abzuwenden. Es war, als senke sich eine ungeheure Last auf meine Schultern. »Nicht noch einmal alles von vorne, ich will nicht«, dachte ich, »ich kann nicht mehr.« Hierbei vollzog ich, da bin ich sicher, die unbewusste Geschichte meines Patienten.

Er wirkte verstört, als ich ihn wiedersah, wedelte unablässig mit seinen Händen, vermied jegliche Kontaktaufnahme. Ich dachte. Das Hoffnungspotenzial, seines und meines, es ist erschöpft. Das Wedeln dauerte stundenlang an und wirkte erregt auf mich. Er konnte überhaupt nicht mehr auf etwas warten, wurde von Unruhe überrollt, schlug sich mehrfach den Kopf an, stieß Laute aus. Nach einigen Wochen überraschte er mich.

Er knetet, so etwas hat er noch nie auch nur annähernd gemacht, einen Menschen mit Armen und Beinen. Wir schauten uns an und lächelten beide.

Mit den Eltern sprach ich darüber, wie wichtig es ist, Sammy Geschichten aus Vergangenheit, Gegenwart und Zukunft zu erzählen, auf diese Weise Verbindungen zu schaffen und Bedeutung. Die unangekündigte Unterbrechung der Behandlung, das plötzliche Untertauchen der Familie gewann in unseren Stunden keine tiefe Bedeutung, zumindest nicht auf der verbalen Ebene, die fassadär blieb. Allerdings war der Vater nun, anders als zuvor, in einem dichten telefonischen Kontakt mit mir, um mitunter ausfallende Termine zu besprechen.

Unsere Stunden vergingen monoton mit dem Aufbau der Eisenbahn, dem Bewegen der Züge auf den Geleisen. Ein einziges Mal im Verlauf mehrerer Wochen nahm Sammy plötzlich den Korb mit den Pferden, die er bislang noch nicht beachtet hatte, holte alle Tiere heraus, stellte sie ordentlich nebeneinander auf und schaute sie an. Dann kehrte er zurück zu den Zügen, auf mich wirkte es, als fände er da seine Sicherheit und könne es immer nur sehr kurz wagen seine Aufmerksamkeit davon abzuwenden. Die Züge und Geleise waren gewissermaßen das autistische Objekt.

Mir fiel auf, dass er mir nun schon im Treppenhaus »Hallo« zurief, und auch den Vater laut und deutlich mit »Tschüss« verabschiedete. In einer Stunde holte er die Autos hervor, mit denen er früher so oft gespielt hatte, und suchte »Feuerwehr«. Ich deutete auf ein Auto. Er: »Das ist nicht die Feuerwehr.« Ich bin irritiert und denke plötzlich: Oh mein Gott, er hat einen ganzen Satz gesagt. Sammy schaut mich an und fängt an zu lächeln, als habe er verstanden, was in mir vorging.

Er liebte eine kleine Ampel, die ich neu gekauft hatte, und die von Rot auf Gelb auf Grün wechselte. Er spielte stundenlang, wie die Autos an der Ampel stehen und auf Grün warten, dann losfahren.

Manchmal zeichnete er, in einer für mich verblüffenden Weise. Er »kritzelte« nicht, wie ich es vermutet hätte. Er zeichnet geschlossene Formen, kreisähnlich.[13] Wenn ich dann anfing etwas zu zeichnen, schaute er erst zu, dann verkritzelte er alles und lachte diebisch.

Ich denke darüber nach, dass der Bruch, der durch die Zeit entstand, in der unklar war, ob er überhaupt wiederkommen würde, für mich gegenwärtig ist und meine Fähigkeit zu vertrauen beschädigt hat. Gleichzeitig bin ich überrascht, wie vehement Sammy wieder anknüpfen und sich entwickeln kann. Trotzdem fehlt mir eine innere Sicherheit. Es ist, als dächte ich ständig: Es kann wieder geschehen, es kann wieder geschehen.

In unserer letzten Stunde vor den Weihnachtsferien kommt es zu folgendem Vorfall: Der Vater kam, um Sammy abzuholen. Ich stehe an der Tür, verabschiede mich für die Ferien vom Vater. Sammy zieht seine Schuhe an. Ich winke, sage ihm »Tschüss«, er reagiert nicht. Ich sage nochmal »Tschüss, bis nach den Ferien«, dann schließe ich die Tür. Kurz darauf höre ich Sammy furchtbar schreien, als habe er sich schlimm verletzt. Ich gehe zur Tür und öffne sie. Sammy ist nicht zu beruhigen, er schreit laut, ganz laut, schließlich verlangt er auf den Arm des Vaters zu kommen und schreit weiter, in der gleichen Lautstärke, ihn umklammernd. Der Vater ist ratlos, ich auch. »Kommt so etwas öfter vor?«, frage ich hilflos, der Vater schüttelt den Kopf. Er verabschiedet sich erneut von mir, ich winke Sammy, der mich anschaut und, immer noch schreiend, mit einer ganz kleinen, schwachen Bewegung mir zuwinkt. Der Vater geht mit dem schreienden Sammy die Treppe hinunter. Als die beiden gegangen sind, bin ich aufgewühlt. Ich lasse die Szenen vor dem Abschied Revue passieren, um zu verstehen, was passiert ist. Sammy war wild heute, schmiss einige Sachen vom Tisch und beim Gehen öffnete er blitzschnell die Tür zu meinem Arbeitszimmer, die ich ebenso schnell wieder verschloss. »Das ist nicht unser Zimmer«, hatte ich gesagt und ihn am Hineinlaufen gehindert, indem ich ihn festhielt. Beides, das Herumwerfen der Sachen und der

13 Frances Tustin vermutete, dass der Kreis beruhigend wirkt, eine Form der Begrenzung vermittelt und dass das Malen insgesamt vom Auftauchen des Selbst erzählt (2005 [1986], S. 139).

Versuch, eine geschlossene Tür der Praxis zu öffnen, war auch zuvor schon vorgekommen, allerdings war das schon länger her. Ich überlegte, ob er Angst bekommen hatte, weil er gespürt hatte, dass das nicht in Ordnung war für mich. Falls das so wäre, dachte ich, dann wäre es eine ganz neue Reaktion, die eine erstaunliche Entwicklung anzeigen würde, eine Mischung aus Angst vor dem rächenden Objekt und Erschrecken über seinen Angriff auf das Objekt. Erst eine Woche später konnte ich plötzlich einen Zusammenhang mit der Verabschiedung für die Ferien sehen. Meine Fantasie war, er fühle sich schuldig und fürchtete nun nicht mehr wiederkommen zu können. Er hatte es schließlich häufig erlebt, dass etwas plötzlich vorbei war. Da war der plötzliche Kindergartenwechsel, da war die Trennung der Eltern, da war die lange Pause in unseren Stunden gewesen.

Sammy kam strahlend aus den Ferien zurück und rief mir entgegen: »Kindergarten gehabt!« Er formulierte mit diesen beiden Worten erstmals einen zeitlichen Ablauf, erlebte sich als in der Zeit stehend. Ich schaute ihn überrascht, halb ungläubig an. Sammy lachte, ich glaube er bemerkte meine Emotion. »Wow«, sagte ich, »so super, wie du sprichst.« Sammy stürmte in den Raum und fand sofort etwas Neues, eine Uhr, bei der man die Zahlen, wie in einem Puzzle, einsetzen konnte, was ihm ausgezeichnet gelang.

Nach dem fulminanten Auftakt kehrten wir zurück zur Monotonie unserer Stunden, dem vorhersehbaren Ablauf verschiedener Tätigkeiten: dem Abstürzenlassen der Autos, dem Herstellen von Herzen und Sternen aus Knete mit Ausstechförmchen. »Autistische Formen und Objekte«, schreibt Frances Tustin, »wollen keine Gefühle ausdrücken, sondern sie verbannen.« (Tustin, 2005 [1986], S. 80)

Und doch, manchmal dachte ich darüber nach, wie unglaublich es war, dass er überhaupt einen Stift in die Hand nahm und zeichnete, wie lange kein einziger Gedanke daran möglich gewesen war. Er zeichnet weiterhin geschlossene Formen. Er merkt sich offensichtlich, wenn ich sage, »Oh, das sieht wie eine Wolke aus«, und reproduziert die Form in einer der folgenden Stunden. »Wolke«, sagt er, andere Formen nennt er »Stiefel«, »Spinne«, »Fisch«. Ich verstehe, dass Sammy beginnt, etwas mit mir zu teilen.

Sammys für mich erstaunliche Entwicklung setzt sich fort. Er holt zum ersten Mal eine Kasse aus dem Schrank und kleine Spielzeugwaren. »Lecker«, sagt er zu einem Päckchen Smarties. Er begutachtet das Geld in der Kasse. Ich: »Soll ich bei dir einkaufen?« Sammy schaut mich erstaunt an, schweigt eine Weile, dann nickt er. Ich komme in seinen Laden. »Guten Tag, Herr B.«, sage ich, »ich muss einkaufen, ist Ihr Laden geöffnet?«

»Ja, ist geöffnet«, sagt Sammy und strahlt. Ich suche mir zwei Waren aus, die Sammy begutachtet. Ich: »Wieviel kostet das?« Sammy: »Eine Euro.« Ich zahle mit Spielgeld, er nimmt das Geld, legt es in die Kasse, gibt mir seinerseits einen Geldschein aus der Kasse und reicht mir anschließend die Waren. Ich verabschiede mich. »Auf Wiedersehen«, sagt Sammy. Er wirkt glücklich bei diesem Spiel und er will es wieder und wieder spielen.

Ich schildere dieses Spiel hier so ausführlich, weil ich es als wirklichen Meilenstein erlebte. Ich konnte es kaum glauben, wir hatten eine rudimentäre Form von Dialog gespielt. Wir hatten Geldscheine und Waren zwischen uns hin- und hergereicht. Es war eine der Szenen, die ein Moment von Glück in sich trugen. Sammy und ich teilten nämlich nicht nur Waren, sondern eine gemeinsame Freude am Wachsen seiner Fähigkeiten. Er spielte mit Freude und Stolz, und ich denke, das war möglich, weil er meine Freude und meinen Stolz fühlen konnte.

Parallel zu diesen Szenen verschwand Sammys Interesse an den Zügen und Geleisen, die er, wie ich bereits ausführte, als autistische Objekte genutzt hatte. Das heißt, er nutzte sie nicht, um etwas zum Ausdruck zu bringen, sondern um alle Emotionalität und mich als ängstigendes Objekt in Schach zu halten. Beim anschließenden Kneten formt er ein Herz und äußert aufgeregt: »Helena, Helena.« Später erfuhr ich vom Vater, dass das ein kleines Mädchen im Kindergarten ist, mit dem Sammy spielt. Dann formte Sammy einen Schmetterling und einen Regenwurm. »Ich Schmetterling«, sagte er, dann lachte er, »du bist Regenwurm.«

»Ich« wird zu seinem zentralen Wort. »Ich auch haben.«

»Darf ich auch.«

Er entdeckt einen Würfel und liebt es, die geworfenen Zahlen zu sagen, die ich spontan aufschreibe. »Du auch«, sagt er in der nächsten Stunde. Wir würfeln beide abwechselnd und ich denke: Wir nähern uns dem Spielen. Völlig überraschend wirft Sammy nach einer Weile den Würfel mit Schwung durch das geöffnete Fenster. Ich bin perplex, Sammy schaut schuldbewusst. Ich entschließe mich spontan, mit ihm in den Hof zu gehen und den Würfel zu holen. Es entsteht eine zugewandte Szenerie. Sammy gibt mir seine Hand, wir gehen die Treppe hinunter. Er findet den Würfel sofort. Ich interpretiere die Szene als eine der Wiedergutmachung. Intuitiv konnte ich etwas von dem eigenen

Schrecken des Patienten über seinen Triebdurchbruch empfinden und von seinem tiefen Bedürfnis nach Wiedergutmachung.

Die offensichtliche Bewegung, die in seine innere Welt gekommen war, es war, als habe sie einen Gegenpol im verstärkten Armwedeln, das seit der langen Trennung wieder aufgetreten war. Oder aber, so fragte ich mich, fiel es mir nur mehr auf, weil der Patient sich so stark zu verändern begann? Wenn er wild wedelt, wirkt es als sei er am Ertrinken und halte sich mit den Bewegungen über Wasser. Manchmal strich ich sanft über seinen Arm. Manchmal imitierte ich spontan das Wedeln, jedoch in einem langsamen Tempo. Ich merkte, dass Sammy manchmal zu mir hinblickte, um zu schauen, ob ich auch »wedele«. Ich dachte: Wir versuchen, uns aufeinander abzustimmen

Es fiel mir auf, dass der Patient nun in jeder Stunde nach seinem Vater fragte, sich seines Wiederkommens auf diese Weise vergewisserte.

Ich verliere weniger die Geduld, kann Sammy manchmal gut beruhigen, indem ich über seinen Arm streiche. Nach einer Stunde sitzt er neben dem Vater auf der Treppe und zieht sich die Schuhe an. Er zeigt auf den Vater und sagt: »Frau Langer, das ist Papa.« Ich bin wieder einmal perplex, weil ich gar nicht wusste, dass er meinen Namen überhaupt kennt.

In den Stunden stellt er viele Fragen, will zum Beispiel wissen, welche Bedeutung einzelne Verkehrsschilder haben. Ich stelle fest, dass es hingegen nach wie vor selten möglich ist, ihn zur Aufmerksamkeit zu bewegen, wenn ich meinerseits etwas sagen oder fragen möchte.

Ich erfahre, dass die Eltern sich nun endgültig getrennt haben. Sammy ist beim Vater, wenn der Bruder bei der Mutter ist, und umgekehrt. Die Mutter kontaktiert mich per Mail und möchte ein Gespräch ohne den Vater vereinbaren, aber eine Freundin als Dolmetscherin mitbringen.

Kaum im Raum angekommen, sagt sie: »Es ist alles so viel besser geworden mit Sammy, seit er in Therapie geht, er spricht, er schaut mich an, er ist auch viel ruhiger. Wir kochen zusammen, räumen zusammen auf … schwer ist es nur, wenn sein Bruder auch da ist, also am Wochenende … Gabriel nimmt Sammy alles weg … und Sammy gibt schließlich nach … er ist der Ruhigere. Mit Sammy klappt alles super.« Ich bin ziemlich erstaunt über ihre Schilderung Sammys, der schließlich auch ziemlich wild sein kann und provozierend, so hatten es auch der Kindergarten und der Vater rückgemeldet. Sie: »Bei mir ist er ruhig.«

Ich denke darüber nach, dass zwischen der Mutter und mir etwas geschieht, das ich aus einigen anderen Behandlungen autistischer Kinder kenne: Ich kann meinen Blick auf das Kind nicht teilen.[14] Es ist, als sprächen wir gar nicht vom selben Kind. Das ist ein Phänomen, das ich tatsächlich nur in der Behandlung autistischer Kinder kennengelernt habe. Ich fühlte deutlich, dass etwas nicht stimmte, verstellt war. Tatsächlich waren es dann die Väter der betroffenen Kinder, mit denen ich meinen Blick auf die Kinder manchmal teilen konnte. Es war dann, als stelle sich in meiner inneren Welt etwas wie Beruhigung her, Beruhigung darüber, etwas teilen zu können und nicht ganz allein mit meiner Wahrnehmung zu sein.

Sammys Mutter sprach sehr langsam und leise, sie sah zumeist auf die Tischplatte und mich nicht an. Es kam keinerlei Dialog zustande, nichts, wirklich gar nichts, was eine Verbindung, überhaupt eine Art von Kommunikation gewesen wäre. Diese Szenerie war sicherlich durch die Dolmetscherin verstärkt, jedoch nicht ursächlich bedingt. Die Mutter erzählte von vielen Aktivitäten, die sie nun mit Sammy machen könne, Kochen, Spazierengehen, Singen. Wenn ich meinerseits etwas zu sagen versuchte, zum Beispiel die Trennung ansprach, die an Sammy nicht spurlos vorbeiginge, nickte sie stets und bestätigte mich in allem. Was ich eigentlich sagen möchte: Sie wirkte leblos, wie eine Puppe, entleert. Was ich mir eigentlich vorgenommen hatte, mit der Mutter über die für Sammy sehr langen Kindergartenzeiten (von 7.30 bis 17 Uhr) zu sprechen, erschien mir obsolet. Über den gesamten Zeitraum der Behandlung hatte ich darüber mit der Mutter nicht in den Dialog kommen können, dass das Wichtigste für ihren Sohn Zeit mit einem Elternteil alleine sei. Ich hatte den Eindruck, dass es kein bewusster Vorgang war, sie verstand einfach nicht, was ich meinte, sie verstand die Bedeutung nicht, es fehlten ihr jegliche Antennen, das zu erfassen. Ich wurde für sie unbewusst zu einer richtenden und kontrollierenden Instanz, die sie mit ihren Berichten zufriedenzustellen suchte. In einer metaphorischen Weise ähnelte es ihrer alten Angst vor dem Vater und seinen unberechenbaren Schlägen. Ich stellte mir vor, dass sie genauso, demütig und depressiv den Kopf gebeugt, vor ihrem betrunkenen Vater stand. Als sie mich kurz vor Ende der Stunde nach einem Therapeuten für sich selbst fragte, erlebte ich es, als senke sie erneut ihren Kopf und wiederhole nun, was ich vor einiger Zeit einmal empfohlen hatte.

14 Siehe auch die Behandlung Darios in diesem Buch.

Frau B. versuchte es allen recht zu machen, weil sie sich danach sehnte, in Ruhe gelassen zu werden, keinerlei Ansprüchen ausgesetzt zu sein, nicht »geschlagen« zu werden. Ihre Kinder, das konnte ich fühlen, erlebte sie als schwere Belastung. Es war eine Szenerie entstanden, in der die Kinder im Zusammensein mit der Mutter zum Täter wurden, und die Mutter zum Opfer. Unbewusst versuchte sie immer wieder zu beteuern, dass sie »eine gute Mutter« sowie überhaupt immer ein braves Mädchen gewesen sei. Ich überlegte, dass es für die Mutter überhaupt sehr schwer gewesen sein musste, mit mir allein Kontakt aufzunehmen. Bereits in der Zeit vor der Trennung war sie ja nur sehr spärlich zu den Elternterminen gekommen, war oft krank gewesen. Ich verstand, dass es ihr schon zu viel war, für sich selbst zu sorgen, und dass sie keine Kraft für ihre Kinder übrighatte. Sie hatte eine kleine Zeit davon geträumt, in Herrn B. selbst einen Vater und Beschützer zu finden. Obwohl der Vater, trotz seiner Berufstätigkeit, mehr Zeit mit den Kindern verbrachte als sie und alle Termine übernahm, war er für sie zu einem bösen, ungenügenden (traumatisierenden) Objekt geworden, dem sie vorwarf, sie nicht genügend zu schützen. Er war zum bösen Vater geworden, von dem sie sich trennen wollte.

Sammys Entwicklung ging im Sturmschritt voran. Er liebte es, die Dinge (Autos, Stifte, Knetbecher etc.) genau wie ich zu ordnen. Ich merkte, er suchte meinen antwortenden Blick. Für mich waren die ganzen Sätze, die er nun sprechen konnte und die der Kommunikation zwischen uns dienten, wie ein Wunder. Zum Beispiel: »Da ist ja das neue Auto, wir haben es gesucht.«

»Du sollst den Hubschrauber malen.« Zu seinem Vater äußerte er beim Abholen: »Das ist nicht Frau Keller [seine Kindergärtnerin], das ist Frau Langer.« Beim Spiel mit einer kleinen Schweinefamilie hörte ich ihn zum ersten Mal seinen eigenen Namen benutzen. »Das kleine Schwein ist Sammy.«

Begleitet wurde diese Entwicklung von häufig auftretenden Zuständen der Reizüberflutung. Mitunter wirkte er dann wie der getriebene Sammy, den ich kennengelernt hatte. Er öffnet und schloss alles, was er erreichen konnte, schüttete alles aus, warf Dinge wild umher, schrie mit voller Kraft. Einmal dachte ich, schweißgebadet: »Ich will ihn jetzt auch in einen Stall sperren, wie die Eltern früher.« Manchmal strich ich ihm zur Beruhigung sanft über den Rücken und sagte: »Es ist alles ok, Sammy, alles ist ok.« Er ließ das geschehen und beruhigte sich sofort. Dabei sah ich seinen verwirrten Blick und hatte das sichere Gefühl, dass er eine Berührung dieser Art gar nicht kannte.

Überraschend konzentriert betrachtete er in einer Stunde ein Bilderbuch.

Er: »Das [Buch] Sammy, du nimmst das [ein anderes Buch].«
Ich: »Du kannst sagen: Ich nehme das Buch.«
Er: »Nein, du nimmst das Buch.«
Ich [deute auf ihn]: »Du bist Ich. Sammy ist Ich.«
Er: schaut mich an, reagiert nicht.
Fünf Minuten später:
Er [murmelt etwas, dann]: »Ich habe Ich gesagt.«
Ich [brauche einen Moment, zu begreifen, rufe aus]: »Super, ganz super.«
Sammy: »Ich.« [Er ist stolz, das merke ich.]

Seine Augen, sein gesamter Blick veränderte sich, er wirkte weicher, verletzlicher, tiefer und voller Sehnsucht nach Kontakt, Austausch mit dem Objekt.

Dann geschah Folgendes: Zwei seiner Stunden fielen aus, eine aufgrund eines Feiertags, die andere, weil der Vater die Uhrzeit verwechselt hatte. Bei letzterer Stunde standen die beiden vor meiner Tür und Sammy wollte sich nicht wegschicken lassen. »Frau Langer heute«, sagte er mehrfach und versuchte – der Vater hielt ihn fest – durch die Praxistür zu gehen. Nur langsam ließ er sich beruhigen. In der nächsten Woche rief mich der Vater vor der Stunde an. »Sammy hat angefangen alle anzuspucken und ›Kaka‹ zu schreien, er kann damit nicht aufhören und musste im Kindergarten immer wieder allein auf einem Stuhl sitzen. Wir wissen nicht, was los ist.«

Im ersten Teil unserer Stunde bemerkte ich nichts von Sammys Spucken und Schreien. Er betrachtete die Bilder eines Kartenspiels und fing an mich zu fragen, was ich darauf sehe. Offensichtlich hatte er Freude an diesem Spiel, in dem er, so vermutete ich, der Kindergärtner und ich ein Kind war. Nach ca. zwanzig Minuten stand er auf und fing sofort an überall hinzuspucken und »Kaka« zu rufen. Mich spuckte er nicht an. »Sammy ist sauer«, sagte ich. Das Spucken und »Kaka«-Rufen ging weiter. Ich nahm spontan ein Tempo-Taschentuch und reichte es ihm. »Du musst das sauber machen«, sagte ich. Sammy wischte mit dem Tempo einige Spucke vom Boden auf, dann spuckte er erneut. Ich gab ihm noch ein Tempo. »Spuck in das Taschentuch«, sagte ich. Sammy spuckte einige Male in das Taschentuch, dann wieder überallhin. Die Szenerie erinnerte mich an unsere erste Stunde, nach der ich schweißgebadet gewesen war. Ich verstand auch nichts, war verwirrt und unsicher, wie ich mit der Situation in der nächsten Stunde umgehen sollte.

Vor der nächsten Stunde sprach ich sehr ernst mit Sammy. »Mit dem Spucken überallhin, das geht nicht, es geht wirklich nicht. Vielleicht kannst du die Taschentücher benutzen. Weißt du, überall Spucke, das ist klebrig und für die anderen Kinder auch eklig. Wir können unsere Stunden nicht weitermachen, wenn du spuckst, ›Kaka‹ sagen ist kein Problem.« Sammy sagte nichts zu meinen Ausführungen. Er holte ein Puzzle mit Zahlen und Bildern, das er mochte. Die Stunde habe ich erlebt, als seien wir einander zugewandt. Sammy spuckte nicht, zweimal sagte er »Kaka«. Nach der Stunde fühlte ich mich schuldig, schließlich hatte ich mit Beziehungsabbruch gedroht. Es gelang mir aber auch, über das ganze Geschehen nachzudenken. Zwischen mir und Sammy war eine Beziehung entstanden. Wir fühlten beide voneinander, dass wir an dieser Beziehung festhalten wollten. Die neue Symptombildung war nach zwei Stundenausfällen entstanden, in der zweiten Stunde fühlte sich Sammy weggeschickt. Das Spucken und »Kaka«-Sagen, kam es nicht unbewusst einem Versuch gleich, das Objekt loszuwerden, es sozusagen auszuspucken, mit dem Kaka rauszudrücken? Spontan dachte ich an die bulimische Symptombildung, in der das Objekt immer wieder ausgekotzt werden muss. Sammy hatte auf die Krise unserer Beziehung nicht mit radikaler Abwendung vom Objekt reagiert. Er kreierte vielmehr eine Symptombildung auf der oralen und analen Ebene, Ausspucken und Ausscheiden, die an die Stelle des autistischen Rückzugs getreten war.

Manchmal sagte er plötzlich »Kaka« und grinste mich an. Unsere Stunden wurden insgesamt ruhiger. Wir wussten immer mehr voneinander, konnten uns gegenseitig besser einschätzen, wir hatten uns sozusagen gegenseitig abgetastet, aufeinander eingestimmt.

Aber es konnte auch nach wie vor laut und wild werden. Sammy begann etwa unbändig zu lachen und etwas »Verbotenes« zu tun, zum Beispiel zerbrechliche Gegenstände durch das Zimmer zu werfen. Griff ich ein, um die Gegenstände vor seiner Wut zu schützen, hielt seinen Arm fest oder nahm die Gegenstände an mich, kam von jetzt auf gleich ein tiefer Schmerz über sein Gesicht und er verstummte. Es war sehr wichtig, dass ich mich nach diesen Szenen entschuldigte und ausführte, dass ich ihm nicht hatte wehtun wollen, aber die Gegenstände wären wichtig und ich wolle nicht, dass sie kaputtgehen. Ich verstand, dass ich mich unbewusst für Sammy in diesen Szenen in das traumatisierende Objekt verwandelte, das er auf den Plan gerufen hatte. Es war dann wichtig das, was wir an gegenseitiger Abstimmung erarbeitet hatten, nicht zu verlieren. Ich dachte: Es fehlte uns die lange Zeit, die Mutter und Baby oder Kleinkind normalerweise haben, um sich aufeinander einzustimmen und eine Basis, einen Raum zu schaffen für das, was nicht übereinstimmt und altersentsprechende Aggressionen auslöst, die auf eine neue Weise gehalten werden müssen.

Die Behandlung dauert an.

Dario, 4 Jahre

4,1 Jahre, 150 Stunden (zweistündig), die Behandlung dauert an

Die Eltern meldeten Dario bei mir an, weil bei ihm eine autistische Störung diagnostiziert worden war.

Er kam mit dem Vater und der ein Jahr jüngeren Schwester die Treppe hoch.

Er singt fröhlich meinen Namen und strahlt, er schaut mich aber nicht an. Die kleine Schwester wirft sich auf den Boden und will mit in die Praxis. »Die Stunde ist für Dario alleine«, sage ich. Er wiederholt sofort meinen Satz. Im Verlauf unserer Stunde wiederholt er fast alle Sätze, die ich sage, wie ein Roboter. Er wirkt verloren im Raum und sehr einsam. Eine Weile steht er einfach da, dann beginnt er Spielzeuge nach und nach in die Hand zu nehmen. Ich habe das Gefühl, er wiederholt zwar, was ich spreche, aber er hört es nicht wirklich. Das Nachsprechen wirkt jetzt auf mich, als wolle er das Objekt damit in Schach halten, ohne mit ihm in Kontakt zu treten. Er beginnt Zuggeleise aufzubauen, die er umständlich einzeln durch den ganzen Raum trägt. Abrupt äußert er, ohne mich anzuschauen: »Wollen wir singen?« Die Worte spricht er abgehackt und wie voneinander isoliert, gar nicht zusammengehörig. Ich denke für mich: Er kennt das vom Kindergarten, er bemüht sich, eine »normale« Situation herzustellen, wie ein darauf programmierter Roboter. Dabei suche ich krampfhaft nach einem Lied und sage, für mich selbst überraschend, »Happy Birthday«. Kaum habe ich es ausgesprochen, schäme ich mich über die Absurdität. Dario fängt gleich an zu singen, ich singe leise mit. Er liegt jetzt mit seltsam verschlungenen Beinen auf dem Boden und bewegt den Zug auf den Geleisen, dabei macht er mit der Zunge Schnalzgeräusche. »… hat Geburtstag«, sagt er. Ich habe ihn nicht verstanden und frage: »Geburtstag?« Dario: »Bahn Geburtstag.« Am Ende der Stunde reagiert er nicht, als ich vorschlage aufzuräumen, lässt es aber geschehen, dass ich damit beginne. »Ich habe es verstanden, du willst das nicht, dass ich aufräume, du bist vielleicht böse auf mich …« Ungerührt wiederholt Dario meinen Satz. Als es klingelt, geht er langsam mit mir zur Tür, schaut mich nicht an. Den Vater begrüßt er mit wedelnden Armen.

Nachdem er gegangen ist, denke ich noch einmal über »Happy Birthday« nach und es kommt mir plötzlich so vor, als hätte ich ihm damit unbewusst viel Glück zu seinem Geborenwordensein wünschen wollen, ihn aber auch bei mir willkommen zu heißen, gewissermaßen zu unserer gemeinsamen »Geburtsstunde«.

Darios Eltern leben seit zwei Jahren getrennt, sie kommen gemeinsam zum Elterngespräch. Es laufen gerichtliche Auseinandersetzungen um den Umgang des Vaters mit seinen Kindern. »Dario«, so die Mutter, »hat schon einige Male gesagt, dass Papa ihn haut und ich habe auch schon blaue Flecken an seinem Körper gesehen … ich brauche da einfach Sicherheit. Das war auch der Grund, die Beratungsstelle aufzusuchen und da kam dann die Autismusdiagnose.« Sie fährt fort: »Der Kindergarten hat so was auch schon erwähnt, Dario spiele da allein und habe keine Empathie … ich sehe das nicht so.«

Der Vater beschreibt, dass er der Behandlung zustimme, weil er sich Sorgen mache, Dario wiederhole zum Beispiel ständig von anderen Gesagtes, auch wirke er oft abwesend, ziehe sich massiv zurück. Derzeit sieht der Vater die Kinder an zwei Tagen der Woche und am Wochenende, jedoch ohne Übernachtung.

Es gibt viele frühe Bruchstellen im Leben des Patienten. Mehrfach wurde die Tagesmutter gewechselt, mehrfach der Kindergarten. Bereits zwei Monate nach seiner Geburt begann die Mutter wieder zu arbeiten. Teilweise versorgte der Vater, der sich in Ausbildung befand, die Kinder.

Erste Berührungen mit Dario finden nicht über Worte, sondern über spontane Geräusche, Ausrufe, Stöhnen statt, die das Misslingen von etwas oder Freude an etwas ausdrücken, (oh, ah, olala, mhmmhm) ich habe das Gefühl es ist wie bei einem Kind, das noch nicht sprechen kann, und es erlebt Gemeinsamkeiten mit der Mutter. Es kommt zu Blickkontakt in diesen Szenen. In manchen Stunden kommt es zu einem intensiven Zusammensein, ebenfalls ohne Worte, zum Beispiel beim Malen mit Wasserfarben. Wir vergessen die Zeit dabei und es fühlt sich rund an. In anderen Stunden äußert er schnell: »Mama kommen«. Er ist dann sehr, sehr unglücklich und bedarf einer intensiven Ansprache, manchmal schauen wir zusammen eine Sanduhr an, um das Fließen der Zeit zu verstehen.

Das passt zu den Erzählungen des Vaters, wie zurückgezogen der Sohn ist, und zu den Berichten aus dem Kindergarten, dass er sich dort lange auf den Boden legt und gar nichts macht. Er zieht sich zurück, überlege ich, wie die Objekte sich vor ihm zurückzogen, ihn immer wieder früh und brückenlos verließen. Bei diesem Patienten ist im Rückzug immer wieder seine Sehnsucht nach dem Objekt spürbar. »Mama kommen«, äußert er häufig unvermittelt, beharrt aber nicht darauf.

Die Mutter berichtet wiederholt, bei ihr sei alles anders. Er sei ein ganz normales Kind. Sie könne das alles gar nicht begreifen.

Nach wie vor spricht Dario zumeist nach, was ich gesagt habe, was auch immer es gewesen sein mag. Es ist wie ein permanentes Echo meiner Worte, mit denen ich allein bleibe. In Anlehnung an Meltzer nennt Ogden das adhesive Identifikation: »Beispielsweise werden Nachahmung und Mimikry eingesetzt, um die Oberfläche des Objekts so zu nutzen, als wäre es die eigene.« (Ogden, 2023, S. 282)

Dario entdeckt die Kasse und das Spielgeld. Ich kaufe bei ihm ein und bemerke, dass er alle Zahlen lesen kann, sie auf den Geldscheinen jeweils benennt, 50, 200 etc.

Die Ambivalenz der Mutter gegenüber der Therapie wird deutlicher. Einmal schreibt sie dem Großvater, der Dario bringen soll, die falsche Hausnummer auf, häufig kann sie Dario nicht in Ruhe gehen lasse. Einmal sagt sie während der Verabschiedung zur Tochter, die mitgekommen ist: »Wir gehen jetzt zum Spielmobil«, worauf Dario darum bittet, mitkommen zu dürfen, und zu weinen beginnt. Sie schaut mich mit einem bittenden Blick an. Ich: »Wir schaffen das schon, Sie dürfen gehen.« Dabei entsteht in mir das Gefühl, ihr Dario fast gewaltsam entreißen zu müssen.

Dario wirkt nun tief bedrückt, kommt aber mit mir. Im Raum fällt sein Blick auf die Kasse und er sagt sofort, anknüpfend an das Einkaufsspiel, das wir in der letzten Zeit gespielt haben: »Heute ist der Laden zu und er macht nie wieder auf.« Der Patient erstaunt mich hier mit einem vollständigen Satz, der nicht nachgesprochen ist. Gleich darauf stößt er merkwürdige Laute aus. Ich: »Du willst heute nicht hier sein, vielleicht bist du sauer.« Dario hört mich nicht. Es ist, als wäre ich nicht da. Er wendet sich der Brio-Bahn zu und baut stumm die Geleise auf. Was ich auch sage, er wiederholt es stoisch, wie eine kleine Maschine.

Der Patient ist mittlerweile ca. ein halbes Jahr bei mir.

Sehr häufig wirkt er vollkommen freudlos, kaum lächelnd und sehr, sehr gestresst und gleichzeitig abwesend. Die Brio-Bahn ist sein Rückzugs-, Beruhigungsort, an dem er meine Existenz zumeist ausblendet. Ich denke darüber nach, dass er seine kontraphobische Fröhlichkeit aufgegeben hat und sehr abgeschottet wirkt. Es ist eine wirklich zutiefst bedrückende Atmosphäre, die ich kaum ertragen kann. Ich mache mir große Sorgen um den Patienten. Während vieler wortloser, leerer, gleichwohl bedrückender Stunden meine ich seinen unermesslichen unbewussten Leidenszustand zu fühlen. Es ist, denke ich, als wäre er ein noch nacktes, kleines Tier, das nicht aufhören kann zu atmen, auch wenn alles an ihm zerschunden ist und wehtut, als wäre er von Pfeilen durchbohrt.

Ich bin vollkommen überrascht und wie aus einer Trance erwachend, als er mich plötzlich anspricht. »In welchem Wagen willst du sitzen?« fragt er mich. Auf den Geleisen der Brio-Bahn stehen gelbe, rote, blaue und grüne Wagen. »In dem gelben Wagen«, antworte ich. Dario: »Ich sitze auch in dem gelben Wagen. Ich sitze neben Frau Doktor.«

Dario baut die Bahn immer weiter, bis zu meinen Füßen, die ich schließlich hochnehmen muss. Er lacht vergnügt, als ich meinen Fuß einmal als Schranke benutze, dann wieder hochnehme. Ich merke deutlich, dass wir etwas teilen, beide Freude an dem Spiel empfinden. Es erinnert an das Spiel eines eineinhalbjährigen Kindes mit seiner Mutter.

Am Beginn einer Stunde betrachtet Dario lange und stumm ein Bild, das an meiner Wand hängt. Es ist, als könne er gar nicht aufhören, es anzuschauen. Es ist ein Bild aus *Wo die wilden Kerle wohnen* (Sendak, 1977). Man sieht einen kleinen Jungen auf seinem Schiff, vom Ufer winkt ein Riesenungeheuer dem Jungen zu. In jeder Stunde schaut der Patient fortan dieses Bild lange an. Auf Bemerkungen von mir reagiert er gar nicht. Auch als ich ihm das dazugehörige Buch zeige, ist er vollkommen uninteressiert. Es ist, als würde ich nun an seiner Stelle assoziieren: »Hat der kleine Junge Angst vor dem Monster, Angst, es könne sich dem Boot nähern, womöglich in das Boot springen?« Ich begreife, wie sehr er die Objekte, die ihnen – so erlebt es Dario – eigene Übergriffigkeit fürchtet. Was ich sagen will: Es geht nicht um ein bestimmtes Objekt, es geht um alle. Das Bild, das er anschaut, ist deshalb so interessant, weil das Objekt zwar ein Monster ist, der kleine Junge aber vergnügt winkt.

Die Ambivalenz der Mutter breitet sich aus. Sie ruft mich mehrfach an, ich würde die Klingel nicht hören.

Dario deckt den Tisch für das Baby und uns beide. Ansonsten ist es, als sei er taub, stumm und blind. Es macht mich aggressiv und hoffnungslos, wie alles an ihm abprallt. Plötzlich fängt er an zu singen: Januar, Februar, März, April, und schaut mich lächelnd an. Ich erinnere mich sofort: Das haben wir vor einiger Zeit zusammen gesungen.

Er betrachtet ein Buch, indem es um eine Katze und Menschen geht. Auf einem Bild ist ein Boot. Dario: »Ich bin das Boot oder der tote Fisch da unten.« Die Nähe, die zwischen uns entstand, den mich erstaunenden Satz, den er plötzlich sprach, die dunkle, depressive Stimmung – ich hatte den Eindruck, dies alles war entstanden, nachdem ich seinen inneren Leidenszustand stark erlebt hatte, ihn wie von Pfeilen durchbohrt empfunden hatte.

Es war, als sei etwas an die Oberfläche gespült worden, und es war auch, als dürfe es keinen Bestand haben. Dario begann das Wort »Nein« zu sprechen. Er benutzt das Wort immerzu. Alle Autos fahren bei Rot. Wenn er gebracht wird, will er nicht reinkommen, wenn er abgeholt wird, will er nicht gehen. Die Situation steigert sich. Er legt sich ins Treppenhaus und weigert sich aufzustehen, stößt wilde Laute aus. Er genießt sein Nein, seine Macht unglaublich. Plötzlich wirkt er lebendig. Das übliche Bringen durch die Mutter scheitert, sie kann ihn nicht dazu bewegen, die Treppen hochzukommen. Ich denke für mich, dass sie es unbewusst genießt, wenn er nicht hochkommt, als sei ich der Vater, zu dem sie ihn am liebsten gar nicht gehen ließe. Sie erzählt mir zwischen Tür und Angel, wie toll er zu Hause spiele und wie super überhaupt alles sei, wie er aber bereits am Morgen gesagt habe, zu mir wolle er nicht gehen. Im darauffolgenden Elterngespräch wiederrum ist sie verzweifelt, weil sie es oft nicht schafft, ihn in den Kindergarten zu bringen. Die Idee aber, einen Einzelfallhelfer für Dario zu beantragen, lehnt sie kategorisch ab, beteuert, wie kreativ Dario sei und dass sie ihn nicht für autistisch halte, verwundert sei über meine und auch die Probleme des Vaters mit ihm. Es ist deutlich, dass sie innerlich von widerstreitenden Gefühlen beherrscht wird und keine Mitte findet, in ihrer Fähigkeit Dinge zusammenzubringen und sich zu merken empfindlich gestört ist.

In den folgenden Stunden, so vereinbaren wir, bringen ihn der Vater oder der Großvater, was die gesamte Szenerie sofort verändert. Dario sagt zwar weiterhin sein »Nein«, lässt sich aber von Vater und Großvater dazu bewegen, den Raum zu betreten. In der ersten Stunde ohne Mutter und Schwester, als er mit dem Großvater allein kommt, weigert er sich zunächst, reinzukommen.

Ich beschließe, mit dem Opa vorauszugehen. »Du darfst nachkommen, wenn du soweit bist«, sage ich. Nach ca. zehn Minuten schleicht sich Dario an, sehr vergnügt und sichtlich stolz darauf, alleine reingekommen zu sein.

Ich denke darüber nach, dass die Mutter seinem »Nein« nichts entgegenzusetzen hat, ihn am liebsten bei sich behalten möchte.

In einer Stunde haut er mich plötzlich mit einem Lineal, das ich ihm sofort abnehme. Vom Vater höre ich, dass er den Vater in letzter Zeit häufig zu schlagen versucht. Kurz nach dieser Stunde erreicht mich eine Mail der Mutter, in der sie den Vater, wie schon so oft, des Schlagens von Dario anklagt. Dario habe wieder, wie schon so oft, gesagt: »Papa haut.« Sie sei mit ihm im Krankenhaus gewesen und habe ihn auf körperliche Gewalt untersuchen lassen, man habe nichts gefunden. Erst nach und nach erfuhr ich, dass die Mutter beide Kinder schon häufig hatte untersuchen lassen, um Gewalteinwirkungen durch den Vater beweisen zu lassen. Sie gab in diesem Versuch einfach nicht auf. In einem Elterngespräch, zu dem der Vater nicht hatte kommen können, erzählte sie mir unvermittelt von ihrer Mutter, die sie wieder und wieder geschlagen habe. Ihre Mutter habe sie gehasst, nicht ihre Geschwister, nur sie. Deshalb würde sie ihre Kinder auch niemals zu ihrer Mutter bringen, sie habe keinerlei Vertrauen zu ihr. Ich dachte für mich, dass die Mutter in ihren Anklagen ihrem Mann gegenüber ihre eigene Mutter meinte, dass sie mit Dario sich selbst als Geschlagene und hilflos erlebte. Mir fiel es auch plötzlich wie Schuppen von den Augen: »Papa haut« hieß in Darios rudimentärer Sprache: »Ich habe Papa gehauen.«

Tatsächlich wirkte die Mutter ja schwer traumatisiert, in ihrer Erfahrungs- und Wahrnehmungsfähigkeit beeinträchtigt. Psychotische Züge waren unübersehbar.

In unseren Stunden beginnt Dario mit der Brio-Bahn den Weg von seiner Wohnung, »Marktplatz«, zu meiner Wohnung, »Höhenstraße«, nachzubauen, er richtet dazwischen liegende Bahnstationen ein. Der Zug fährt den weiten Weg durch das ganze Zimmer, immer wieder. Dario: »Ich sitze allein in dem gelben Wagen.« Ich: »Oh …« Dario wiederholt: »Ich sitze allein in dem gelben Wagen.« Ich verstehe, dass ich, anders als früher, nicht mehr mit ihm im Wagen sitze. Ich verstehe auch, dass Dario den gelben Wagen nicht nur nicht mit mir, sondern mit niemandem teilen will.

Wieder, so denke ich auch, hat Dario einen seiner vollständigen, eigenen Sätze gesprochen. Es ist, als ob er seit der Entdeckung des »Nein« eine Entwicklung gemacht habe, sich lebendig und aktiv fühlen könne.

Das stumme »Nein« der autistischen Abwehr verwandelte sich zunehmend in ein lautes, wildes Wort: »Nein.«

Zu unserer letzten Stunde vor den Ferien brachte nach längerer Zeit wieder einmal die Mutter den Patienten. Vater und Großvater waren krank. Darios Schwester war auch dabei. Er weigerte sich sofort durch die Tür zu kommen. Es entspann sich eine lange Diskussion mit der Mutter, während derer Dario immer wilder wurde und lustvoll lachte, laut schrie, sich schließlich mit dem Bauch auf den Boden des Treppenhauses legte. Die Ohren hielt er sich zu. So zwischen Tür und Angel ließ ich mich von der Mutter, der es sehr schlecht ging, in ein Gespräch verwickeln. Es ging um ihre Angst vor dem Jugendamt, das immer zum Vater halte, um Weihnachten, das sie dieses Jahr nicht mit den Kindern verbringen würde. Es ging darum, wie schlecht sie sich fühlte, dass sie es nicht schaffte, Dario dazu zu bringen, zu mir hineinzukommen. Sie wisse ja, dass er gerne komme, auch wenn er »Nein« sage, und er wolle dann ja auch gar nicht mehr gehen. Zum ersten Mal hatte ich das Gefühl, kein feindliches Objekt für sie zu sein. Plötzlich fiel mein Blick auf die Kinder, die sich nebeneinander auf die Treppe gesetzt hatten und uns mit ernsten Blicken beobachteten. Darios Blick war vollkommen klar, er schaute mir in die Augen. Sein Ausdruck blieb ernst. Ich beendete das Gespräch und verabschiedete mich. Dario sagte, immer noch ernst: »Tschüss.« Alle drei gingen stumm die Treppe hinunter. Ich hatte das Gefühl, dass eine wichtige Begegnung stattgefunden hatte. Dario hatte sich nach seinem wilden Ausbruch nicht zurückgezogen, er war hellwach und beobachtete sorgenvoll die Szenerie mit seiner Mutter und mir. Ich sah es an seinen Augen, dass er über alles nachdachte.

In den Ferien hatte ich nachgedacht. Ich hatte gedacht: Vielleicht geht es nicht. Ich werde diese Behandlung nicht um jeden Preis fortführen. Ohne diesen Gedanken, so fühlte ich das, hätte ich meinem Patienten nicht mehr begegnen können. Wir waren wie gefangen in einer endlosen Schleife von Kämpfen. Ich dachte aber auch: Ist es nicht genau das Richtige, dass er nun kämpft, aufhört die Objekte zu bestätigen, sich ihnen anzuhaften, wie er es mit der immerwährenden Echolalie getan hatte, dass er Nein sagt auf diese Weise? Er kämpfte auf diese Weise, so mein Gedanke, um etwas Eigenes.

Zur ersten Stunde nach den Weihnachtsferien höre ich den Lärm der Kinder schon durch das geschlossene Fenster. Mutter und Kinder halten sich minutenlang im Treppenhaus auf, bevor sie schließlich vor meiner Tür stehen. Dario strahlt mich zwar an, es beginnt jedoch sofort ein Disput mit der Mutter, die ihn zu überreden sucht, zu mir hineinzugehen. Sie: »Du darfst Nein sagen, das ist vollkommen ok, aber du musst reingehen.« Dario verlangt, die Schwester mitzunehmen. Ich: »Es ist deine Stunde Dario und wir können diese Stunde überhaupt nur machen, wenn du es auch ein bisschen willst.« Er: »Ok, fünf Minuten.« Ich vereinbare mit der Mutter, dass ich sie anrufen werde, wenn es erforderlich sein sollte. Ich bemerke auch kurz, dass es vielleicht besser wäre, wenn sie, wie vor den Ferien einmal besprochen, die Schwester noch im Kindergarten ließe und mit Dario alleine käme. Es hatte sich herausgestellt, dass weder Vater noch Großvater in der Lage waren, Dario regelmäßig zu seinen Stunden zu bringen.

Ich merke, wie anstrengend es für Dario ist, mit mir zusammen zu sein. Er zählt ständig bis zwanzig, benennt Gegenstände mit Zahlen und es ist ganz klar, er versucht sich damit zu beruhigen. Danach holt er die kleinen Scheiben, auf denen Zahlen stehen, und legt sie in ein Bett. »Die Zahlen sind krank«, sagt er und misst Fieber. Wenn ich etwas sage, spricht er es sofort nach. Er betrachtet die Schreibunterlage auf dem Tisch, die eine Weltkarte darstellt, und zeigt darauf imaginäre Stockwerke. Ich begreife plötzlich, wie wichtig das Nein und der Kampf für ihn sind. Ich: »Du wolltest gar nicht zu mir kommen, die vielen Stockwerke hoch.« Dario schaut mich an, er wirkt traurig. Er antwortet nicht, gleichwohl habe ich das Gefühl, dass wir beide eine Emotion teilen.

Auf der Tischunterlage zeigt Dario auf beliebige Punkte: »Welches Stockwerk ist das?«, fragt er. Ich: »Das zweite.« Dario nickt, wir spielen das so eine Weile. Ich bemerke: »Ja, die vielen Stockwerke, die hohen Stockwerke, so hoch …«

In der nächsten Stunde – dieses Mal betritt er ohne zu zögern die Praxis – baut Dario die Eisenbahn auf. »In dem gelben Wagen sitze ich«, sagt er. Ich: »Und ich?« Dario: »Du musst hierbleiben.« Er baut Hindernisse auf die Geleise und fährt sie mit seinem Zug, der heute nicht auf den Geleisen fährt, um. Er lacht: »Kaputt gemacht, Mama auch kaputt.«

In dieser Stunde findet der Patient Worte für seinen andrängenden Wunsch, Nein zu sagen, das Objekt einzugrenzen, kaputtzumachen. Er gibt sein wildes Gebaren auf. Er verlässt die alten Geleise. Ich glaube, die Grundlage dafür ist, dass ich seinen Wunsch, nicht mehr zu mir zu kommen, aussprach. Ich weiß es nicht, aber vermutlich verstand er das intuitiv.

Die nächste Stunde verbringen wir zu Beginn im Treppenhaus. Dario möchte die Praxis nicht betreten. Wir reden nicht viel. Ich: »Heute ist es wieder schwer.« Dario schweigt. Er lächelt, schaut mich kurz an, als er Geräusche hört, jemand betritt das Haus, die Tür schlägt zu. Ich fühle, dass es gut ist, da zusammen zu sitzen. Es ist, als orientiere sich der Patient auf der Treppe, komme langsam zu sich. Schließlich kommt er ohne zu zögern mit in die Praxis. Beim Ausziehen seiner Schuhe stößt er sich am Kopf und fängt bitterlich an zu weinen. Ich begreife sofort, dass nun alles erneut aus ihm herausbricht. Mir fällt auf, dass ich ihn sehr nebenbei tröste, wenig Mitleid empfinde und erschrecke bei dem Gedanken: »Du behandelst ihn gerade wie einen Gegenstand.« Das hilft mir, mich meinem Patienten wieder zuzuwenden und aus meiner inneren Überforderung herauszufinden. Den Rest der Stunde sitzt Dario auf meinem Schoß und zeichnet still vor sich hin.

Mir wird nach dieser Stunde klar, dass das stets wiederkehrende, sich abwechselnde Ja und Nein bezüglich unserer Stunden das Hü und Hott der sich bekriegenden Eltern spiegelt, eine Szenerie, innerhalb derer Dario sich nicht entwickeln kann und die er schon früh mit einem Rückzug beantwortete. Ich war sicher, dass die Unruhe, die Darios Kommen und Gehen begleitete, ein Spiegel des ungehaltenen Kommens und Gehens zwischen den Eltern war. Tatsächlich war es so, sie behandelten die Kinder wie Gegenstände, die ihnen gehörten.

Ich erfahre in einem Elterngespräch, durch eine zufällige Bemerkung des Vaters, dass die zwei Jahre ältere Schwester der Mutter sich im Alter von zwölf Jahren umbrachte, vom Dach hinunterstürzte. Die Mutter wirkt in der Szene sehr kalt, fast wie erstarrt. Ich denke darüber nach, dass sie unbewusst unglaubliche Angst hat, sie könne Dario verlieren, und gleichzeitig eine Situation herstellt, in der dies früher oder später geschehen muss: Nach wie vor beschuldigt sie den Vater des Schlagens der Kinder und fühlt sich damit von niemandem ernst genommen und allein gelassen. Jugendamt und Gericht signalisierten deutlich, dass die von der Mutter vorgenommene ständige Vorstellung der Kinder bei Ärzten, um eventuelle Verletzungen zu finden, diesen schade. Tatsächlich wurde nun vonseiten des Jugendamtes ein Gutachten zur Erziehungsfähigkeit der Eltern erstellt. Ich versuche der Mutter verständlich zu machen, wie sehr sie sich selbst schadet. Sie: »Meine Kinder sagen, der Vater schlägt sie und dem muss ich nachgehen, damit kann ich niemals nachlassen.« Ich: »Könnte es nicht auch sein, dass Dario, der sich ja sprachlich nicht gut ausdrücken kann, sagen will: Ich habe Papa geschlagen? Zumindest macht er das, und mich hat er auch schon gehauen.« Die Mutter gibt nun an,

Dario könne sehr gut sprechen. Ich: »Wir finden nicht zu einer gemeinsamen Wahrnehmung. Es ist als ob wir von verschiedenen Kindern sprechen … Sie berichten mir ja auch häufig, dass Dario gerne mit anderen Kindern spielt und gut kommunizieren kann. Dann denke ich immer, ich erkenne ihn nicht, wenn Sie über ihn sprechen.«

Dario, der mich rückblickend ca. ein Jahr nach Beginn der Behandlung mit dem Auftauchen seines »Nein« konfrontiert hatte, aber auch ich, wir hatten den Rahmen unserer Stunden verloren. Zumeist kam er mit Mutter, mal mit Vater, mal mit Opa, mal mit, mal ohne Schwester, mal kam er hinein, mal blieb er im Treppenhaus, mal weigerte er sich schon in die U-Bahn zu steigen, mal verließ er den Therapieraum vor Stundenende. Schließlich kam er nur noch hinein, wenn die Mutter mitkam. Ich dachte: Vielleicht ist das folgerichtig, jetzt kehren wir zurück in die frühe Zeit, in der Dario bereits im Alter von zwei Monaten auf seine Mutter hatte verzichten müssen und an wechselnden Orten und von wechselnden Personen betreut worden war.

Es war aber auch so: Nach der Gleichgültigkeit gegenüber dem Objekt, mit der er im Alter von gerade erst vier Jahren sofort mit mir allein mitgekommen war, ohne sich auch nur von der Mutter zu verabschieden, erlebte er nunmehr – in dieser Zeit des Schwankens zwischen Ja und Nein –, man kann es nicht anders sagen, in der Übertragung einen traumatischen Schrecken vor dem Objekt.

In einem Elterngespräch komme ich noch einmal auf den Suizid der Schwester der Mutter zu sprechen. Ich frage die Mutter, welche Fantasie sie hat, warum es dazu kam. Sie: »Also gar keine, ich weiß es nicht, ich weiß es nicht.« Ich: »Vielleicht haben Sie einmal darüber nachgedacht …« Sie schüttelt den Kopf. Ich: »Mich hat das beschäftigt, und mir ist eingefallen, wie schlecht Ihre eigene Beziehung zu Ihrer Mutter war, die Sie ja bis zum heutigen Tag nicht mehr sehen möchten und der sie niemals Ihre Kinder anvertrauen würden … Ich habe mich gefragt, wie die Beziehung Ihrer Schwester zur Mutter war.« Sie: »Das weiß ich auch nicht … nur eines fällt mir jetzt ein … da habe ich gesehen, wie meine Schwester in der Küche stand und meine Mutter sehr laut auf sie eingeredet hat und sich beschwert hat, dass meine Schwester nicht offen ist und kaum spricht. Meine Mutter hat laut geschrien. Meine Schwester hat gar nichts gesagt. Ich glaube, sie hat die Augen geschlossen.« Ich nicke und denke darüber nach, dass die Mutter in ihrer raumgreifenden, dominanten Art gegenüber Dario mit ihrer eigenen Mutter identifiziert ist. Gleichzeitig hat sie unbewusst große Angst Dario zu verlieren, an den Vater, an mich, an den Tod, der Schwester gleich. Indem sie ihn permanent zu lenken sucht und ihm jeglichen Spielraum verweigert, versucht sie ihn festzuhalten. Sie gibt ihn gleichzeitig weg, sehr früh bereits, wobei sich sämtliche Objekte, in deren Kette auch ich stehe, als ungenügend erweisen und so bekräftigen, dass Dario ihr gehört.

Dieser Fall, wenn ich ihn beschreiben möchte, wirkt wie in tausend Stücke zerfallen und unzusammensetzbar. Ich verliere immer wieder den roten Faden, kann mich nicht orientieren, Verwirrung breitet sich aus. Es gibt nichts Klares, nichts Ganzes, nichts Verstehbares. Es ist, so vermutete ich, die Verwirrung der Mutter, die sich über alles legt. Die Mutter lebt in ihrer eigenen, schwer zugänglichen Welt lebt, einer Welt voller unvermittelbarer Widersprüche. Dario wirkt wie abgestimmt auf die Projektionen seiner Mutter, als hätte er nie ein Selbst entwickeln können, und alles, was ihm blieb, war der Weg der Abwendung vom Objekt. Die autistische Abkehr vom Objekt mutete an wie der Versuch, sich vor seiner verrückten Mutter zu schützen.

Nachdem wir uns in einem langen therapeutischen Prozess einander näherten, etwas voneinander empfanden und erleben konnten, brach Darios Angst vor Nähe, der Rückzug vom Objekt, für mich unvermutet in der Übertragung aus. Wir befanden uns in einer hochgradig angespannten Situation, die auf einen Abbruch der Behandlung zugelaufen war.

Dario weigerte sich, meinen Raum zu betreten, dann stieg er nicht mehr in die U-Bahn ein, die zu meiner Praxis führte, ein anderes Mal nässte er unterwegs schwer ein. Die Verbindung Marktplatz–Höhenstraße, die wir so oft gebaut hatten, existierte nicht mehr.

Die Mutter wirkte hilflos, aber auch erschrocken. Es war, als hätte sich etwas vertauscht: Nun erst, da Dario sich immer massiver verweigerte, ihr in ihrer Wahrnehmung damit unbewusst seine Liebe erklärt hatte, war es, als hielte sich jetzt sie an mir fest, während ich mich dem Gedanken näherte, die Behandlung nicht fortführen zu können.

Doch bevor ich einen Entschluss fassen konnte, trieben meine Fantasien in eine andere Richtung. Mir fiel noch einmal ein, wie früh Dario ohne seine Mutter hatte auskommen müssen, wie viele Betreuungsstellen er bereits vor dem Kindergarten erlebt hatte. Die Mutter hatte sich ja früh von ihm getrennt, konnte jedoch gleichzeitig keinen Ersatz akzeptieren und fand in jeder Betreuungssituation einen Makel.

In der Übertragung fiel es mir schwer zu akzeptieren, dass Dario nicht mehr zu mir kommen wollte, unseren begonnenen Weg nicht fortführen wollte.

Sehr plötzlich und für mich selbst überraschend hatte ich entschieden, die Behandlung mit der Mutter zusammen fortzuführen. Es war ja so: Dario war viel zu schnell und übergangslos mit mir alleingeblieben, vermutlich so, wie in den vielen Betreuungssituationen, die er schon erlebt hatte. Ich hatte die Fantasie, mit dem von mir neu erfundenen Setting etwas nachzuholen, das Dario und ich, das Dario und seine Mutter versäumt hatten. Irgendwie fühlte es sich an, als plante ich nun eine Mutter-Baby-Therapie.

Sowohl Dario als auch seine Mutter griffen meine Idee sofort auf. Ich hatte sehr schnell das Gefühl, Dario vor der übergriffigen Art seiner Mutter, die immerzu auf ihn einsprach, ihm etwas sagen, zeigen wollte, erretten zu müssen. Es war aber tatsächlich möglich, der Mutter zu bedeuten, dass es gut wäre, Dario die Stunde gestalten zu lassen. Wir wären eher Zuschauer und passiv Beteiligte.

Zunächst blieb sie unglaublich raumgreifend in unseren Stunden zu dritt, sprach Dario ständig an, kommentierte alles. Sie stellte Wissensfragen, denen Dario gerecht zu werden versuchte. Es war ihr nicht bewusst, aber sie war unablässig dabei, ihn zu »lenken«, was dieser mit zunehmendem Rückzug beantwortete. Immer wieder signalisierte ich ihr, dass es gut wäre, wenn sie sich zurückhielte, was sie nach und nach zu verstehen schien. Als Dario sich mit einem dicken Buch beschäftigte, dessen Seiten er immer wieder, einem Leporello gleich, vor und zurücklaufen ließ, fragte mich die Mutter, sichtlich besorgt, ob das gut wäre, was er da mache. Ich: »Ich denke, er entspannt sich.« Sie nickte. Es war deutlich, dass sich zwischen der Mutter und mir eine Nähe zu entwickeln begann. Manchmal versuchte ich sie darauf aufmerksam zu machen, wie häufig Dario Spiele wechselte – wie er abbrach und bei nichts bleiben konnte, wie er immer wieder Gegenstände verwechselte und verwirrt war –, also ihre Wahrnehmung zu schärfen. Einmal sagte sie: »Ich bin so froh, wie vergnügt Dario hier immer wieder ist, es macht mir Freude, das zu sehen.« Als ich erwiderte, es sei für sie und Dario zu früh gewesen damals, als sie wieder anfing zu arbeiten, brach sie in heftiges Weinen aus.

Seit Dario zusammen mit seiner Mutter zu den Stunden kam, rief er mitunter schon auf der Treppe: »Aber Sandy darf nicht mit rein.« Nach und nach verstand ich, dass »Sandy« ein Monster aus einem Kinderfilm war. Einmal stellte er sich vor das Bild des »Monsters« im Behandlungsraum[15] und wurde

15 Der Druck aus Maurice Sendaks (1977) Bilderbuch *Wo die wilden Kerle wohnen*.

plötzlich leichenblass, wie wächsern und schrie: »Ich muss nach Hause, ich muss nach Hause.« Ich konnte seine riesengroße Angst und Not fühlen. Wie getrieben begann er, unansprechbar, im Kreis zu laufen, seine Ohren zuzuhalten. Das Monster, so verstand ich das, war die Inkarnation des traumatisierenden Objekts, eines Anteils der Mutter und meiner selbst in der Übertragung. Diese Stunde brach ich vorzeitig ab.

Dario wählte schließlich einen kleinen Schreibtisch als seinen Stammplatz der Stunden zu dritt. Er drehte uns den Rücken zu. Er malte und blätterte in einem dicken Heft, fragte zu Beginn jeder Stunde: »Mama, bist du da?«

»Frau Doktor, bist du da?« Dann wandte er sich seiner Beschäftigung mit dem dicken Heft wieder zu.

Manchmal sprachen die Mutter und ich leise miteinander. Ich versuchte ihr zu sagen, dass es Dario guttut, dass sie da ist und er dann, mit ihr im Hintergrund, seine eigenen Sachen machen kann. Ja, es überraschte mich immer wieder, wie warm sich die Beziehung zur Mutter gestaltete, wie sie irgendwie dankbar war, dass alles so gekommen war.

Dario blühte in diesen Stunden in jeder Hinsicht auf. Sein Blick war fest und klar, er sprach deutlich und facettenreich. Die Mutter erwähnte, dass er im Kindergarten zwei Freunde gefunden habe, die ihn auch zum Geburtstag eingeladen hatten. Ich dachte: Es entlastet ihn, wenn er fühlt, dass ich seine Mutter halte, es entspannt ihn und gibt ihm etwas Eigenes. Es war eine Art von versäumter Abstimmung mit dem Objekt, die Dario in dem geschützten Rahmen der Therapie nachzuholen begann. Der sichere, geschützte Rahmen der Behandlung unterstützte die Mutter dabei, sich in Dario einzufühlen, ihn nicht permanent zu überfordern. Zumeist am Beginn und am Ende unserer Stunden kam Dario auf mich zu, fragte nach einem Buch, das er einmal angeschaut hatte, sah mich intensiv an, manchmal erzählte er von einem Eis, das er gerade gegessen hatte, oder dass die U-Bahn sehr voll gewesen sei.

Unbewusst genoss er eine Situation, in der die Mutter ihm sicher, jedoch auch mit mir beschäftigt war. Gewissermaßen verkörperten wir ein friedliches (Eltern-)Paar.

Unser Setting erinnerte mich immer mehr an eine Mutter-Säuglings-/Kleinkind-Therapie, in der ich zum unmittelbaren Zeugen eines entgleisten Dialogs geworden war.

Häufig beschäftigten mich innerlich die von der Mutter imaginierten Schläge von Darios Vaters. Sie schienen mir unbewusst die Schläge zu spiegeln, die die Mutter von ihrer eigenen Mutter erhalten hatte. Der Suizid der älteren Schwester mag ihr unbewusst vor Augen geführt haben, welche Konsequenz die Handlung der Mutter haben könnte. Es war ihr vollkommen unmöglich, diese beiden Szenerien – das mit ihrer eigenen Mutter und das mit dem Vater Darios – als voneinander getrennt und einander beeinflussend zu erleben. Vielmehr waren die beiden Szenen in einer psychotischen Weise untrennbar verschmolzen. »Ich muss meine Kinder beschützen. Ich darf dabei nicht zusehen.« Diese mehrfach wiederholte Äußerung der Mutter lässt auf unbewusste Schuldgefühle im Angesicht des Suizids der Schwester schließen. Ihre Kinder werden unbewusst zu ihrer Schwester. Vor dieser massiven, ihn bedrängenden Projektion seiner Mutter war Dario in eine autistische Abwehr geflüchtet. Hinzu kam, dass es kein Elternpaar gab, das für den Patienten eine Bedeutung hätte annehmen können, da der Vater selbst über einen langen Zeitraum nur unzuverlässig zur Verfügung gestanden hatte.

Während der vier Monate, in denen wir im neuen Dreiersetting arbeiteten, ließen die Anklagen der Mutter, die kein bewusstes Thema unserer Stunden waren, nach und versiegten schließlich ganz.

Dann schlug, ich kann es nicht anders nennen, eine Bombe ein. Eine Gerichtsverhandlung war anberaumt worden, ohne dass den Eltern zuvor das Gutachten vorgelegt worden wäre. In der Verhandlung wurden die Kinder der Obhut der Mutter aufgrund einer eingeschränkten Erziehungsfähigkeit und anhaltender Wahnvorstellungen entzogen und sofort, ohne Abschied, dem Vater anvertraut, der die Kinder mit zu seinen eigenen Eltern nahm. Es bestünde die Gefahr, so war es im Gutachten formuliert, dass die Mutter sich und die Kinder umbringen könne, wenn sie vor der Verhandlung vom Inhalt des Gutachtens erführe. Die Mutter war gewissermaßen entmündigt worden. Sie könne, so empfahl man ihr, nach einiger Zeit einen Antrag auf begleiteten Umgang stellen. Der Vater, der in einer Einzimmerwohnung lebte, war vollkommen überfordert. Es gab viele Konflikte mit seinem und der Kinder Aufenthalt bei den Großeltern, die sich über Lärmbelästigung beklagten. Im Elterngespräch äußerte er: »Ich verstehe nicht, warum die Kinder ihre Mutter überhaupt nicht mehr sehen können. Ich schaffe das so kaum.« Die Mutter selbst wirkte depressiv, sie litt sichtlich schwer. Ich selbst hatte das Gefühl, jemand habe mir einen schweren Schlag versetzt, und war wie betäubt, gleichzeitig wild und zornig.

Zu seiner ersten Stunde nach dem Eklat und dem überstürzten Umzug der Kinder – die gar nichts, weder Kleidung noch Spielzeug, hatten mitnehmen können – zum Vater kam Dario strahlend und schnell, Vater und Schwester weit hinter sich lassend, die Treppe hoch. Ich erwartete ihn aufgeregt, besorgt und war überhaupt sehr froh, ihn wiedersehen zu können. Er beschäftigte sich mit seinem üblichen Buch am kleinen Schreibtisch. Es war absolut gespenstisch. Es war, als wäre die Mutter noch da, sie war aber nicht mehr da. Lange betrachtete er in seinem Buch das Bild einer Rakete. »Willst du mit mir einsteigen in die Rakete?«, fragte er mich. Mich erinnerte das sofort an den gelben Wagen, in dem wir gemeinsam gesessen hatten. »Wohin fliegt die Rakete?«, fragte ich. Dario: »In den Weltraum.«

»Oh, so weit«, entfuhr es mir, dann sagte ich: »Ok, ich komme mit.« Eine bedrängende Traurigkeit überfiel mich. Am Ende der Stunde sagte Dario: »Könnte ich nicht hierher in den Kindergarten kommen?«

Erst in unserer zweiten Stunde wagte ich die Mutter zu erwähnen. Als Dario, seiner alten Gewohnheit treu, fragte: »Ist die Frau Doktor da?« und dann verstummte, warf ich leise ein: »Es fehlt jemand.« Dario erwiderte nichts. Ich: »Deine Mutter.« Einige Minuten darauf kam Dario auf diese Szene zurück. Er fragte: »Sind alle da? Frau Doktor? Mama?« Ich: »Ich bin da, aber die Mama ist nicht da.« Dario nickte und stellte genau dieselbe Frage noch mehrfach. Ich antwortete ebenfalls immer gleich. Ich dachte, das ist seine Weise, sich der Abwesenheit seiner Mutter zu nähern. Nach dieser Stunde wollte Dario nicht gehen, als der Vater ihn abholen kam. »Ich muss etwas mitnehmen«, sagte er mehrfach. »Wo ist das Buch, das du mir geschenkt hast am Geburtstag?«[16] Ich: »Es muss bei deiner Mutter in der Wohnung sein.« Er: »Ich brauche das Buch. Ich kann nicht gehen ohne das Buch.« Ich meinte, etwas zu verstehen, was er nicht in Worte fassen konnte: »Ich brauche meine Mama.« Wir besprachen, dass er das Buch mitnehmen dürfe, das er in meiner Praxis benutzte, und dass er es in der nächsten Stunde wieder mitbringen solle. Dario: »Ok, aber ich nehme auch noch einen Stift mit.« Ich: »Ok.« Diese Abschiedsszene war nicht aufzulösen, ohne dem Patienten sozusagen ein »Übergangsobjekt« mitzugeben. Es ging nicht um ein auswechselbares »autistisches Objekt«, sondern um ein Objekt voller emotionaler Besetzung.

Es war deutlich, dass Dario in diesen zwei Stunden eine wichtige Entwicklung durchgemacht hatte. Er näherte sich dem mütterlichen Objekt an,

16 Zu seinem fünften Geburtstag hatte ich Dario ein Buch geschenkt, das dem ähnelte, mit dem er sich in seinen Stunden beschäftigte.

nachdem er sein Wegsein realisiert hatte. Er benötigte eine Verbindung, das Buch, das ihn mit der Mutter und in der Übertragung mit mir, den gemeinsam verbrachten Stunden, verband. Auch die vorangegangenen Äußerungen, als er zu mir in den Kindergarten kommen und in die Rakete ins Weltall einsteigen wollte, waren bereits in diese Richtung gegangen. Dario entwickelte Möglichkeiten, seiner Bedürftigkeit und seiner Sehnsucht Ausdruck zu verleihen. Die vorangegangenen, friedlichen Stunden zu dritt waren hierfür eine Voraussetzung gewesen.

Manchmal wirkte der Patient abgedriftet, einsam, unansprechbar, er fragte gar nicht mehr, »ob alle da sind«. Ich dachte für mich, das Leben kann so nicht weitergehen, es geht aber weiter, irgendwie sehr leise, als wäre nichts, sie kommt einfach nicht mehr vor. Die kumulative Traumatisierung des Patienten setzt sich fort. Ich hörte ihn merkwürdig grunzen.

Was gleich blieb: Er stürmte die Treppe rasend schnell alleine empor und rannte in den Behandlungsraum. Dann war er zumeist erschöpft, legte sich auf das Sofa und bat mich, die Brio-Bahn aufzubauen. Der gelbe Wagen, in dem wir früher zusammen gesessen hatten, musste abgekoppelt neben den Geleisen stehen. Nach dem Ende unserer Stunden weigerte er sich zu gehen, den Raum, so verstand ich das, den er mit seiner Mutter assoziierte, der der Mutterraum war, zu verlassen. Blitzschnell leerte er einmal alle verfügbaren Körbe mit Spielsachen aus, um das Ende der Stunde zu verhindern. Zwischendurch schrie er laut und schrill. Ich war verzweifelt, ich erlebte ihn als so weit weg. Plötzlich jedoch, er hatte sich eine Decke über den Kopf gezogen, hörte ich ihn weinen. Er sagte sehr deutlich: »Ich will wieder zu meiner Mama.« Ich: »Das ist wirklich schlimm, dass du nicht mehr zur Mama darfst, das verstehe ich … wir alle, dein Papa, deine Mama, ich, wünschen uns so sehr, dass du wieder zu deiner Mama darfst.« Am liebsten hätte ich ihn umarmt.

Vom Vater erfuhr ich, dass sich Dario zu Hause und im Kindergarten stark anpasste und, genau wie die Schwester, nicht auf die Mutter zu sprechen kam.

Noch etwas kam hinzu. Am Ende der Behandlung, wenn der Vater klingelte, um ihn abzuholen, begann er ihm panisch entgegenzuschreien: »Nicht hochkommen, nicht hochkommen, ich komme runter, ihr [Vater und Schwester] dürft nicht hochkommen.« Ich verstand, dass er den mit der Mutter assoziierten Raum auf diese Weise schützen, nicht verlieren und für sich haben wollte.

Das Buch, mit dem sich Dario zu Beginn jeder Stunde – auch bei der größten Hitze eingekuschelt in eine Decke – beschäftigte und wovon ich ihm ein Duplikat zum Geburtstag geschenkt hatte, behielt eine hochgradige Bedeutung. Häufig versah er die einzelnen Seiten mit Zahlen und Buchstaben. Er wirkte dabei zufrieden, so, als verschaffe er sich auf diese Weise eine Art von Sicherheit.

Dario schwankte, wie man sehen kann, zwischen erneutem Rückzug und einer neu gewonnenen Ausdrucksfähigkeit. Zu einer Wiederholung der alten Abschottung kam es nach der Traumatisierung durch den Gerichtsentscheid nicht. Dies verdankte sich dem therapeutischen, mit der Mutter assoziierten Raum und der Übertragungsbeziehung, die Bestand hatten und als Reizschutz wirksam waren. Mit dem Satz »Ich will wieder zu meiner Mama«, den er unter Tränen und mit einer Decke über dem Kopf äußern konnte, vermochte er es, in einer traumatisierenden Situation sich dem Objekt zu nähern und anzuvertrauen.

Ich dachte darüber nach, dass es dem Gericht und dem Jugendamt nicht gelungen war, die Bedürfnisse Darios, vermutlich auch seiner Schwester, wahrzunehmen und zu schützen. Sie hatten keine Brücken gebaut und erneut eine traumatisierende Situation geschaffen, in der die Kinder, die geschützt werden sollten, untergingen und ausgeliefert wurden. Das zur Hilfe gerufene Dritte selbst wirkte wie gefangen in der Phantasmagorie der Mutter. Es handelte sich im Grunde um die Wiederholung der frühen Szene, in der Dario abrupt von Fremdbetreuung zu Fremdbetreuung wechselte.

Für mich war das deshalb bedrückend, weil ich inzwischen den Eindruck gewonnen hatte, mit der Mutter in dem neuen Setting gut arbeiten zu können. Wie so häufig in der Behandlung autistischer Kinder wurde ich zum Zeugen retraumatisierender Vorgänge. Allerdings wurde ich auch zur Zeugin der Möglichkeit meines Patienten, sich gleichwohl zu entwickeln. Samuel, der nach wie vor die Welt der Zahlen, die ihm einen Schutz zu gewähren schien, liebte und als Rückzugsort nutzte, begann mit den Zahlen zu spielen, ihnen Menschen zuzuordnen. Die Zahlen unterhielten sich, auch Papa und Mama waren Zahlen zugeordnet. Während der »Zahlenspiele« stand der Patient ganz dicht neben mir. Er lachte viel und war sichtlich gelöst. Auf mich wirkte das, als sei er dabei, Brücken zu bauen, als gebe er den Menschen eine Chance, einen Platz in seiner inneren Welt zu erlangen.

Die Behandlung dauert an.

Ferhat, 7 Jahre

7 Jahre, 50 Stunden (zweistündige Frequenz), Behandlungsabbruch

Ferhat rührte mich auf Anhieb. Seine dunklen Augen waren von einer tiefen Traurigkeit erfüllt; seine Haare waren extrem kurz geschoren, was in mir spontan die Assoziation eines KZ-Häftlings auslöste. Ferhat bewegte sich behutsam. Auch die kleinen Gegenstände in meinem Raum betastete er behutsam und vorsichtig. Manchmal benannte er einen Gegenstand, eher müsste ich sagen, er versucht es, denn seine Art des Sprechens war kaum zu verstehen. Er öffnete und schloss alles, was im Raum zu öffnen und zu schließen war. Währenddessen stieß er immer wieder Laute aus. Gegen Ende der Stunde warf er mir einen ersten, vorsichtigen Blick zu. Angst und Unsicherheit, aber auch eine leise Sehnsucht konnte ich erkennen. Ich empfand, wie anstrengend diese Stunde für ihn war, wie schwer es gewesen sein musste, mit so viel Neuem fertig zu werden.

Der Versuch von Ferhats Eltern, mit mir Kontakt aufzunehmen, hatte sich über ein halbes Jahr hingezogen. Der Vater rief mehrfach an, sprach undeutlich auf mein Band. Ich rief zurück, erreichte ihn nicht. Tatsächlich rufe ich in der Regel gar nicht zurück, es war die Häufigkeit dieser Anrufe über einen langen Zeitraum, die in mir das Gefühl auslösten, die Angelegenheit klären zu wollen. Ich vermutete auch, dass der Vater die Meldung der Mailbox über meine Sprechzeiten nicht verstand. Es war schließlich eine Mail, die mich erreichte, die zur Vereinbarung eines Termins führte. Die Mail war in perfektem Deutsch verfasst und von der Mutter unterschrieben. Sie erzählte mir später, dass sie eine Verwandte um Hilfe gebeten habe.

Als ich sie zum ersten Mal sah, eilte die Mutter die Treppe empor, ließ den Vater, der nur langsam gehen konnte, sozusagen weit zurück.

»Wir haben ihn nicht alleine essen lassen, meine Frau wollte, dass alles sauber bleibt, so hat alles angefangen, wir haben viele Fehler gemacht«, sagte der Vater. Die Mutter fügte hinzu: »Dann war das mit dem auf den Kopf Fallen. Ferhat schlägt manchmal seinen Kopf gegen die Wand und das hat alles, so denken wir, angefangen, als er dreimal, stellen Sie sich vor dreimal auf den Kopf gefallen ist, er ist aus dem Bett gefallen, ich habe nicht aufgepasst.«

Dass die Eltern eines autistischen Kindes mir ihre Gedanken und Fantasien mitteilen, die sie über den Ursprung seiner Erkrankung haben und dabei einen

Zusammenhang mit ihrem eigenen Verhalten herstellen, hatte ich zuvor noch kein einziges Mal erlebt. Allerdings verlief die gesamte Kommunikation brüchig und nicht so flüssig wie hier dargestellt. Es fiel den Eltern schwer, mich zu verstehen, ebenso verstand ich die Eltern häufig nicht. Trotzdem entstand schnell eine Atmosphäre von Nähe zwischen uns.

Ferhats Vater war krank, er litt an einer Autoimmunerkrankung und hatte Schwierigkeiten beim Laufen. Er wirkte alt und gezeichnet, vor allem neben seiner ausgesprochen hübschen und jugendlich wirkenden Frau. Beide sind Kurden. Das kam zur Sprache, als der Vater es als Problem bezeichnete, dass man ihnen immer wieder sage, sie sollten zu Hause Türkisch mit Ferhat reden und nicht Deutsch. Er fühle ganz klar, dass das zu viel für seinen Sohn sei. Er spreche im Grunde fast gar nichts und dann ihn mit zwei Sprachen zu bombardieren, das könne er nicht nachvollziehen … »Türkisch ist auch gar nicht unsere Muttersprache, wir haben das erst in Deutschland gelernt, unsere Sprache ist Kurdisch … ich erinnere mich noch heute, wir haben in einem kleinen Dorf gelebt und da wurde eine Schule eingerichtet und da mussten wir hin, ich war sieben Jahre alt, und da wurde nur Türkisch gesprochen. Ich habe kein Wort verstanden und gar nichts gelernt in dieser Schule, jahrelang. Ich glaube, ich wollte nicht. Erst in Deutschland habe ich gedacht, es ist wichtig, aber das war auch ein Fehler …«

Ich: »Da waren Sie so alt wie Ihr Sohn jetzt … Sie haben nicht verstanden, was um Sie herum vorgeht, und Ferhat versteht es auf seine Weise auch nicht.« Der Vater nickte heftig.

»Er will nicht in den Kindergarten, wir kämpfen jeden Morgen«, sagte die Mutter, »sobald er dort ist, gefällt es ihm.« Ich: »Er zeigt, dass er hin- und hergerissen ist und am liebsten bei Ihnen bliebe … es ist gut dass er etwas von sich zeigt, reagiert.« Der Vater: »Ich habe mich am Wochenende, Sie sehen ja das Pflaster, am Gesicht verletzt, es hat geblutet. Ferhat war total verstört, hat immer wieder auf meine Wange gezeigt. Das war ihm gar nicht egal, er hatte eine heftige Reaktion.«

Ganz am Schluss unserer Stunde erfahre ich noch, dass die Mutter vor der Geburt Ferhats zwei Fehlgeburten hatte und die Eltern gar nicht mehr damit rechneten, Kinder zu bekommen. »Erst fünf Jahre später war ich dann mit Ferhat plötzlich schwanger … ich dachte, Kinder bekommen geht bei mir nicht«, sagte die Mutter, »eigentlich wollte ich es auch nicht mehr, ich hatte mich gerade abgefunden.«

Aus Ferhats Kindergarten erfuhr ich, dass der Patient mehrfach Betreuer und Kinder gebissen habe, wenn er angefasst worden war, zum Beispiel an ihm gezogen worden war, um ihn zu etwas zu bewegen. Immer wieder gebe es aber auch gute Zeiten mit Ferhat, in denen er sich einfügen könne.

Die Behandlung begann, wie bereits beschrieben, fühlte ich mich Ferhat auf Anhieb nahe. Er beschäftigte sich weiterhin mit vielen kleinen Gegenständen aus dem Puppenhaus, am liebsten mit einer kleinen Ente. Er brachte sie auf seiner ausgestreckten Hand zu mir, sodass ich sie anschauen konnte. Wenn ich von mir aus etwas in die Hand nahm, um es ihm zu zeigen, etwa die Puppenhausfamilie, ignorierte er es vollkommen, oder aber er nahm es mir aus der Hand und brachte es wieder da unter, wo es gewesen war. Tatsächlich, das verstand ich erst nach und nach, konnte Ferhat zwischen sich selbst und dem Objekt nicht unterscheiden. Er erlebte das Objekt wie einen verlängerten Arm seiner selbst, oder aber als nicht existent. Eigenständige Aktivitäten des Objekts versuchte er zu unterbinden oder zu ignorieren, weil er sie als bedrohlich erlebte. Auf diesem Hintergrund begann ich Ferhats aggressive Ausbrüche im Kindergarten zu begreifen. Auch die Eltern berichteten, dass Ferhat zu Hause häufig schrie und biss, wenn man ihn zu etwas bringen wollte, indem man ihn schob oder zog.

Ferhat bekämpfte seine Angst vor dem Objekt, indem er es sich einverleibte. Das sich fügende und keine Aktivität initiierende Objekt, so erlebte ich das in unseren Stunden, erfuhr er als Teil seiner selbst. Das war nicht ich, als von ihm getrenntes Objekt, dem er die kleinen Spielsachen auf der ausgestreckten Hand darreichte. Es war, als sei ich eine spiegelverkehrte Variante seiner selbst.

Wenn die Mutter ihn abholte und er auf ihr Geheiß hin »Tschüss« rufen sollte, rief er, sooft sie ihn auch davon abzuhalten suchte: »Tschüss Ferhat«.

Ferhats Sprache insgesamt bestand eher aus Lauten anstatt aus Worten oder Sätzen. Auf Worte und Sätze, die ich sprach, reagierte er überhaupt nicht. Hingegen liebte er es, wenn ich sein Spiel mit dem Polizeiauto mit »Tatütata« begleitete. Er schaute mich dann wie verzückt an und ich fühlte mich ihm in diesen Momenten nahe, auch wenn ich verstanden hatte, dass ich das gar nicht war, die gemeint war. Gleichwohl, es entstand ein Moment von Glück und Verbundenheit. Die Szene erinnerte stark an ein Kleinkind, das alles mit dem Objekt teilen möchte. Ich hatte die Fantasie, dass der Modus anknüpfte an eine Zeit, in der – die Eltern hatten es von den Vorgängen um das Essen berichtet – Ferhat Dinge in die Hand genommen hatte, die er hatte zeigen wollen und die die Eltern ihm weggenommen hatten, weil sie sie für ihn nicht als geeignet empfanden. Vielleicht, so dachte ich, war es sehr häufig zu dieser Szene gekommen, vielleicht hatte er gerade krabbeln gelernt. Es war auch, als imitiere Ferhat seine Eltern, wenn er mir die Gegenstände aus der Hand nahm, um sie an den vorherigen Ort zurückzustellen. Immer wieder kam er zurück auf das Zeigen der Gegenstände mit seinem ausgestreckten Arm, ganz so, als suche er nach einer Möglichkeit, damit Erfahrungen zu machen. Er fing an, die Gegenstände in seiner fast unverständlichen Sprache zu benennen. Es dauerte lange, bis ich das bemerkte und mich in seine unklare und verwaschene Sprache mitunter hineinfühlen konnte.

Als Ferhat später anfing, das Wort »mein« zu gebrauchen, war er meilenweit davon entfernt, das Wort »dein«, das ich hin und wieder benutzte, zu begreifen. Er korrigierte mich stets. »Mein«, sagte er, auch wenn er auf etwas deutete, was ich in meiner Hand hielt oder gerade aufgenommen hatte. In jeder Stunde deutete er bald zu Beginn auf meine Jacke und sagte: »Meine Jacke.«

Folgendes Spiel etablierte sich in unseren Stunden und wurde regelmäßig wiederholt: Ferhat ergriff einen kleinen Puppenwagen mit einem Baby darin und rollte ihn vor mir hin und her. Ich: »Ah, das Baby im Puppenwagen.« Er rollte den Wagen immer schneller hin- und her, bis das Baby hinausfiel. Ich, mit einem kleinen Aufschrei: »Oh mein Gott, das Baby ist rausgefallen.« Ferhat fasste sich an den Kopf und sagte: »Aua.« Ich: »Das hat weh getan, aua.« Ferhat: »Mama, Mama.« Ich: »Mama muss kommen und helfen.« Ferhat: »Mama.« Ich erlebte es als gespenstisch, dass Ferhat in gewisser Weise etwas wiederholte, von dem die Eltern mir berichtet hatten: Dreimal war er als Baby auf den Kopf gefallen. Ich hatte das Gefühl, dass wir in dieser Szene alle eins waren: Ferhat, ich und das Baby. Wir fielen auf den Kopf, es tat weh, wir riefen: Mama.

Den größten Teil unserer Stunden wanderte Ferhat zwischen den Gegenständen, die ihn interessieren, hin- und her, fasste sie an, bewegte sie. Er hörte mich nicht, wenn ich sprach. Nahm ich meinerseits einen Gegenstand in die Hand, ich erwähnte es bereits, nahm er ihn mir weg und brachte ihn an seinen Ort zurück. Häufig dachte ich: Ich stehe vor einer verschlossenen Welt. Äußerst hellhörig registrierte er alle Geräusche, die von außen kamen, schaute auf, brauchte eine Weile, sich wieder anderen Tätigkeiten zuzuwenden. Die Geräusche verunsicherten ihn sichtlich, und ich hatte den Eindruck, sie verwandelten das Zimmer passager in einen unsicheren Ort. Ich bemerke, dass er zunehmend »spricht«, mir offensichtlich immer wieder etwas mitteilen will. Ich verstehe ihn aber nicht, kein einziges Wort. Das bedrückt mich, dann denke ich wieder, es ist gut, dass er mir überhaupt etwas mitteilen will.

Ich überlege, ob es Ferhat so geht: Er versteht das alles nicht, was um ihn herum geschieht, was man von ihm will, ist ratlos, einsam. Hin und wieder kommt er nach wie vor und zeigt mir Gegenstände. Ich denke darüber nach, dass er mich sucht, ich aber ihn nicht »suchen« darf. Ist das so, weil ich sein Spiegel sein soll oder etwas, was zu ihm gehört? Bin ich Ferhat und er ist die Mutter? Ist das autistische Objekt nicht auch eines, das einem ganz gehört und das man gebrauchen kann, wie man will, eines, bei dem man sicher ist? Macht er mich zu einem autistischen Objekt? War sein Rückzug vom »menschlichen Objekt« eine Reaktion auf dessen als bedrohlich erlebte Übergriffigkeit, Unberechenbarkeit, die er im Mir-Dinge-Wegnehmen wiederholte? Ich grübelte viel in dieser Zeit. Ich bemerkte, wie ich mich immer wieder in meinen Gedanken verwirrte und nicht klar denken konnte. Ich glaube, das war so, weil ich mich in Ferhats Welt begab, die so seltsam für mich war wie seine für mich. Ich dachte häufig Dinge, die ich im Nachhinein als verrückt einschätzte. War das autistische Objekt, so dachte ich etwa, nicht im Grunde ein Denkmal der frühen Mutter, die versteinert wirkt und durch Berührung erwärmt werden muss, die willfährig sein und sich gebrauchen lassen soll? War ich jetzt verrückt geworden und reihte unverständliche Worte aneinander? Es ging mir mit meinen Gedanken wie Ferhat mit dem »mein« Schal. Wie er in der Schalszene, erlebte ich mich mitunter in einer Welt, in der ich die Regeln nicht kannte, verunsichert war und letztlich eigene, einsame Regeln schuf, die weniger ihre Regelhaftigkeit als Verwirrung bezeugten.

Manchmal saß ich einfach da und hing meinen Gedanken nach, träumte vor mich hin, wenn er spielte.

Es gibt so Vieles, das ich nicht begreife. Am Stundenbeginn etwa stellt Ferhat immer die kleine Ente auf die Mitte es Teppichs. Sie ist so klein, dass er sie oft übersieht und versehentlich auf sie tritt. Im Verlauf der Stunde scheint er sie zu vergessen, räumt sie auch nicht auf am Stundenende. Das bin ich, die sich dauernd um die kleine Ente sorgt, nicht will, dass sie kaputt geht, verloren geht.

Ferhat blieb stets sitzen blieb, wenn die Mutter klingelte, um ihn abzuholen. Er kam auch nicht mit zur Tür, wenn ich diese öffnen ging. Er blieb bei dem, was er gerade gemacht hatte.

Aber es geschah auch plötzlich, unvermutet, Neues. Viele Male bereits hatte ich während unseres Mutter-und-Baby-im-Kinderwagen-Spiels die

Mutterpuppe geholt, um sie das Baby trösten und auf den Arm nehmen zu lassen. Ferhat hatte mir stets die Puppe weggenommen und zurück ins Puppenhaus gebracht. Nun plötzlich, nahm er die Mutterpuppe, die ich wieder einmal geholt hatte, in die Hand. Er drückte das Baby in ihren Arm und schloss die Arme der Mutterpuppe um den Körper des Babys, sodass es nicht hinunterfallen konnte – ganz so, wie ich es immer gemacht hatte. Die Szene war kurz, denn sehr bald schon nahm Ferhat die Mutterpuppe und brachte sie zurück.

Immer wieder musste ich über die kleine Ente nachdenken, die Ferhat in jeder Stunde mitten auf den Teppich stellte und dann nicht mehr beachtete, manchmal trat er auf sie, auch beim Gehen erinnerte er sich nicht an sie. Es war, als stünde sie verwirrt, verlassen und ungeschützt da. Es war, als sei die kleine Ente Ferhat.

Nach den Weihnachtsferien berichtet mir die Mutter sofort, dass es Ferhat in der Türkei gar nicht gefallen habe, er habe dauernd seinen Kopf an die Wand geschlagen und nach Hause gewollt. Im Raum mit mir ist er zunächst nicht ansprechbar. Es ist, als wäre ich nicht da. Er holt die Ente, dann schaut er Autos an und nimmt Flugzeuge in die Hand, lässt sie fliegen. Ich sage etwas zu Türkei, Oma und Opa, mit Mama im Flugzeug. Lange beschäftigt er sich stumm. Plötzlich holt er das Baby im Puppenwagen und schaut mich erwartungsvoll an. Ich schaue ihn an. Ferhat lässt das Baby aus dem Wagen fallen und ruft: »Unfall.« Ich: »Oje, oje, Hilfe!« Er holt die Mutterpuppe, sie nimmt das Baby in den Arm. Ich fühle mich dem Patienten sehr nahe in diesem Moment. Ferhat fängt an, Geleise aufzubauen, aber nur gerade, keine gebogenen. Er streicht immer wieder mit seinen Händen über das Holz. Ich bemerke, dass er heute auf Zehenspitzen läuft. Immer wieder schaut er mich an mit einem tiefen, langen Blick. Vor allem bei der Verabschiedung dreht er sich auf der Treppe immer wieder um und schaut mich an.

Die Mutter berichtet beim nächsten Elterngespräch von Ferhats schwerer Überforderung in der Türkei. »Wo ist meine Wohnung?«, »Wo ist mein Kindergarten?«, habe er wieder und wieder gefragt und täglich mehrfach seinen Kopf gegen die Wand geschlagen. »Die vielen Menschen waren nichts für Ferhat, er ist immer raus aus dem Wohnzimmer gegangen, in unseren Schlafraum, und nicht mehr rausgekommen.«

Zwischen den Eltern gibt es einen Dissens in der Wahrnehmung des Sohnes, der immer deutlicher wird. Während der Vater sich bemüht, Ferhat zu verstehen, ihm nahe zu sein, wirkt die Mutter zunehmend genervt und zieht sich zurück. Ich frage sie, was sie denkt. »Mein Mann akzeptiert den Autismus nicht«, sagt sie nach kurzem Nachdenken.

Dann, wie soll ich es nennen, gab es einen lauten Knall und alles war vorbei. Zu einer seiner Stunden standen die Eltern mit Ferhat vor der Tür. Ich fühlte sofort, dass etwas komisch war. »Wir wollen uns heute verabschieden«, sagte der Vater, »die Uniklinik hat geschrieben, wir waren zwei Jahre auf der Warteliste.«

»Und?«, fragte ich, auch wenn ich ahnte, was es bedeutete. »Die Uniklinik hat gesagt, wir müssen die Therapie sofort aufhören, es wird jetzt alles dort gemacht«, erwiderte der Vater. In diesem Moment hätte ich am liebsten die Tür zugeschlagen. Stattdessen stand ich da wie erstarrt und murmelte mehrmals: »Das ist sehr schade.« Ich bemerkte, dass Ferhat mich ansah und nickte ihm zu. Tatsächlich wollte ich nicht glauben, dass es zu Ende war. Dann überfiel mich Hass auf alles, auf die Eltern, die mich im Stich ließen (so empfand ich das), auf mich selbst, die ich unfähig war einen Weg zu finden, mit der Situation umzugehen, auf die Uniklinik mit ihrem beschränkten Horizont. Die gesamte Szene kam mir endlos vor. Ich konnte nicht mehr zuhören, was die Eltern über ihr Gespräch in der Uniklinik berichteten. Ich wollte auch nicht mehr sprechen, es erschien mir überflüssig, hoffnungslos. Die sogenannte Uniklinik brach wie eine Naturgewalt ein, der ich nichts entgegenzusetzen hatte. Und ja, es war eine traumatische Situation in der Gegenübertragung. Da war mein Gefühl vollkommener Machtlosigkeit, aller Worte war ich beraubt, abgesehen von meinem Murmeln »Das ist sehr schade.« Im Nachhinein dachte ich, es stand an der Stelle eines Schreis, eines Ausbruchs, der mit dem Murmeln niedergehalten wurde. Ich war auch nicht in der Lage, Brücken zu bauen oder die Sicht der Eltern zu begreifen. Ich fühlte mich klein, machtlos, vernichtet. »Tschüss Ferhat«, sagte ich. Ferhat schaute mich an und hob verwirrt die Schultern. Auf eine schwer zu beschreibende Weise hatte in unseren Blicken ein kurzer, wortloser Dialog stattgefunden, in dem es um Verwirrung und Resignation ging.

Einige Tage lang beherrschte mich das Gefühl von Versagen. Ich schämte mich. Dann plötzlich hatte ich die Idee, die Uniklinik zu kontaktieren. Ja, ich wusste, das es höchst wahrscheinlich möglich gewesen wäre, den Beginn der Behandlung in der Uniklinik etwas hinauszuschieben. Aber, so dachte ich nach, es war ja so, die Eltern wünschten diese Behandlung, auf die sie jahrelang gewartet hatten und von der sie sich viel versprachen. Die Zeit bei mir hatte diese Wartezeit überbrückt. Tatsächlich hatten sie anfänglich erwähnt, dass sie schon so lange auf Hilfe warteten und immer vertröstet würden. Im Grunde war es so: Diese Information war nicht wirklich bei mir angekommen, ich hatte sie beiseitegeschoben und nicht wahrhaben wollen, ich hatte es nicht genau wissen wollen, ich hatte gedacht: Nun, da sie bei mir angekommen sind, ist das geklärt. Man könnte es auch so sagen: Ich hatte wichtige Aspekte der Realität ausgeblendet, die mich letztlich mit aller Wucht einholten.

Der Abschied von Ferhat und seinen Eltern war in der Übertragung traumatisch, und zwar in dem Sinne, dass alles, was ich erwartet und erhofft, erträumt hatte, vernichtet wurde in einem Augenblick. Meine inneren Mechanismen versagten, ich konnte nicht mit der Situation umgehen, sie überwältigte mich, machte mich zu einem kleinen, hilflosen Kind. Die Heftigkeit dieser Szenerie, meine Schutzlosigkeit, verblüffte mich selbst, als ich sie im Nachhinein bedachte.

Etwas von dem, was im Moment unseres Abschieds in mir vorging, da war ich sicher, das hatten Ferhat und seine Eltern schon einmal erlebt, das kannten sie. Es war, als machten sie mich zum Gefäß von etwas Unerträglichem, etwas Verlorenem, einer tiefen Verzweiflung. Ich dachte an die Fehlgeburten, an die Krankheit des Vaters, an die Fremdheit und Sprachlosigkeit, an die Schutzlosigkeit, als in ihrem kurdischen Dorf plötzlich türkische Gesetze galten, an ihre Fremdheit und Einsamkeit in Deutschland, an ihre Verzweiflung über Ferhats Unerreichbarkeit, an ihre Hoffnungslosigkeit.

Im Grunde hatte Ferhat ihnen einen Spiegel zugeworfen. Er hatte sich abgewandt. Sie verloren ihn. Er war unbewusst eine erneute Fehlgeburt und sprach von ihrem Scheitern. So stark war ich in der Übertragung ergriffen von diesem Scheitern, ich fühlte es selbst in der Stunde des traumatischen Abschieds. Man könnte es auch so sagen: Die Mutter konnte und wollte ihn unbewusst nicht halten. Auch der Vater rettete ihn nicht. Er stürzte nicht nur dreimal vom Wickeltisch. Er fiel tief hinein in eine Welt, in der er sich vor dem traumatisierenden Objekt zu schützen trachtete, das ihn gar nicht hatte empfangen wollen.

Vielleicht hatte der zögernde Auftakt der Behandlung von der Ambivalenz der Eltern gesprochen. Hinzu kam, zwar war es möglich mit den Eltern über die Bedeutung von Kontinuität und Konstanz zu sprechen, aber unbewusst war das ein böhmisches Dorf für sie. Das Abbrechen der Behandlung, der Beginn von etwas Neuem entsprach viel mehr ihren inneren Erfahrungen. Es war ganz deutlich, sie konnten das Schmerzliche des Abschieds nicht fühlen, er war in mir untergebracht und in den traurigen Augen Ferhats.

Chai, 8 Jahre[17]

8 Jahre, 300 Stunden (zweistündige Frequenz, in der Schlussphase einstündig)

Schon als Kleinkind scheu und zurückgezogen, den Kopf zumeist gesenkt, kaum auf äußere Interventionen reagierend, erlernte Chai, um den es in dieser Fallbeschreibung gehen wird, das Sprechen nur rudimentär, einzelne Worte, kurze Sätze, wie auswendig gelernt und stammelnd, in der thailändischen Sprache seiner Eltern. Mit der deutschen Sprache kam er mit sechs Jahren in Berührung, ab diesem Alter besuchte er eine Sprachheilschule. Auch in der deutschen Sprache kam er nicht über einzelne holprig gesprochene, kaum verständliche Worte hinaus.

Die ersten eineinhalb Jahre liegen für mich wie in einem Nebel. Ich habe darüber nachgedacht, warum das so ist. Ist es das Gefühl der Zeitlosigkeit, das unsere Stunden prägte? War es eine damit verbundene Irrealität, in der es keinen Anfang gab? In dieser Zeit kam der Patient wie selbstverständlich zu unseren Stunden, nahm Platz auf seinem Stuhl, ohne mich anzusehen. Manchmal, selten, sprach er, es waren eher Laute als Worte. Häufig fand ich mich in einem angestrengten Bemühen gefangen, ich sehnte mich danach, seine holprigen Worte zu verstehen, was mir selten gelang.

Tatsächlich gab es aber auch Zeiten in den ersten Monaten dieser Behandlung, da dachte ich, es ist so unglaublich einfach, wenn man nicht spricht. Man ist einfach da. Man schaut sich um, man schaut sich an. Man ist zu zweit in einem Raum. Man hängt seinen Gedanken nach. Man denkt über den anderen nach. Man träumt vor sich hin. Warum Worte, dachte ich, plötzlich verstehe ich das, es ist lästig und stört, das Sprechen, und es hindert einen am Träumen, am da sein. Ich dachte: Mit dem Schweigen gebe ich dem anderen allen Raum, den er benötigt. Die Worte stören diesen Raum. Ich erlebte es als wohltuend, nicht zu sprechen, ich liebte den Raum, der dadurch für mich entstand. Ich dachte, dass ich vermutlich selbst autistische Züge haben muss, wenn ich das so erlebe. Ich dachte aber auch, dass es wohl nun einmal so war, dass man diese autistischen Züge, die in uns verborgen sind, vielleicht nur im Zusammensein mit Menschen wie Chai entdecken konnte. Ich stellte mir das so vor, dass Chai

17 Erstveröffentlichung in *Kinder-und Jugendlichen-Psychotherapie*, 2/2022.

seinerseits etwas verstehen konnte, was mit meiner Gegenwart zu tun hatte. Bestimmt ein Jahr lang hatte der Patient zu Beginn jeder Stunde die Spielzeugpistolen aus dem Schrank genommen und auf dem Tisch vor sich platziert. Er untersuchte sie, spielte damit herum. Ich verstand, dass er sie gerne mit nach Hause nehmen würde. Er träumte davon – es war erst ab zwölf Jahren erlaubt –, an einem Spiel teilzunehmen, das nur auf besonderen Plätzen erlaubt war. Man rüstete sich mit Helm etc. aus und schoss dann aufeinander. Verletzungen waren ausgeschlossen aufgrund der Schutzausrüstung. Ich konnte mir meinen Patienten überhaupt nicht vorstellen, so real auf einem Gelände, mit anderen. Das klingt jetzt alles wie flüssig erzählt, tatsächlich benötigte ich Monate, um mir ein Bild von diesem Spiel zu machen. Ich hatte immer das Gefühl, kleine sprachliche Mosaiksteine zusammenzusetzen. »Nicht gefährlich«, versuchte er immer wieder zu sagen. Das war sehr wichtig für Chai, dass das Spiel nicht gefährlich war, dass man sich nicht verletzen konnte. Einmal brachte er eine große Tasche mit, darin befand sich seine gesamte Ausrüstung, die er vor meinen Augen schweigend anlegte. Es war wie eine Ganzkörperrüstung, ein Panzer, und sah gruselig aus. Sehr sorgfältig und mit Mühe verstaute er alles wieder in der Tasche, nachdem er es mir vorgeführt hatte. »Es ist wichtig, sich zu schützen«, bemerkte ich. »Sehr wichtig«, erwiderte er.

Es fällt mir schwer, über diesen Patienten auf Deutsch zu schreiben. Intuitiv fallen mir nur englische Worte ein, wenn ich an ihn denke. Es wird gleich deutlich werden, warum.

Ich begann – der Patient war damals schon eineinhalb Jahre bei mir – überhaupt nur über ihn zu schreiben, um diesem schrecklichen Gefühl, dass alles umsonst war, zu entgehen. Als könnte ich mit dem Sprechen und Schreiben über ihn etwas entdecken, was ich übersehen habe.

Nach fast zwei Jahren der Behandlung bemerkte ich zufällig, dass Chai sich über das viele Youtube-Schauen Englisch beigebracht hatte. Schon bald bemerkte ich, dass er in dieser Sprache viel besser für mich verständlich war. Wie in einer Gegenbewegung hierzu sprach er viele Monate lang kaum noch mit mir.

»Wie viele Minuten noch?«, begann er zu fragen, kaum hatte ich die Tür geöffnet. Während der Behandlungsstunde stellt er diese Frage unzählige Male. Ich habe festgestellt, dass ihn meine Antwort darauf unglaublich beruhigte. Ah ja, sagt er jedes Mal und ich spüre eine Art von Dankbarkeit. Das war manchmal schon unsere gesamte verbale Kommunikation. Er vertiefte sich nämlich in sein Handy, das er nun zu jeder Stunde mitbrachte, und es war schwer ihn dann zu erreichen. Manchmal versuchte ich es immer wieder, manchmal gab ich auf. Für mich dachte ich: Plötzlich ist die Zeit da, sie steht im Mittelpunkt unserer Stunden.

Ich begann auch deshalb über diesen Patienten zu schreiben, weil ich ihn damit am Leben halten, ihn unbewusst beschwören wollte, sich nicht umzubringen. In der Gegenübertragung überschwemmten mich schwer depressive, suizidale Fantasien. »School is a waste of time, coming here is a waste of time, everything is a waste of time«, sagte er oft, wieder und wieder. Ich fühlte seine Angst, dem gesamten Leben nicht gewachsen zu sein, und dachte manchmal, er wird sich umbringen. Was soll er sonst tun.

Zumeist sprach er, außer seiner wiederkehrenden Frage nach der Zeit, überhaupt nicht mit mir. Ich glaube, er bemerkte meine unzähligen Versuche ihn zu erreichen gar nicht, so tief war er in das Handyspiel gefallen. Er setzte sich nicht einmal auf seinen Platz, er warf sich auf das Sofa. Ich fühlte eine heftige, alles überschwemmende Wut, es gab in dieser stummen Welt, in der wir uns befanden, nichts als Hass, unterbrochen von dem Versuch, mit der Frage nach der Zeit zu überleben. Ich hatte das Gefühl, das wir beide das nicht mehr lange aushalten würden. Die Verabschiedungen von Chai waren bislang stets so gewesen, dass wir uns beide mit »till Friday« oder »till Wednesday« verabschiedetet hatten. Das hatte etwas tief Beruhigendes, ähnlich der Frage nach den Minuten. Einmal sagte Chai: »Till never again.« Stereotyp antwortete ich: »Till Wednesday.«

In der darauffolgenden Stunde begann er mir eine Geschichte von Youtube auf Englisch vorzulesen. Das Vorlesen der Geschichte erstreckte sich über mehrere Stunden. Ich verstand – wir sprachen nicht darüber –, dass er nach einem Weg gesucht hatte, nach »never again« »again« zu sagen. Es handelte sich in dieser Geschichte um die von ihm geliebte Geheimgesellschaft, SEP, er überlegte immer, ob das nun echt sei. Die Gesellschaft entdeckte auf der ganzen Welt Monster und hielt sie gefangen. Man konnte sich auf einer Homepage als Assistent bei SEP bewerben und durchlief dann mehrere Levels. Chai versuchte, als Assistent angenommen zu werden, er wollte unbedingt zu SEP gehören. Seine Sehnsucht dazuzugehören beeindruckte mich. Es war eine ungewohnt innige Atmosphäre, die sich in diesen Stunden herstellte.

Während er vorlas, dachte ich manchmal an seine Mutter. Chais Liebe zu seiner Mutter war heiß und bedingungslos. Einmal – sie holte ihn ab – sah ich, wie er sich an sie schmiegte und in einer innigen Umarmung verharrte. Er schlief mit der Mutter im Ehebett – er konnte erst einschlafen, wenn sie neben ihm lag –, der Vater im Kinderzimmer. Er liebte es, zu Hause zu sein, nur mit seiner Mutter. Die beiden saßen an ihren Laptops, sie sprachen nicht. Stundenlang. Die Mutter brachte Chai mit dem Taxi zu mir. Sie fürchtete, sich zu verfahren oder zu spät zu kommen, sie sprach weder Deutsch noch Englisch, ausschließlich Thai. Bei den Elterngesprächen musste der Vater alles übersetzen. Tatsächlich kam ich mit den Eltern nicht in einen Dialog, der Vater war manchmal aus beruflichen Gründen wochenlang unerreichbar, aber auch wenn die beiden – meist kam er allein – dann da waren, hatte ich das Gefühl, dass alles unendlich mühsam war und zu gar nichts führte. Ich hatte oft über die Schlafsituation gesprochen, darüber, dass Chai allein zu mir kommen könnte, wenn man den einfachen Weg mit ihm übte. Der Vater sagte, in Thailand schliefen die Kinder alle bei den Eltern. Er wirkte verloren auf mich und bemerkte einmal, er sei seit seiner Kindheit depressiv. Er wolle alles für seinen Sohn tun, irgendwie auch für ihn vorarbeiten, ganz viel Geld verdienen, denn, so der Vater, es würde sehr schwer für Chai werden im richtigen Leben. Er war als Techniker tätig und kam häufig tagelang gar nicht nach Hause, um eilige Projekte voranzutreiben. Chai mochte seinen Vater nicht. Er störte, er war manchmal kritisch, fragte nach der Schule, nach Noten.

Ich weiß noch, wir hatten wieder einmal gesprochen; ich hatte, wie immer, angefangen. »Ich denke manchmal darüber nach, dass du nie alleine rausgehst. Ich habe gar nicht verstanden warum«, sagte ich. »They will kidnapp me«, schoss es aus ihm heraus. Es wurde deutlich, er war ganz sicher, dass es eines Tages geschehen würde. Ich dachte auch, er beschäftigte sich deshalb unablässig mit Waffen. Und ja, er hatte häufig erwähnt, dass er Angst habe, an der neuen Schule, die er ab der fünften Klasse würde besuchen müssen, von Rassisten zusammengeschlagen zu werden.

Die Fantasie, geraubt zu werden, sich in einem vollkommen schutzlosen Zustand zu befinden, von Angreifern umgeben zu sein, war, so dachte ich spontan, gespeist von der Angst, die Mutter zu verlieren, wenn er sich entwickelte, separierte. Chai hatte ja in der Tat eine Sprache gelernt, die die Mutter nicht verstand: das geliebte Englisch. Es war Chais Vater, der unbewusst verstand, was das bedeutete: »Ich habe Angst, dass Chai irgendwann gar nicht mehr mit seiner Mutter sprechen kann«, hatte er gesagt, als ein Thema war, dass die Mutter nur Thai sprach. Ich hatte diese Äußerung des Vaters damals nicht verstanden und als befremdlich erlebt. Das ist auch so eine wiederkehrende Sache in dieser Behandlung: Ich benötige unendlich lange, etwas zu begreifen, und dann kommt es plötzlich, wie eine Überraschung, als hätte ich nicht damit rechnen können.

Mit den Entwicklungsschritten Chais ging mir das regelmäßig so. Ähnlich meinem Patienten, so vermute ich, war ich gefangen in der Monotonie des Immergleichen, der Unveränderbarkeit, des Für-Immer, dem autistischen Modus.

Ich hatte auch die Idee, dass alle Entwicklungsschritte für meinen Patienten selbst quasi »heimlich« stattfanden, stattfinden mussten. Er nämlich wollte kein Täter, kein Aktiver sein, nicht er sollte das gewesen sein, der sich »separierte«, seinen gewohnten Ort verließ. Und doch, unbewusst war in der erratisch anmutenden Zeile »They will kidnap me« auch der Wunsch danach enthalten gewesen.

Wiederum spät verstand ich plötzlich, dass ich diejenige war, die ihn zu kidnappen drohte, die einzudringen drohte in sein abgesichertes Gelände.

Ich bemerkte, wie schuldig ich mich Chais Mutter gegenüber bei diesen Gedanken fühlte, ganz so, als raubte ich ihr tatsächlich das Kind.

Das Thema »Schuld« schien mir eine bedeutungsvolle Rolle zu spielen. Ich erinnerte mich an den Vorwurf der »Schuldzuweisung« gegenüber den Müttern, der die Autismusdiskussion lange beherrscht hatte. Selbstverständlich geht es sowieso nicht um Schuld, sondern um schicksalhafte Verkettungen zwischen Eltern und ihren Kindern. Ich gehe davon aus, dass ein Sich-voneinander-weg-Bewegen sowohl von Chai als auch von seiner Mutter als schuldhaft erlebt wurde.

Das war ich, die Kidnapperin, die unannehmbare Ideen hatte: Chai könnte in seinem eigenen Bett schlafen, er könnte den Weg zu mir alleine machen und nicht von der Mutter im Taxi gebracht werden. Auch als schon lange klar geworden war – ein Riesenentwicklungsschritt –, dass Chai alleine Wege bewältigen konnte, zum Beispiel seinen neuen Schulweg, brachte die Mutter ihn weiterhin persönlich zu mir. Ich verstand das unbewusst als Pendant zu Chais »They will kidnap me«.

Und doch, allein dass die Mutter ihn zu all seinen Stunden pünktlich brachte, wirft ein Licht darauf, dass auch sie unbewusst Veränderung ersehnte. Zu Hause kam es, das war völlig neu, nun manchmal zu Streit zwischen Chai und seiner Mutter. Die Mutter war einige Male so wütend auf Chai, der, ganz gegen seine Gewohnheit, ihre Wünsche ignoriert hatte, dass sie ihn zum

Schlafen in sein eigenes Zimmer schickte. Dies ermöglichte wiederrum Chai, das Zimmer nun für sich zu entdecken und tagsüber häufig, in der Folge auch nachts, zu nutzen.

In einer unserer stummen Stunden, die in diesem Zeitraum stattfand, spiegelte sich dieses Zerwürfnis mit der Mutter in der Übertragung: Ich verzweifelte zunehmend. Alles war schwarz, alles umsonst, a waste of time. Ich hätte schreien können, und tatsächlich, ich verlor die Beherrschung. »Vielleicht sollten wir aufhören mit diesen Stunden«, bemerkte ich hart und hätte mir gerne die Zunge abgebissen, als ich die Verletztheit und Verwirrung in seinen Augen sah. »Sorry«, fuhr ich fort, »manchmal ist es schwer mit uns.«

Chais Entwicklungsschritte kamen wirklich überraschend für mich. Zwei Jahre zuvor bereits hatte ich mit ihm, aber auch mit den Eltern genau über diese Themen, das Schlafen, das Wege-allein-Bewältigen, gesprochen. Erst, als ich die Möglichkeit einer Veränderung gar nicht mehr ins Auge fasste und in die diese Behandlung dominierende Hoffnungslosigkeit, einen einschläfernden Zustand, gleichsam versank, überraschten mich Veränderungen, als seien sie von jetzt auf gleich geschehen. Jedes Mal war es ein langer Prozess des Nachdenkens, in dem ich die Verbindungen aufgriff, dem Faden zu verfolgen suchte und verstand, dass wir nun eine Geschichte hatten, innerhalb derer sich Dinge ereigneten, die mit mir und ihm und der zwischen uns entstandenen Verbindung zu tun hatten.

Ich vermute, dass Chais Angst, gekidnappt zu werden, nachließ, er hätte seinen Schulweg sonst nicht allein bewältigen können. Er hatte auch begonnen, allein zu Rewe zu gehen, um sich dort Drinks und Süßigkeiten zu kaufen. Er hatte die Kassiererin kennengelernt, die ebenfalls aus Thailand stammte.

Ich war manchmal neidisch, wenn ich mir vorstellte, wie er begann, sich frei zu bewegen, gar mit anderen Menschen zu sprechen. Denn es war ja so, vor mir hatte er sich zurückgezogen. Auch dies bemerkte ich spät, man muss sich ja vorstellen, dass die Stunden, die wir zusammen in einem Raum verbrachten, ohnehin nur spärlich mit Worten gefüllt wurden. Schweigen war unsere Normalität. Er sprach nun, abgesehen von seiner unablässigen Frage nach der Zeit (»How many minutes?«), kaum noch mit mir. Es war die Zeit, in der er in eine neue Schule gekommen war. Den Weg dorthin machte er, ich erwähnte es, allein. Über seine Angst vor diesem Wechsel hatten wir vor den langen Ferien einige Male gesprochen. »There will be racists, they will beat me up.« Aber auch ich wurde zu einem immer verhassteren Objekt, das er nicht mehr ertragen konnte, zu dem er »never again« zum Abschied sagte. Wie schon so oft beschrieben, verstand ich auch hier erst spät und plötzlich, dass ich aller Hoffnungslosigkeit zum Trotz zu einem Objekt geworden war, das man hassen konnte.

Chais Eltern, beide aus Thailand stammend, hatten sich in Deutschland kennengelernt. Die Mutter war damals vierzig Jahre alt. Mit einem Kind, so verstand ich das, hatten die Eltern damals nicht gerechnet. Bewusst sage ich: »so verstand ich das«, denn unsere Verständigung war denkbar schwierig. Bei unserer ersten Begegnung hatte die Mutter, eine sehr hübsche Frau, lange von einer Verletzung ihres Beines berichtet, das zu Hinken geführt hatte und durch einen Impfschaden verursacht worden war. Es wirkte, als berichte sie von einem traumatischen Erlebnis. Ich hatte die Fantasie, dass sie mir unbewusst auch von der Empfängnis Chais berichtete.

In Thailand war die Mutter schon einmal verheiratet gewesen. Bereits als sehr junges Mädchen hatte sie in Garküchen gearbeitet. Auf die Frage, warum sie mit fast 40 Jahren nach Deutschland ging, erfuhr ich, dass eine Bekannte ihr von dem Land vorgeschwärmt habe. Sehr schnell lernte sie Chais Vater kennen und wurde schwanger.

Der Vater arbeitete als Elektrotechniker im Schichtdienst. Er war im Alter von fünf Jahren mit seinen Eltern nach Deutschland gekommen. »Ein schwäbisches Dorf«, sagte er, »ich fiel absolut auf, das war nicht wie heute in einer Großstadt, es war furchtbar, die haben mich fertiggemacht.« Der Vater war stark identifiziert mit seinem Sohn. »Ich war genauso«, sagte er oft, »ich habe mich vollkommen zurückgezogen als Kind, eigentlich mache ich das heute noch.« Sein Lebenselixier war offensichtlich Musik, er spielte Gitarre in einer Band und hätte das am liebsten beruflich gemacht. »Ohne die Musik und die Kollegen, die ich da kennengelernt habe, ginge es mir schlecht.«

Tatsächlich fühlte ich mich in den Gesprächen mit ihm von einer tiefen Traurigkeit erfasst. Es war aber auch sehr dicht, zu dicht zwischen uns. Chais Mutter fehlte. Manchmal dachte ich: Sie verabschiedet sich aus der Verantwortung. Allein durch ihre Weigerung, die fremde Sprache zu lernen, hatte sie schon begonnen, sich zu verweigern. Ich erfuhr, dass die Mutter ausschließlich von zu Hause aus arbeitete. Sie war für eine thailändische Kosmetikfirma tätig, für die sie Kunden akquirierte. Sie und Chai saßen – ich erwähnte es bereits –, wenn dieser aus der Schule kam, stundenlang vor ihren Computern ohne zu sprechen. Die Beziehung war sehr eng, fast als wäre Chai noch immer das Baby, das ohne seine Mutter neben ihm nicht einschlafen konnte. Der Dritte, der Vater, störte diese Beziehung, tatsächlich wurde er früh ins Kinderzimmer verbannt.

Ich habe noch nicht erwähnt, dass Chai, der stets exquisit gekleidet war, sehr ästhetisch und auch ansonsten ungemein gepflegt wirkte, von der Mutter offensichtlich narzisstisch hochgradig besetzt war. Er war ihr Prinz, der Partner ihrer Einsamkeit, ihr Geliebter.

Wenn ich mit dem Vater allein war und diese viel zu dichte, irgendwie unangemessene Beziehung zwischen uns entstand, kamen mir die Mutter und Chai in den Sinn, die unbewusst ganz sicher eine inzestuöse Beziehung pflegten. Manchmal dachte ich: Als ob es zwei Paare gäbe, die Mutter und Chai und den Vater und mich.

Chais Eltern waren beide sehr einsam. Sie lebten fern von ihren Wurzeln, fast ohne Kontakt zu ihren Herkunftsfamilien. Einzig ein Bruder des Vaters kam mit seiner Familie mitunter zu Besuch. Die Mutter hatte ausschließlich Kontakte über das Internet, der Vater über seine Arbeit und die Band. Er wünschte sich sehr, Chai für Musik begeistern zu können. »Ich weiß, dass man über Musik aus der Einsamkeit herausfinden kann.«

Einmal dachte ich: Die Mutter schickt ihn unbewusst zu mir, um ihn loszuwerden, sie und der Sohn im Elternschlafzimmer, ich und der Vater im Kinder(therapie)zimmer. Ich erinnere mich, dass ich innerlich zur Salzsäure erstarrte, als der Vater einmal sichtlich bewegt äußerte: »Wir hätten wirklich keine bessere Therapeutin als Sie für Chai finden können.« Ich konnte, von der ödipal-inzestuösen Thematik, die mich zur Salzsäure hatte erstarren lassen, einmal abgesehen, etwas fühlen von seiner Verlorenheit in der Realität, seiner Heimatlosigkeit. Ich glaube, er war dankbar, dass ich die Familie, so wie sie war, aufgenommen hatte, dass es nun einen Ort gab für Sorgen, Not und Unsicherheit.

Aus einem anderen Blickwinkel heraus könnte man sagen, in der Dankbarkeit war auch der Wunsch enthalten, den Sohn bei mir abzugeben, nun die Verantwortung übertragen zu wollen. Die Eltern fühlten sich überfordert damit, ihrem Sohn einen Weg in die Realität zu weisen, die sie selbst mieden, wo sie nur konnten. Sie lebten in einem Land, das ihnen fremd geblieben war, und hatten unbewusst hohe Mauern um sich herum errichtet. Chai tat es ihnen gleich. Diese Familie so anzunehmen, wie sie war, nichts verändern zu müssen, war essenziell. Dies bedeutete nicht, dass ich nicht meine Ideen äußerte, Chai könne in seinem Zimmer schlafen etc. Es bedeutete aber, dass ich verstand, dass die Familie sich in der Übertragung auch vor mir schützen musste und nur auf die ihr eigene, unglaublich langsame Weise etwas von meinen Gedanken innerlich in Augenschein nehmen konnte.

Ich erwähnte es, mit der Mutter gab es nur sehr, sehr wenig direkten Kontakt, vieles lief über Sohn und Mann, kurzum: Auf eine ganz spezielle Weise hatte ich sehr wohl das Gefühl, mit ihr in Kontakt zu sein. Es war deutlich, dass sie diejenige war, die Kontakt am meisten mied. Ihr nahezu stummer Kontakt zu Chai war es, was sie am besten ertragen konnte. Ich hatte immer dasselbe Bild vor Augen: beide in einem Raum, mit ihrem PC beschäftigt. Der Vater war derjenige, der so gut er konnte die Kommunikation mit der Realität übernahm.

Ich wusste nicht, warum die Mutter Thailand, dessen Sprache sie unerbittlich treu blieb, verlassen hatte, ich verstand nur, dass sie sich unbewusst noch immer dort befand. Sie weigerte sich anzuerkennen, dass sie in einem anderen Land lebte. Sie wollte auch nicht, dass Chai in diesem Land lebte. Sie versuchte einen Zustand des Zurückgezogenseins herzustellen. »They will kidnap me« erzählt auch von den unbewussten Ängsten der Mutter, ihr Kind zu verlieren, selbst (noch einmal?) verloren zu gehen. Gleichwohl, sie hatte sich entschieden, Chai zu mir zu bringen. Es war aber auch, als teile sie mir unbewusst mit: Das war es jetzt auch. Frage nicht nach mir.

Ja, ich wusste nicht, warum die Mutter Thailand verlassen hatte, es gab überhaupt keinen erzählbaren Grund. Sie ging einfach.

Während der Vater für seine Einsamkeit und seine Zurückgezogenheit Worte fand, fehlten der Mutter diese im doppelten Sinne, nämlich rein sprachlich und emotional. Ich war sicher, dass sie sich durch diesen Zustand der Kommunikationslosigkeit vor der Gefahr schwerer Verletzungen schützte. Der Impfschaden, von dem sie mir berichtet hatte, stand dafür. Er stand ziemlich sicher für vergangene Verletzungen, denen die Mutter mit ihrer »Flucht« aus Thailand zu entgehen gesucht hatte. Mit Chai, der bezeichnenderweise eine Sprachheilschule besuchte, teilte sie die Fluchtburg der Sprachlosigkeit, sowie eine damit verbundene, vermutlich schreckliche Endlosigkeit und Leere.

Vielleicht wäre es sogar besser zu sagen, unbewusst war Chai ein Teil von ihr. Sie teilte nicht etwas mit ihm, sie war überhaupt nicht von ihm getrennt.

Chai seinerseits, ein Gefäß der mütterlichen Projektionen, der stumme Prinz, das Selbstobjekt, brachte sich quasi heimlich eine Sprache bei, die die

Mutter nicht verstand: Englisch. Die Metaphorik dieses Vorgangs, die Chais unbewussten Wunsch nach etwas »Verbotenem«, Eigenem versinnbildlicht, ist deutlich. In einer unserer quälenden, sprachlosen Stunden hatte ich ihn gefragt, ob er denn noch erinnere, warum er zu mir komme. »It's about communication«, antwortete er knapp und fuhr nach einer Pause, grinsend, fort: »But I like no communication.«

Tatsächlich sprach er inzwischen sowohl Englisch als auch Deutsch flüssig. Allerdings sprach er schnell, oft zu schnell um ihm zu folgen. Ich verstand das so, dass er noch auf der Suche nach einem Rhythmus war.

Chai war gut drei Jahre bei mir in Behandlung, als er, wie zumeist, nicht auf seinem Stuhl, sondern weiter zurückgezogen auf der Couch, das unvermeidliche Handy in der Hand, mich fragte, was ich in der zurückliegenden Woche so gemacht hätte. Dass er mich in dieser Weise direkt ansprach, kam vollkommen überraschend für mich. Ich erstarrte förmlich, der Schweiß brach mir aus, ich befand mich in einem extremen Zustand inneren Aufgeregtseins und eigentlich wusste ich nicht mehr, wo rechts und links ist. Gleichzeitig begann ich langsam zu erzählen. Ich erzählte alles, was mir einfiel, dass ich einkaufen gegangen war, dass ich Besuch bekommen hatte, dass wir einen Ausflug in den Palmengarten gemacht hatten, dass ich einen Kuchen gebacken hatte, dass ich am Abend einen Film geschaut hatte. Chai hörte zu und sagte zwischendrin »ok« oder »ah ja«. »Was du wohl gemacht hast?«, beendete ich meine Ausführungen. »Ich kann mich immer schlecht erinnern, meistens habe ich an meinem Laptop gespielt.« Wir schwiegen eine Weile. Chai begann wieder zu sprechen, dieses Mal mit merklicher Aufregung in seiner Stimme. »Mir ist heute was passiert, auf dem Weg in die Schule, da war so eine Frau mit einem Hund, ich bin an ihr vorbeigelaufen, da hat sie mir hinterhergeschrien: ›Ey du, was macht so einer wie du überhaupt in Deutschland?‹ Ich bin weitergelaufen, aber ich habe gedacht, dass ich ihr gerne so richtig die Meinung sagen würde, dass ich sie anschreien möchte und dass ich das tun werde, wenn mir sowas noch mal passiert.«

Die aggressive Begegnung, die mich sofort an seine Fantasie des »they will kidnap me« erinnerte, war ganz offensichtlich etwas, das er mit mir teilen wollte. Er führte das sehr vorsichtig und für mich unvermutet ein, mit der Frage nach dem, was ich während der Woche erlebt hatte. Es war ein wirklich erschütternder Moment für mich, weil es das erste Mal war, dass er mit mir in Beziehung zu treten versuchte, gewissermaßen einen Dialog begann.

Das hatte ich tatsächlich für unmöglich gehalten. Er wollte etwas mit mir teilen. Ich dachte, dass all das extrem Verwirrende, Verunsichernde, Aufregende, mich gleichzeitig erstarrend Machende, das ich in dem Moment erlebt hatte, ein Zustand gewesen sein muss, den er kannte und auf seine Weise im autistischen Rückzug abgewehrt hatte.

Es ging mir im Fortgang immer wieder so. Ich erkannte meinen Patienten nicht wieder, ich musste ihn neu kennenlernen. Nicht in jeder Stunde, aber immer wieder, begann er unvermutet zu sprechen, mich zu fragen, wie es mir so gehe, was ich gemacht hatte und ja, es war, als benutze er das als Brücke, um mir etwas von sich mitzuteilen. Es war ihm wichtig, dass ich von mir erzählte, dann konnte er auch von sich erzählen. Seine Angst vor dem Objekt milderte sich. Das war ja er, der die Aggression der Objekte fürchtete und sich deshalb quasi versteckte und gar nicht da zu sein schien.

Man könnte auch sagen: Was er immer gefürchtet hatte, war geschehen – er war zum Objekt der Aggression geworden und er hatte es überlebt. Er hatte darüber nachgedacht und den Plan gefasst, zu reagieren, wenn dies noch einmal geschähe, nicht stumm zu bleiben, sich nicht zu verstecken und so zu tun, als sei er nicht da. Es war dieses »Nachdenken«, da bin ich sicher, das ihn in der Folge dazu brachte, mich direkt anzusprechen und mit mir in Beziehung zu treten. In diesem Moment vertauschten sich unsere Rollen, er wurde zum aktiv Handelnden, ich zum Gefäß seiner alten Ängste. Dass ich gleichzeitig das Objekt war, dem er sich in einer langen, langen Zeit genähert hatte, das er aus seinem schützenden Abstand heraus stumm beobachtet hatte, war wichtig. Ich dachte an unsere unzähligen stummen Stunden und verstand, dass es für meinen Patienten sehr wichtig war, diese unzähligen stummen Stunden mit mir verbracht zu haben. Sie waren die Voraussetzung von allem, was kam, schließlich kommen durfte.

In seinem Lieblingsfach Englisch war Chai so engagiert, dass der Lehrer ihn manchmal als »Ersatzlehrer« einsetzte. Das konnte ich mir lange gar nicht vorstellen. Ich lebte irgendwie noch in der alten Zeit mit dem schweigenden Jungen und ja, jetzt war ich die, die langsam war in ihrer Fähigkeit, die neue Realität zu erkennen. Er liebte auch Sport und war darin sehr gut, was ihn selbst verblüffte, da er, der seine Tage am Laptop verbrachte, niemals Sport getrieben hatte. Mit einem Nachbarsjungen, der dieselbe Schule besuchte, fuhr er gemeinsam dorthin. Sie unterhielten sich, so erzählte er mir, über ihre Zukunftspläne. Er selbst denke darüber nach, zur Bundeswehr zu gehen. Ich: »Das hast du früher abgelehnt, es war dir viel zu gefährlich.« Chai nickte. »Ich weiß, aber mal sehen.«

Ich dachte auch: Die Frau mit dem Hund, das bin in einer metaphorischen Weise ich. Mit diesem Bild, dieser Szene, erzählte er mir unbewusst, so schien es mir, von seiner langen, langen Angst vor mir, einem unberechenbaren Objekt, das im Laufe der Jahre zu einem weniger unberechenbaren und ängstigenden Objekt geworden war.

Ich merkte, dass ich begann über das Ende unserer Stunden nachdenken zu können. Langsam wurden meine Gedanken konkreter, ein halbes Jahr noch, dachte ich. Vier Jahre hatten wir miteinander verbracht, davon zweieinhalb Jahre zweistündig, eineinhalb Jahre einmal pro Woche. Anlass des Frequenzwechsels war damals die äußere Begrenzung unserer Stunden gewesen. Ich hatte Chai erklärt, dass ich es wichtig fände, noch einige Zeit mit ihm zu haben, und die Stunden auf diese Weise einteilen wolle. »Ok, dann machen wir das so«, sagte er nach einer Weile. »Du kannst die Stunde aussuchen, die du behalten willst«, hatte ich gesagt. Chai erwiderte, er werde darüber nachdenken. Eine Woche später hatte er mir Bescheid gegeben. Nun, da ich mit ihm über die von mir ins Auge gefasste endgültige Befristung unserer Stunden sprach und fragte, wie er darüber denke, antwortete er sofort: »I do not know, I cannot decide. I have to think about it.« Wann immer ich im Laufe der Zeit darauf zurückkam, antwortete er mir mit diesem Satz. »Sich entscheiden ist schwer«, bemerkte ich. Er: »Oh ja, ich kann das gar nicht.« Ich: »Damals hast du dich für den Freitagstermin entschieden …« Er: »Ja, ich weiß, aber jetzt weiß ich nicht.«

Ich verstand: Er wollte und er wollte nicht. Unsere Stunden waren oft quälend lang für ihn, noch immer fragte er ständig nach der Zeit, aber es war auch etwas zwischen uns entstanden, eine Art von großer Nähe, oftmals stumm, aber auch die Worte waren gewachsen zwischen uns. Im Grunde fühlte ich mich schlecht damit, dieses Thema überhaupt aufgebracht zu haben, ein derart überforderndes Objekt geworden zu sein, das ihm den Raum nehmen wollte.

Dann geschah Folgendes: Sehr plötzlich und ohne jede Vorwarnung überfiel mich eine tiefe Angst, er könne Nein sagen und gehen. Plötzlich fürchtete ich mich vor der von mir selbst initiierten Trennung. Es war aber auch nicht so, dass ich mir nun wünschte, er möge Ja sagen und bleiben. Ich wusste einfach nicht weiter. Es ging mir wie ihm, ich dachte: »Ich weiß es nicht, ich muss darüber nachdenken.« Ich dachte weiter: »Wir können uns nicht trennen und wir wollen nicht zusammenbleiben.« Aus einem ängstigenden und bedrohlichen Objekt war ich zu einem Sicherheit gebenden Objekt geworden, das ihm einige Entwicklungsschritte ermöglicht hatte. Die Wiederkehr unserer regelmäßigen Stunden war der Rahmen, innerhalb dessen diese Verwandlung stattgefunden hatte. Die Aussicht auf unsere Trennung und den Verzicht auf unsere Stunden brachte Bedrohliches und Unsicheres erneut auf den Plan.

In mir wuchs die Idee, ihm vierzehntägige Stunden vorzuschlagen. Dieses neue Setting, so dachte ich, war unserer Situation adäquat. Es bedurfte eines langsamen Weges, um nicht zu verlieren, was entstanden war, aber auch die unausweichliche Trennung nicht aus den Augen zu verlieren. Der Patient nahm diesen Vorschlag umgehend an.

Sein Bedürfnis zu sprechen wuchs. Er dachte viel über seine Zukunft nach. »Ich weiß eigentlich gar nicht, ob ich das schaffen kann mit der Bundeswehr. Ich trage eine Brille, aber das ist nicht alles. Ich bin anders, Sie wissen das ja. Ich bin nicht so gut im Sprechen, ich schweige viel, ich ziehe mich zurück, ich habe auch kaum Freunde, ich bin komisch.« Es war deutlich, dass er es nun vermochte über sich nachzudenken, zu zweifeln, Depressives zuzulassen. In der Schulbibliothek lieh er sich einen Roman aus, *Der Himmel über Falludsha*, und las das umfangreiche Buch in einer einzigen Nacht. Die Verzweiflung und emotionale Überforderung des jungen Soldaten, die in dem Roman geschildert wurde, berührte ihn stark. Voller Empörung kam er immer wieder auf die Schrecken des Krieges zurück, der sich auch gegen Kinder richtete. Seine Bewunderung des Soldatentums und des Waffenbesitzes gewann, so sah ich das, eine neue Perspektive.

Am meisten aber erstaunte mich, dass er gelesen hatte, das war bisher noch nicht vorgekommen. Es war deutlich, er suchte nach Neuem. Wenn wir, was regelmäßig am Stundenbeginn weiterhin geschah, über die zurückliegenden vierzehn Tage sprachen, berichtete der Patient immer wieder davon, wie er fast die gesamte Zeit vor dem Bildschirm verbrachte. Hatte er das einst glorifiziert, wurde nun eine immer deutlicher werdende depressive Note spürbar. »Es ist eigentlich öde, immer zu Hause zu sein, die Augen werden müde vom Starren, es ist nicht gut. In den Ferien [die Sommerferien standen bevor] wird es besonders schlimm.« Es fiel ihm ein, dass er vor einiger Zeit mit seinem Vater das Fitnessstudio besucht hatte, das dessen Freund eröffnet hatte, und er dachte darüber nach, dort regelmäßig zu trainieren.

Ja, es war der depressive Blick auf sich selbst, auf das Leben, der zu wachsen begann. Es war, ich wiederhole mich, als lernte ich meinen Patienten noch einmal kennen, einen Patienten, der seinen Rückzug vom Leben schmerzlich bedachte und sich damit aus der alten Schutzhülle hervorwagte.

Autistischer Kern und Anpassungsbewegung im Kontext traumatisierender Projektionen

Einführung

Anders als die Patienten, die ich im Kapitel »Frühkindlicher Autismus mit transgenerationellen traumatischen Wurzeln« schilderte, die aufgrund ihrer autistischen Abkehr vom Objekt spontan auffällig und in ihrer Entwicklung in vielerlei Hinsicht gehemmt waren, wirkte der Patient, den ich hier beschreiben möchte, auf Anhieb »normal«. In gewisser Weise ähnlich den Jugendlichen, die ich in einem anderen Kapitel beschreibe, hatte Fabian Anpassungsmechanismen ausgebildet, die dem Schutz seines autistischen Kerns dienten. Das heißt, er passte sich der Realität, den Objekten an, um sie in Schach zu halten. Die Anpassungsmechanismen waren bei Fabian jedoch, aufgrund seines jüngeren Alters, noch nicht so verfestigt wie bei den jugendlichen Patienten, seine Entwicklungsmöglichkeiten, wie man sehen wird, viel größer.

Fabian, 7 Jahre

7 Jahre, 150 Stunden (zweistündige Frequenz, in der Schlussphase einstündig)

Als ich ihn kennenlernte, besuchte Fabian die erste Klasse einer Grundschule, nachmittags war er im Hort untergebracht. Seine Lehrerin hatte die Eltern darauf aufmerksam gemacht, dass Fabian im Klassenverband extrem zurückgezogen wirkte. Im Grunde, hatte sie gesagt, sei er so zurückgezogen, dass man seine Gegenwart leicht vergessen könne. Am Unterrichtsgeschehen beteiligte er sich nicht. Sprach sie ihn direkt an, so die Lehrerin, sei sie jedes Mal erstaunt, wieviel er auf irgendeine Weise mitbekommen habe. Tatsächlich seien seine Leistungen hervorragend.

Im Nachhinein, als ich über diese Information, die die Eltern mir gegeben hatten, nachdachte, kam mir sofort der Gedanke, dass er in seiner inneren Welt mit den Leistungen den Anforderungen der äußeren Welt ein Tribut zollte.[18] Mit dieser Vermutung sollte ich recht behalten. Als wir später manchmal miteinander sprachen, erfuhr ich, dass er die Schule gar nicht mochte. Er fühlte sich unwohl und wartete darauf, wieder nach Hause gehen zu können. In den Pausen irrte er allein und verloren über den Schulhof.

Als Fabians Mutter nach dem Hinweis der Lehrerin den Kontakt mit den Hortbetreuern suchte, stellte sich heraus, dass Fabian mit anderen Kindern weder sprach noch spielte. Mit den Betreuern sprach er nur, wenn diese ihn angesprochen hatten. Sie erlebten ihn als ungewöhnlich höfliches Kind.

Zu unserer ersten Stunde wurde Fabian von beiden Eltern gebracht. Fabian stand ein wenig entfernt von den Eltern. Wortlos trennte er sich von ihnen und folgte mir mit einem merkwürdig staksigen, ungelenken Gang. Es fällt mir richtig schwer, Fabians Äußeres zu beschreiben. Es fiel mir, bis auf sein ungelenkes Gehen, nichts an ihm auf, außer seiner Unscheinbarkeit. Es war, als verkörpere er die erwartbare Erscheinung eines siebenjährigen Jungen. Er nahm sofort Platz auf dem dafür vorgesehenen Stuhl. Wir tauschten, anders kann ich es nicht beschreiben, einige Worte aus, schoben sie zwischen uns hin und her. Ich fühlte, dass das ein hoffnungsloses Unterfangen war, Fabian sprach zwar mit mir, aber er war gar nicht da, nicht dabei. Die Worte waren leer, bedeutungslos, wie hohl. Ja, wenn er sprach und scheinbar ein Austausch in Gang kam, hatte ich die Fantasie, er könne ein humanoider Roboter sein. Ganz ähnlich war es auch mit seinen Blicken, er sah mich an, aber er sah mich gar nicht. Ich bemerkte, dass sein Blick immer wieder in Richtung eines Regals wanderte, in dem kleine Spielsachen standen. »Du kannst da ruhig hingehen und dir alles anschauen«, bemerkte ich. Kaum hatte ich zu Ende gesprochen, griff er sich eine Monsterfigur und warf sich mit ihr auf den Teppich. Ich sah, wie er mit der Figur kämpfte. Er war absolut versunken in diesem Spiel, er und die Figur kämpften und kämpften, er rollte mit ihr über den Boden. Manchmal schaute er die Figur an, als ob er sie studieren wolle, lange und gründlich. Ich fühlte, dass es ihm gelungen war, meine Gegenwart vollkommen auszuschalten. Er muss sich von meiner Gegenwart erholen, dachte ich spontan. Beeindruckt war ich von seinem Studium der Figur, der Ruhe und

18 »Fähigkeitsinseln sind Zeichen einer Dysfunktion, die in einer übergroßen Fähigkeit begründet ist, Kontexte zu ignorieren.« (Alvarez, 2001 [1992], S. 246)

Konzentration, die darin lag. Es war, als wolle er etwas wissen, herausfinden. Dies stand im größtmöglichen Gegensatz zu seiner Haltung zu meiner Person, die er vollkommen ausgeblendet hatte, deren bedrängende Gegenwart ihm unangenehm war.

Als das Stundenende nahte, fühlte ich mich extrem unwohl. Ich wusste nicht, wie ich die Stunde beenden sollte. Es war, als sei die Beendigung der Stunde und die damit verknüpfte Notwendigkeit, mit ihm in Kontakt zu treten, eine Grenzüberschreitung. Schon in dieser frühen Zeit verstand ich intuitiv, als wie bedrängend der Patient belebte Objekte erfuhr und wie erholsam und tatsächlich verlebendigend es für ihn war, sich mit unbelebten Objekten zu beschäftigen.

Wie ich schon vermutet hatte, beendete Fabian, kaum hatte ich angefangen zu sprechen, kommentarlos sein Spiel und verabschiedete sich höflich.

»Die Stillbeziehung war nicht immer einwandfrei«, bemerkte die Mutter wie beiläufig. Auf mein Nachfragen hin erklärte sie, dass Fabian oft geweint habe, sehr oft. »Irgendwie habe ich es auch manchmal geschafft, ihn zu trösten. Es war furchtbar anstrengend. Ich habe das mit dem Stillen volle sechs Monate durchgehalten. Aber ich hatte kein gutes Gefühl. Sein Körper war immer angespannt. Er konnte sich praktisch nicht anschmiegen. Er war hart, der ganze Körper war hart. Deshalb habe ich dann auch mit der Bobath-Gymnastik angefangen, ich hatte aber das Gefühl, dass er sich umso mehr verkrampft … Als Fabian dann fast ein Jahr alt war, hatte ich erstmals den Eindruck, dass es besser wird, dass eine Beziehung zwischen uns entsteht, in der er sich wohler fühlt, aber da stand auch schon die Trennung an.«

Ich war beeindruckt von der offenen Art der Mutter, wie sie über die schwere Zeit sprechen konnte. Ihre Stimme, die Art, wie sie sprach, war fast kalt, und doch war mir, als teile sie unbewusst einen tiefen Schmerz mit mir, als teile sie mir mit: Ich bin komisch, ich habe ein komisches Kind.

Im Alter von einem Jahr kam Fabian in eine Kinderkrippe. Er weinte viel. Nach einigen Monaten begann er sich zurückzuziehen, allein zu spielen, sich auf seine Weise anzupassen. Diesen Modus behielt er bei. Meine Fantasie war, dass kurz vor dem Krippeneintritt die Beziehung zwischen Mutter und Kind besser werden konnte, weil die Mutter sich aufgrund der bevorstehenden Trennung entspannen konnte. Ich dachte, das war auch ihr Körper, der immer angespannt gewesen war und sich nicht hatte anschmiegen können.

Tatsächlich sagte sie einmal: »Ich hasse Nähe, das kann ich gar nicht aushalten. Ich muss für mich sein, sonst fühle ich mich nicht wohl.« Sie blickte Fabians Vater an und fuhr fort: »Du kennst das ja, ich kann auch nur alleine schlafen und ich brauche meine Auszeiten, sonst werde ich verrückt.« Der Vater nickte beschwichtigend. »Dass wir überhaupt zusammen sind und ein Kind haben, das hat sich ergeben, wir haben das nie entschieden, wir hatten keine Liebesbeziehung. Wir haben in einer WG zusammengelebt und einmal miteinander geschlafen und da war ich auch schon schwanger … und wir wissen auch nicht, wie lange das überhaupt so weitergeht und ob es weitergeht.«

Der Vater war ziemlich still in den Elterngesprächen und beschränkte sich darauf, seine Partnerin – die Eltern waren nicht verheiratet – gleichzeitig zu bestätigen und zu beschwichtigen. Ich erinnere mich, dass Fabian einmal, während er die Elternpuppen im Puppenhaus begutachtete – die Therapie war bereits in Gang –, plötzlich zu mir sagte: »Sie lieben sich nicht. Meine Eltern lieben sich nicht.« Ich sah ihn fragend an. Fabian: »Ich weiß es einfach.«

Von der Mutter ging insgesamt etwas Gequältes, Unglückliches aus. Es war ihr wichtig, ihre Vergangenheit in Tschechien als eine gute Zeit mit fürsorglichen Eltern zu beschreiben. Wie beiläufig berichtete sie: »Mein Vater ist dann ausgezogen, als ich dreizehn Jahre alt war. Er hat entdeckt, dass er homosexuell ist und hat sich in einen Mann verliebt. Das war für uns alle, bis auf meine Schwester, vollkommen ok. Wir haben alle zusammen Urlaube verbracht, alle Feste gemeinsam gefeiert, das ist noch heute so … und ja, meine Schwester, sie hat ihm Vorwürfe gemacht, das macht sie noch heute … er habe uns betrogen, uns verlassen. Ich selbst habe ihn sofort darin bestärkt, seinen Weg zu gehen.«

Intuitiv verstand ich, dass die Schwester mit ihren emotionalen Ausbrüchen etwas zum Ausdruck bringen konnte, was der Mutter mangelte. Fabians Mutter sah alles nüchtern und sachlich, eine andere Möglichkeit die Dinge zu sehen hatte sie kaum.

Ich dachte darüber nach, dass sich ja die Schwester um die Liebe des Vaters, der heimlich schon einige Jahre mit seinem Freund zusammen gewesen war, betrogen gefühlt hatte. Noch einmal fiel mir Fabians Aussage ein: Meine Eltern lieben sich nicht. Vergangenheit und Gegenwart schienen sich plötzlich zu vermischen.

Es war nicht so, dass Fabians Mutter ihn nicht geliebt hätte. Sie liebte ihn in einer verzweifelten Art und Weise, sie rang und rang darum, ihn zu lieben.

Es war aber so, dass sie ihn nicht annehmen konnte, wie er war. »Das ist nicht normal … das macht mir Angst … warum ist er immer anders als andere Kinder … warum ist er so komisch …« waren wiederkehrende Äußerungen, wenn sie über ihren Sohn sprach. Ich habe das damals, während der Gespräche mit der Mutter, nicht verstanden, erst im Nachhinein fiel es mir wie Schuppen von den Augen: Unbewusst sprach sie von ihrem Vater, unbewusst vermischten sich Vater und Sohn. Unbewusst hatte sie von ihren Ängsten und Unsicherheiten bezüglich des Vaters nach seinem Outing gesprochen, die sie im Alter von dreizehn Jahren nicht hatte wahrnehmen, ernstnehmen können. Möglicherweise war sie in dieser Abwehr mit ihrer Mutter identifiziert gewesen.

Tatsächlich aber sprach sie mit diesen Äußerungen über ihren Sohn unbewusst nicht nur über ihren Vater, sondern auch über sich selbst. Es quälte sie, so zu sein, wie sie war. Sie empfand, dass etwas an ihr falsch, nicht richtig war. In gewisser Weise empfand sie ihr Kind, so wie es war, als Bestrafung.

Fabians Mutter war die ältere Schwester. Ihre Mutter war bei ihrer Geburt gerade achtzehn Jahre alt gewesen. Direkt nach der Geburt kam Fabians Mutter in eine Kinderkrippe.

Dass die Homosexualität des Vaters in der Familie gleichsam abgehakt, für bedeutungslos erklärt worden war, spricht auch davon, dass es insgesamt an innerem Raum mangelte.

Über Fabians Vater hatte ich die Fantasie, dass er sich unbewusst eine kastrierende Frau gewählt hatte. Er übernahm neben seiner Arbeit die gesamte Haushaltsführung mit Einkaufen und Kochen, um seine Frau, die sich oft schlecht fühlte, zu entlasten. Er ließ sich aus dem gemeinsamen Schlafzimmer ausquartieren, er verlangte nichts, er forderte nicht. »Ich mache alles, um den Hausfrieden zu erhalten«, sagte er einmal. Insgesamt blieb er lange Zeit merkwürdig blass für mich. An seine Kindheit erinnerte er sich überhaupt nicht. »Ich habe einen älteren Bruder«, bemerkte er, »ich glaube, wir haben viel zusammen gemacht …«

Es war Fabian, der mir von den Eltern des Vaters, die sehr wichtig für ihn waren, erzählte. »Am Wochenende war ich wieder bei Oma«, erzählte er im Verlauf der Behandlung häufig. Lange Zeit erfuhr ich auch gar nicht mehr. Ich merkte aber wohl, wie wichtig diese Besuche für meinen Patienten, der mir sonst wenig erzählte, ja kaum mit mir sprach, waren.

»Du gehst gerne zur Oma«, bemerkte ich einmal. Fabian, strahlend: »Oh ja. Meine Oma … das sollst du jetzt aber für dich behalten … sie erlaubt mir alles. Ich kann so lange mit der Switch spielen, wie ich will. Sie hat auch viele Spielsachen, die sind noch von meinem Vater … sie kocht meine Lieblingsgerichte, sie meckert überhaupt nie rum.« Ich: »Das muss sehr entspannend dort sein.« Fabian: »Leider will meine Mutter nicht, dass ich so oft hin gehe, sie sagt, wir wollen am Wochenende auch mal was zusammen machen.«

Die Einstellung der Mutter zur Wochenendgestaltung war ambivalent. »Ich finde das schon gut, wenn sie Fabian nimmt, weil mich das entlastet, andererseits hat mich die Lehrerin darauf angesprochen, dass Fabian im Morgenkreis am Montag stets berichte, er sei bei seinen Großeltern gewesen. Und sie hat ja recht, wir müssen auch mal was zu dritt machen …«

Wenn Fabian von X erzählte – da wohnten die Großeltern –, wirkte er zunehmend lebendiger. Man konnte förmlich spüren, wie aufgehoben er sich dort fühlte, wie er den Großelternwochenenden entgegenfieberte. Dort war er »richtig«, nichts an ihm war falsch und sollte anders sein. Ich dachte für mich: Es ist eine Zuflucht. Es ist eine lebensnotwendige Zuflucht.

Auf die Beziehung Fabians zu seiner Mutter angesprochen, sagte der Vater nachdenklich: »Meine Mutter war immer schon so, sie hat alles erlaubt. Ich glaube, dass das nicht gut war und dass ich es im Leben deshalb nicht leicht hatte.«

Bei Fabian haben wir es mit einem Kind zu tun, das offensichtlich bis zum Schuleintritt nicht auffiel. Es waren seine wirklich massiven Anpassungsbestrebungen, die das verhinderten. Tatsächlich verschwand er ja nahezu, verstand es, sich unsichtbar zu machen, sich in einer fast unheimlichen Weise zurückzuziehen. Ja, er störte niemanden und fristete sein Dasein im Winkel eines Raumes, so stellte ich mir das vor. Da er nicht laut war, niemanden störte, ließ man ihn lange, jahrelang gewähren.

Ganz ähnlich verlief auch seine Zeit in der häuslichen Umgebung. Die Eltern gingen ihren Erledigungen und Beschäftigungen nach, Fabian zog sich in sein Zimmer zurück.

Irgendwie fühlte er, irgendwie hatte er verstanden, auf welche Weise er die Objekte in einer ihm angemessenen Distanz halten konnte. Man kann das schon so sagen: Die Objekte störten allesamt. Er hielt sie in Schach. Er fürchtete sie diffus. Er wusste gar nichts mit ihnen anzufangen. Er zollte ihnen Tribut und hoffte, das verstand ich, auf diese Weise ungeschoren davonzukommen. Er durchlief die erwartungsgemäße Entwicklung eines Kindes in vieler Hinsicht, denn er wusste auf seine gespenstische Weise, was man von ihm erwartete. Schon früh empfand ich, wie sehr sein Leben eine foltergleiche Qual war, ein Leben, in dem er sich leblos stellen musste, um zu überleben, und das erst begann, wenn es ihm gelang, einen Winkel zu finden, in dem man ihn vergaß.

In diesem Zusammenhang dachte ich manchmal an die physischen und psychischen Schmerzen, die die gymnastische Behandlung im Säuglingsalter verursacht haben mochte. Hinzu kam, dass Fabian im Alter von drei Jahren sowohl einer Phimosenoperation unterzogen wurde als auch einer Operation der Rachenmandeln und Polypen. Ich hatte die Fantasie, man habe ihn unter dem Deckmantel einer Pseudorationalität unbewusst zurechtrücken und zurechtschneiden, korrigieren wollen.

Die Behandlung begann. Fabian nahm stets als erstes die Monsterfigur und begann mit ihr am Boden zu kämpfen, auch etwas vor sich hin murmelnd, das ich nicht verstand. Bis auf die Begrüßung und den Abschied sprachen wir nicht. Ich hatte das Gefühl, dass es so sein musste, es fühlte sich richtig an, zu schweigen. Nach einigen Stunden machte ich manchmal Bemerkungen. »Ein heftiger Kampf, da ist ganz schön was los.« Oder: »Du sprichst mit dem Monster, aber ich kann es nicht verstehen.« Fabian reagierte auf meine Bemerkungen nicht. Einmal sagte ich: »Du willst lieber mit dem Monster als mit mir zusammen sein, es fühlt sich besser an.« Er schaute kurz auf und nickte. In der nächsten Stunde setzte er sich zu mir an den Tisch. »Ich male heute mal Pokémons.« Ich: »Du denkst, ich will das nicht, dass du am Boden spielst.« Fabian: »Ich weiß nicht.« Er begann zu malen. Ich nahm mir ein Blatt und zeichnete auch ein Pokémon. Fabian: »Du kennst Pokémons?« Ich: »Ja, ich kenne einige.« Tatsächlich kannte ich ein Pokémonspiel, über das ich einige der Figuren kennengelernt hatte.

Ja, es war so, wir hatten zufällig etwas entdeckt, das uns beiden Spaß machte. Wir unterhielten uns in unseren Stunden über Pokémons, welche Attacken sie hatten, welche Verteidigungsmöglichkeiten. Über etwas anderes sprachen wir nicht. Nach einer gewissen Zeit griff sich Fabian stets die Monsterfigur und legte sich mit ihr auf den Boden.

Ich bemerkte, dass mich unsere Gespräche über Pokémons zu langweilen begannen. Nach der anfänglichen Euphorie, überhaupt ein gemeinsames Thema mit Fabian gefunden zu haben, empfand ich stark, wie seelen- und emotionslos unser Austausch war. Gleichzeitig dachte ich: Es ist der Austausch mit einem Objekt, der für Fabian möglich ist. Er genoss es, sich mithilfe der Pokémons in einer Welt zu bewegen, die mit der Wirklichkeit nichts zu tun hatte; das Spiel mit ihnen war dem mit der Monsterfigur ähnlich. Der einzige Unterschied war, dass ich auch mit Pokémons spielte. Wir bewegten uns also beide in einer Welt, die nichts mit der Wirklichkeit zu tun hatte. Ja, es war schon so, wir streiften schließlich das Thema der Lieblingspokémons, wir sprachen darüber, welche Pokémons uns in unseren jeweiligen Spielen fehlten. Es wurde irgendwie dichter und persönlicher. Fabian versuchte mir zu helfen, mir Tipps zu geben. Er schlug sogar vor, mir ein Pokémon zu schicken, das mir fehlte. Das brachte eine interessante Bewegung in unsere Kommunikation. Spontan hätte ich das von Fabian vorgeschlagene Pokémon sehr gerne gehabt, schon lange hatte ich mir das gewünscht. Ich dachte darüber nach, dass das heißen musste, dass Fabian fühlen konnte, dass mir das wichtig war. Es wurde mir aber auch zu dicht, irgendwie heiß, viel zu viel, als wären wir aus einer kühlen Zone, in der wir sicher waren, in der Nähe von etwas Heißem und Zerstörerischem gelandet. War ich das jetzt, die Angst vor Fabian hatte? Jedenfalls lehnte ich den realen Austausch von Pokémons ab, da dies auch den realen Austausch von Daten bedeutet hätte. Fabian sagte Ok und fügte nach einer Weile hinzu: Schade. Wir sahen uns an und ich dachte auch: Schade. Es war ein Austausch über etwas, bei dem zum ersten Mal Emotionen beteiligt waren. Es war um Nähe und Distanz gegangen, um Begehren und Enttäuschung. Diese Gefühle hatten in der Begegnung von Fabian und mir einen Raum bekommen. Nach meinem Zurückweichen flachte unsere Beziehung wieder ab in etwas Seelenloses. Ich überlegte, ob ich auf diese Weise in der Übertragung etwas von der Schwierigkeit der Mutter in der Begegnung mit dem kleinen Fabian erlebt hatte. Meine Vermutung war, dass das ödipal begehrte und mit seinem Outing unerreichbar werdende väterliche Objekt sich in der Beziehung zu ihrem Kind spiegelte. Sie hatte Angst, dass es heiß werden könnte – was ja gleichbedeutend mit einer schweren Verletzung, Versengung war. Nur im kühlen Bereich fühlte sie sich sicher. Dazu passt, dass sie erst in dem Moment eine Art von Beziehung zu Fabian fühlen konnte, als die Trennung, die Unterbringung in der Krippe, bevorstand. Dazu passte auch ihre unaufhörliche Sorge um seine »Normalität«, als Fabian sich zu entwickeln begann, als er plötzlich mit anderen Kindern spielte und diese zu sich nach Hause einlud. Einmal sagte ich: »Fabian wird seinen Weg machen, er braucht das jetzt sehr stark, dass Sie ihn so nehmen, wie er ist.« Sie sah mich fassungslos an und begann furchtbar zu weinen. »Es gibt gar nichts, was ich mehr tun möchte«, sagte sie, »warum kann ich das nur nicht?« Ich: »Sie müssen mich entschuldigen, ich weiß nicht, ob ich Ihnen da zu nahe trete, aber ich denke oft an Ihren Vater, was Sie damals erlebt haben mögen, als er sich outete ...« Sie: »Ach, ich weiß nicht. Das wieder war für mich normal ...«

Auch wenn wir dieses Thema nicht wieder berührten, weil ich das Gefühl hatte, sie nicht bedrängen zu dürfen, wuchs in mir der Eindruck, dass es etwas war, über das sie für sich alleine manchmal nachdachte. Ich erlebte sie als durchlässiger, weniger kühl im Umgang mit Fabian, tatsächlich als »normaler«.

Ich möchte von einem zentralen Spiel berichten, das ungefähr in der Mitte der Behandlung stattfand. Mein Wunsch, Fabian zu erreichen, war groß. Ich empfand die immer wieder sich ausbreitende Seelenlosigkeit unseres Kontaktes als schmerzlich und bedrängend. Wir sprachen zwar inzwischen, aber es war eher wie ein Dialog zweier Roboter. Jeder blieb für sich und allein, es fand keinerlei wirklicher Austausch statt. Das war das eigentlich Schwierige an der Behandlung Fabians: dass er geübt war in der Anpassung an eine unliebsame Realität, an die Existenz der Objekte. Er verhielt sich nicht, wie man sich ein autistisches Kind vorstellte, aber er war eines. Er nutze die Anpassung an die Objekte, um diese umso besser meiden zu können.

Auf meinem Tisch in der Praxis stand eine kleine Sanduhr, die in verschiedenen Farben drei Minuten (Grün), fünf Minuten (Schwarz) und sieben Minuten (Rot) benötigte, um durchzulaufen. Fabian nahm sie in die Hand und drehte sie hin und her. Ich: »Damit kann man Tee kochen.« Er, leise: »Wie?« »Also mit dem schwarzen Sand sieht man, wie lange schwarzer Tee braucht, der grüne Sand ist für grünen Tee, der rote für Früchtetee.« Er: »Ok.« Ich holte Tassen und eine Kanne aus dem Puppenhaus und demonstrierte die Zubereitung des Tees. Fabian griff das auf. Er begann selbst den Tee zuzubereiten. »Welchen Tee willst du?«, fragte er immer wieder und bereitete ihn dann zu. Ich bemerkte, dass wir uns oft anlächelten, während wir spielten, auch lachten. »Oh, schon wieder habe ich grünen Tee bestellt«, sagte ich etwa und wir mussten beide lachen. Etwas war anders als sonst. Wir waren wirklich beieinander in diesem Spiel. Es erinnerte mich an das Spiel einer Mutter mit ihrem Kleinkind. Es wurde Fabian gar nicht langweilig, immer wieder den Tee zu kochen und mich zu fragen, welchen ich möchte. Es war eine belebte Atmosphäre entstanden. Wir spielten dieses Spiel viele Stunden lang. Einmal sagte

Fabian: »Gestern habe ich so was Ähnliches mal mit meiner Mutter gespielt.« Ich überlegte, ob die Mutter und Fabian auf diese Weise vielleicht etwas nachzuholen vermochten, was nie stattgefunden hatte: ein absichtsloser, spontaner Kontakt, aus dem sich eine tiefe Freude und Nähe entwickelte.

Ich habe das Teespiel ein zentrales Spiel genannt, weil es hier nicht darum ging, das Objekt zu meiden und sich anzupassen. Es war spontan entstanden, so wie viele Spiele zwischen Mutter und Kleinkind entstehen, aus dem Wunsch, einander nah zu sein.

Man könnte sagen, mit Fabian und mir war es so, dass wir uns durch das Teespiel in einer Weise nahegekommen waren, die nicht mehr rückgängig zu machen war. Die über einen langen Zeitraum so freudlose Atmosphäre unserer Stunden wich einem einander Zugewandtsein. Es war eigentlich egal, wie Fabian die Stunden gestaltete – manchmal spielte er noch mit dem Monster –, wir waren uns nahe. Er begann manchmal mir Dinge mitzuteilen, die ihm Sorgen bereiteten. »Schläfst du eigentlich gut?«, begann er ein Gespräch. Ich: »Ach, ganz gut.« Er: »Meine Mutter leider nicht, weißt du, sie kann nicht schlafen. Überhaupt hat sie viele Sorgen, das merke ich. Sie will am Wochenende allein zu ihrer Mutter fahren … vielleicht geht es ihr dann besser.« Oder: »Gestern hat es gewittert. Ich hatte echt Angst. Hast du das auch?«

Fabian tastete sich heran an Gefühlszustände. Er begann zu bedenken, was in ihm vorging, Angst, Freude, Sorge.

Die Beendigung der Behandlung geschah auf Wunsch der Eltern. Sie fanden, Fabian habe sich super entwickelt und alles sei ok. Fabian schloss sich dieser Sichtweise an. Ich selbst hatte darüber gesprochen, dass ich gerne noch eine Weile mit Fabian arbeiten würde, noch nicht das Gefühl hätte fertig zu sein, nahm die Entscheidung der Eltern jedoch hin.

Sobald klar war, dass unsere Trennung in absehbarer Zeit bevorstand, begann Fabian in jeder Stunde nachzufragen, ob er mich denn würde besuchen können, was ich bejahte. Ich hatte das Gefühl, dass wir beide auf einer tiefen Ebene davon ausgegangen waren, für immer zusammen zu sein. Unbewusst lebte zwischen uns die frühe Szene der Trennung von seiner Mutter auf, damals, als die beiden sich nach großen Schwierigkeiten endlich nahegekommen waren.

In unserer letzten Stunde fragte Fabian sofort erneut, kaum hatte er den Raum betreten, ob er mich besuchen könne. Er war sehr, sehr aufgeregt und fuhr fort zu sprechen: »Ich will dich unbedingt besuchen, am besten am nächsten Montag.« Das wäre der Termin unserer nächsten Stunde gewesen … In meinem Kopf waren viele Gedanken auf einmal, als ich schließlich antwortete: »Ja, ich weiß, es wäre schön, ich merke es auch, wenn ich daran denke … wir werden uns heute verabschieden und das ist schwer … du wirst mich besuchen können, ja, das ist etwas, was du mit deinen Eltern besprechen musst, sie werden mich dann anrufen, einen Termin vereinbaren, so haben wir das auch im Elterngespräch besprochen.«

Ich überlegte, während ich sprach, dass ich in der Übertragung immer wieder auch Fabians Oma gewesen war, die ihn gewähren ließ, ihn nahm, wie er war, die aber von der Mutter auch als Konkurrentin erlebt worden war. Ich verstand den Wunsch der Mutter, wieder mit Fabian allein zu sein, ohne mich.

Fabian seufzte, dann strahlte er mich an: »Das mach ich auf jeden Fall.«

In der Behandlung Fabians war tatsächlich Nähe, war Beziehung entstanden. In einer regressiven Bewegung hatte er wieder anknüpfen können an etwas, das er mit seiner Mutter eine kleine Zeit lang, kurz bevor er in die Krippe kam, erlebt hatte. Die Neuinszenierung dieses Geschehens hatte es ihm ermöglicht, wieder Hoffnung zu schöpfen. Der Panzer, der um seine Seele gewachsen war, der insgesamt seelenlose Umgang mit den Objekten, die Flucht vor ihnen, all dies durfte sich mildern. Ganz sicher war ich in dieser Behandlung auch ein konkretes, bedeutsames Objekt, mit dem er etwas erleben konnte, zu dem er jeglichen Zugang verloren hatte. Ganz sicher war es schwer, richtig schwer, auch für mich, sich zu trennen. Mit seiner Frage nach der Möglichkeit von Besuchen baute sich der Patient unbewusst eine Brücke, um nicht noch einmal alles zu verlieren, was gewesen war. Er schützte sich, indem er in einer tiefen emotionalen Bewegung dafür einen Raum und Worte fand, die an die Stelle der so lange für ihn nötigen Panzerung getreten waren, mit der er die als Verfolger, Eindringlinge und Grenzüberschreitende erlebten Objekte in Schach gehalten hatte.

Aber auch die Mutter war, behutsam und tastend, einen Weg zurück gegangen und hatte die traumatische Szenerie um das Outing ihres Vaters gestreift, die sie in einer kontraphobischen Weise zu bewältigen gesucht und die den inneren Zugang zu ihrem Sohn unbewusst verstellt und sie zur Verzweiflung getrieben hatte.

Autistische Barrieren als Abwehr transgenerationeller Traumata

Einführung

Bei den beiden jugendlichen Patienten, über die ich in diesem Kapitel sprechen möchte, kommt es zu andrängenden depressiven Leidenszuständen, die die autistische Abwehr infrage zu stellen scheinen. Wie wir sehen werden, ist die Tendenz, den Leidenszustand selbst infrage zu stellen, diesen Behandlungen immanent.

»Was geschieht mit mir?«

»Das kenne ich nicht.« Die Patienten schienen mit einem Teil ihrer selbst konfrontiert, der ihnen vollkommen unbewusst gewesen war. Das Bewusstwerden der Leere, die Angst, nicht mehr wie gewohnt funktionieren zu können, bedrängte sie. Es handelte sich, so vermutete ich, um eine Regression zu frühen Zuständen von Einsamkeit und Schutzlosigkeit, die in der depressiven Symptombildung einen Ausdruck suchten. Die autistische Abwehr aller Emotionalität funktionierte nicht mehr in der gewohnten Weise. Ziemlich sicher war es die Schwelle zum Erwachsenenalter, die neuen Entwicklungsanforderungen, die ihren Teil zu diesem Zustand beitrugen und vielleicht, so dachte ich, auch die Möglichkeit eines Neubeginns in sich trugen.

Beide Mädchen bewegten sich im sozialen Kontext seelenlos. In der Gegenübertragung erlebte ich sie als fremd, kühl und war lange Zeit nicht in der Lage, mich in sie einzufühlen. Ich gehe davon aus, dass ich auf diese Weise etwas davon erfuhr, wie sie die Welt der Objekte erlebten. Passagere depressive Leidenszustände, die ihnen widerfahren waren, wünschten sie abzustellen und den vorherigen Zustand ihres beziehungslosen Funktionierens wiederherzustellen. Bezeichnender Weise kam es in beiden Fällen zu keiner langfristigen Behandlung.

a. Linda, 18 Jahre, 24 Stunden (einstündige Frequenz)
b. Mary, 18 Jahre, 75 Stunden (ein- bis zweistündige Frequenz)

Linda, 18 Jahre

18 Jahre, 24 Stunden (einstündige Frequenz)

Lindas Mutter kontaktierte mich per Mail. Tatsächlich erhalte ich sehr viele, zum Teil umfangreich gestaltete Anfragen auf diese Weise, die ich nicht beantworte, weil mir die Kapazitäten dafür fehlen. Termine für Erstgespräche vereinbare ich ausschließlich telefonisch. Insofern nimmt die Mail von Lindas Mutter eine absolute Sonderstellung ein.

Die Mail war lang. Sie umfasste drei DIN-A-4-Seiten. Zunächst las ich die Mail genauso wenig wie alle anderen. Sie ging mir aber nicht aus dem Kopf, trotz der abschreckenden Länge, oder gerade deshalb. Ich hatte die Fantasie einer großen Not. Drei Tage nach Erhalt las ich die Mail.

Die Mutter schilderte ihre Not, ihre Tochter nicht erreichen zu können. Linda sei schon immer ein zurückgezogenes Kind gewesen, mit dem nur schwer in Kontakt zu kommen gewesen sei. Körperkontakt habe sie abgelehnt, eigentlich schon als Baby. Ihre Probleme in der Schule seien stets groß gewesen, sie habe keine Freunde. In den letzten Monaten aber habe sie sich vollkommen in ihr Zimmer zurückgezogen. Durch den coronabedingten Fernunterricht sei die Situation verstärkt worden. Sie spreche mit niemandem. Wenn sie versuche, mit Linda zu sprechen, sage diese, es sei alles ok. Sie sehe aber genau, dass dies nicht so sei. Wie könne ein Mensch viele Monate lang sein Zimmer nicht verlassen, es sei denn, er hole sich hastig Essen aus der Küche oder besuche die Toilette? Ihr Gefühl sei, dass Linda immerzu auf ihrem Bett liege, so zumindest treffe sie sie stets an, wenn sie Kontakt suche. Letzte Woche habe sie nun endlich darauf bestanden, mit Linda einen Psychiater aufzusuchen, der sofort alarmiert gewesen sei. Er habe Medikamente und eine Klinikeinweisung empfohlen, aber auch eine ambulante Therapie nicht ausgeschlossen. Die Mutter bat mich um einen Termin für ihre Tochter.

Ebenfalls entgegen meiner sonstigen Gewohnheit, machte ich mit der Mutter per Mail einen Termin für Linda aus. Meine Fantasie war, dass sie mich nicht selbst anrufen würde.

Wir trugen beide Masken, als wir uns kennenlernten. Ich sah ein etwas dickliches junges Mädchen mit langen schwarzen Haaren. »Meine Mutter wollte, dass ich komme, weil sie findet, ich ziehe mich zurück.« Ich: »Wie siehst du das?« Linda: »Ich finde das ganz normal, ich bin eher ruhig, ich brauche keinen Kontakt.« Ich: »Wie war das, die lange Zeit in deinem Zimmer?« Sie: »Es war ok, ich hätte ja rausgehen können, wollte aber nicht.« Ich: »Die Notwendigkeit rauszugehen war mit dem Fernunterricht sozusagen weggefallen.« Sie: »Genau. Es gab einfach keinerlei Grund mein Zimmer zu verlassen.«

Auf diese Weise verliefen alle Dialogszenen mit Linda, die neben längeren Schweigepausen stattfanden. Ich befand mich sozusagen vor einer Mauer von Nüchternheit, formaler Logik und Kühle. Man könnte auch sagen, es war, als kämen wir aus einander vollkommen fremden Kulturen. Wir verstanden nichts voneinander.

Als ich nach nur wenigen Stunden, nachdem Linda und ich uns kennengelernt hatten, beschlossen hatte, die »Maskenpflicht« in meiner Praxis aufzuheben, war Linda meine einzige Patientin, die die Maske gleichwohl aufbehielt. Ich: »Du kannst die Maske hier abnehmen.« Sie: »Ich weiß, aber es ist mir lieber so. Ich habe mich daran gewöhnt.«

Linda sprach überhaupt nur dann mit mir, wenn ich sie ansprach. Als ich diese Wahrnehmung ihr gegenüber formulierte, erwiderte sie: »Ich habe nicht das Bedürfnis zu sprechen.«

Das Interessante war, dass das nicht im Geringsten aggressiv auf mich wirkte oder narzisstisch kränkend, es war einfach die Wahrheit, das konnte ich fühlen. Gefühle existierten nicht in Lindas Welt. Es gab sie einfach nicht.

Als Linda an einem heißen Sommertag zum ersten Mal ihre Maske abnahm, fühlte ich ein abruptes Erschrecken. Es war, als wirke sie nun noch fremder auf mich.

Es ist wirklich schwer zu beschreiben. Ich fühlte mich nicht angezogen von dem Gesicht, es stieß mich ab in einer Art von Holzschnittartigkeit und ich dachte, jetzt bin ich diejenige, die sich an etwas Neues gewöhnen muss.

Die Patientin kam übrigens pünktlich und zuverlässig. Aufgrund eines Arzttermins bat sie um Verlegung einer Stunde. Ich fragte sie, warum sie da hingehe. Linda: »Irgendwas stimmt mit meinen Hormonen nicht, keine Ahnung, ich habe ziemlich starken Haarwuchs, überall.« Ich: »Unangenehm …« Sie: »Nein, gar nicht. Für mich ist das ok. Manchmal gehe ich zum Lasern, meine Mutter hält das für richtig, ich habe nichts dagegen.« Für mich denke ich: Wie die Stunden bei mir.

Ich merke im Nachhinein, wie mich der starke Haarwuchs der Patientin beschäftigt und mir Sorge bereitet. Ich überlege, wie in jeder Hinsicht beeinträchtigend das für ein junges Mädchen sein mag. Gleichzeitig wusste ich, das war wieder ich, die aus der fremden »Kultur«, die so empfand.

Ich las in der Zeit, in der Linda zu mir kam, in einem Buch von Jonathan Franzen (2021) von einem der Indianerstämme der Cherokee, die nur selten sprachen und überhaupt nur, wenn es unbedingt nötig war. Sie betrachteten viele Worte als Übergriff. Sie reagierten niemals spontan. Sie beurteilten und bewerteten auch nicht. Sie hörten schweigend zu und äußerten sich nur, wenn es unbedingt erforderlich war. Der Protagonist des Buches von Franzen ist fasziniert von der fremden Art der Cherokee.

Ja, Linda erinnerte mich an die Cherokee aus Franzens Geschichte. In gewisser Weise war ich auch, dem Protagonisten gleich, fasziniert von ihrer fremden Art, die der meinen so gar nicht glich.

Linda kam zu mir, weil ihre Mutter das wünschte. Sie bewertete das nicht. »Sie muss sich Sorgen gemacht haben, deshalb bist du jetzt bei mir«, sagte ich einmal. Sie: »Ja, sie hat sich Sorgen gemacht. Sie hat das nicht verstanden, dass ich am liebsten in meinem Zimmer war. Sie hat mich wieder und wieder gefragt. Ich habe gesagt, es ist alles ok.«

Es fiel mir auf, dass Linda, von Treffen mit Schülern ihrer Klasse im Park berichtete, als ich sie gefragt hatte, ob sie heute von der Schule käme. Ich: »Das ist neu. Du triffst dich mit anderen.« Sie: »Ich gehe mit, wenn sie mich fragen. Früher haben sie mich nicht gefragt.« Ich: »Vielleicht macht es dir Freude.« Linda: »Es ist schwierig. Ich fühle mich nicht wohl. Am liebsten bin ich zu Hause.«

Wie so oft hatte ich das Gefühl, dass Linda sich anpasste, um ihre innere Welt zu schützen. Es war eine Welt, in der Beziehung, Bindung und Einfühlung nicht existierten. Manchmal spielte sie gleichwohl mit, um ihr Fremdsein zu verbergen und zu bewahren. Sie verstand gar nichts von Bedeutungen und Gefühlen.

Sie trug stets Kleidungsstücke, die ihr viel zu groß waren. Einmal fragte ich sie nach ihrem besonderen Kleidungsstil. Sie: »Ich kaufe mir nie Kleider, ich trage Kleider meines Vaters. Irgendwie passen die am besten zu mir.« Natürlich hatte ich auf Anhieb tausend Gedanken dazu, von denen ich wusste, dass Linda sie nicht würde nachvollziehen können. Ich glaube, sie wünschte sich unbewusst, ohne Wenn und Aber so sein zu können, wie sie war. Niemals hätte sie das in dieser Weise formuliert, das war mir klar.

Lindas Eltern lebten getrennt, seit sie sieben Jahre alt war. Sie verbrachte, zusammen mit ihrem jüngeren Bruder, die Hälfte der Woche bei ihrem Vater.

Das erfuhr ich nebenbei. »Meine Eltern sind befreundet. Sie feiern auch Geburtstage und Weihnachten zusammen mit uns und der größeren Familie meines Vaters.« Ja, ich fragte sie, wie das damals war, als der Vater ausgezogen war. Linda: »Das war ok, es war gar kein Unterschied. Wir haben uns alle weiterhin gesehen.«

Vom Vater erfuhr ich nach und nach, dass er wenig sprach und sehr ruhig war, zumeist mit seinem Computer beschäftigt. Auch in der Zeit, in der Linda das Bett nicht mehr verließ, eine Zeit, die sie ja zur Hälfte bei ihm verbracht hatte, wurde er im Gegensatz zur Mutter nicht aktiv. Ich ahnte: Mit ihm fühlte sie sich weniger fremd. Das sprach ich einmal aus, Linda nickte. Sie sei wie der Vater, ihr Bruder wie die Mutter, die redeten viel. Nicht lange nach der Trennung der Eltern, auch das erfuhr ich, hatte die Mutter einen neuen Partner gefunden, der Vater war bis heute allein geblieben.

Meine Patientin berichtete mir, dass ihr Vater sechzehn Geschwister habe. Seine Eltern seien Mormonen. Er erzähle aber eigentlich nie davon, es sei nur klar, dass er selbst überhaupt nicht religiös war. Die Geschwister des Vaters lebten über die ganze Welt zerstreut und versammelten sich zu Weihnachten stets im Haushalt der Großeltern Lindas. Linda selbst wusste gar nichts über Mormonen.

Ich habe darüber nachgelesen, dass bei Mormonen ein starkes Gefühl der Gemeinschaft besteht, das begründet ist in massiven Verfolgungen in der Anfangszeit und einem daraus resultierenden, bis heute »vorherrschenden Gefühl missverstanden und abgelehnt zu werden.« Mormonen unterhalten keine Beziehung zu anderen Kirchen. Ihr Selbstverständnis ist die Wiederherstellung einer christlichen Urkirche und die Imagination einer Endzeit, die in einem Weltuntergang münden wird.

Meine Neigung in diesem Fall, mittels äußerer Quellen etwas zu begreifen – einmal waren es die Cherokee, nun die Mormonen –, wurde mir erst im Nachhinein bewusst und wurzelt ganz sicher in meinem unbewussten Wunsch der Verlebendigung unseres kargen Zusammeneins, das oft schwer erträglich war. Es war das Gefühl, immer mehr innerlich auszutrocknen. Es war, als bedürfe ich der äußeren Quellen, um nicht zu verdursten. Ganz offensichtlich fiel es mir schwer, den Raum für Fantasien und Träume innerlich zu halten, ohne mich »rückzuversichern« bei den »äußeren Quellen«. Es war wohl so: In der Gegenübertragung ging ein Sog von der Patientin aus, in dem ich unbewusst unterzugehen fürchtete, eine Sprach- und Bedeutungslosigkeit, und schlimmer noch, eine vollkommene Traumlosigkeit. Gleichzeitig, auch dies verstand ich erst spät, schien ich mich Linda unbewusst anzuverwandeln, indem ich Äußeres, Angelesenes nutzte, um meinen inneren Raum zu sichern.

Während der Behandlung Lindas hatte ich keinerlei Kontakt zu ihren Eltern, sie hatte das sofort abgelehnt. Gleichwohl habe ich oft über ihren Vater nachgedacht, über sein Zurückgezogensein, seine Kommunikationslosigkeit, sein Hinnehmen des Zustandes seiner Tochter, damals, als Lindas Mutter mir geschrieben hatte. Dabei war ich allein auf meine Fantasien angewiesen. Ich vermutete, dass ich etwas von meiner Patientin würde verstehen können, wenn ich mich mit ihrem Vater beschäftigte.

In der Beziehung zu Linda fühlte ich mich allein. Ich wusste, sie denkt und fühlt nicht wie ich. Ich vermutete, dass es meiner Patientin genauso gehen musste. Sie war immer allein, mit der Ausnahme ihres Vaters vielleicht, der ihr wohl ähnelte, dem sie sich mit seiner Kleidung anzugleichen versuchte.

Es passte zu Linda, dass sie gar nichts über Mormonen wusste, dem keinerlei Bedeutung zumaß. Es gab keine Bedeutung in ihrer inneren Welt. Dinge geschahen und sie nahm sie hin, sie bewertete nicht. Das war auch deshalb so, weil sie keine Gefühle an Ereignisse knüpfte.[19] Sie sicherte sich auf diese Weise ihren Raum. Manchmal wurde mir bewusst, wie aufgeladen von Bedeutung das Denken und Fantasieren in meiner inneren Welt war. Dann, ja dann verstand ich, wie es genau das war, was Linda auf ihre Weise ausschloss. Sie schloss damit Unsicherheit und Zweifel und Angst und Enttäuschung und Hilflosigkeit aus. Für mich, in »meiner Welt«, war offensichtlich, dass sie sich auf den Spuren ihres Vaters bewegte.

Ich hatte ihn mir als einsam inmitten seiner riesigen Familie vorgestellt, bedeutungslos. Zu seinem Zurückgezogensein passte der mormonische Kontext, der sich ja, wie ich nachgelesen hatte, dadurch auszeichnete, dass jeglicher Kontakt zu anderen Kirchen und deren Mitgliedern abgelehnt wurde. Das Trauma der Gründungszeit, die Angst vor Verfolgung und Tod, mündete in Isolation und starkem Rückzug.

Über meine Fantasien über den Vater, dem die Patientin, wie ich vermutete, unbewusst nahesteht, verstand ich Lindas monatelangen Rückzug in ihr Zimmer (der dem Vater gar nicht aufgefallen war), ihr traumatisches, die Mutter

19 »Das autistische Kind und der autistische Anteil eines neurotischen Patienten sind gefühllos und sprachlos.« (Tustin, 1990, S. 163)

erschütterndes Gelähmtsein, das auf mich plötzlich wirkte, als versteckte Linda sich vor einer überaus gefährlichen Welt, die sie nicht mehr betreten wollte.

Das Ende unseres Raumes, der Therapie, war von der Patientin frühzeitig gesetzt worden. Für sie war es im Wesentlichen der unvermeidliche Kompromiss mit ihrer Mutter, der sie zu mir geführt hatte. Die Therapie hatte für sie den Zweck, ihren Raum, ihre Existenz, ihr Zurückgezogensein zu sichern. Die sehr begrenzte Therapie war für sie der logische Preis, den sie zahlen musste.

Dass sie in dieser kurzen Zeit mehr Kontakte zu Mitschülern etc. zuließ als jemals zuvor, lese ich als unbewusste Anpassungsbestrebung, wieder in dem Sinne der Sicherung ihres Raumes.

Aber es war auch noch etwas anderes – wie zwischen den Zeilen, und darüber sprachen wir nie, fühlten sich unsere Stunden runder, weicher und nicht mehr so hart und eckig wie am Anfang an.

Ein einziges Mal, in einer unserer letzten Stunden, erzählte mir Linda von einer Szene, in der sie emotional tangiert gewesen war. Sie war mit einer Klassenkameradin verabredet gewesen. »Ich war schon zeitig an unserem Treffpunkt. Da rief sie mich an. Sie sei gerade noch zu Hause, habe es nicht geschafft, fahre aber gleich los.« Linda starrte mich an und schüttelte heftig den Kopf. »Ich kann es nicht begreifen, warum sie so handelte. Ich verstehe es nicht.« Ich: »Es war sehr unangenehm für dich …« So unmerklich nickte Linda, dass ich später fast daran zweifelte, ob sie genickt hatte. Ich: »Irgendwie tut so was weh, als wäre man vergessen worden …« Linda nickte erneut unmerklich. Ich fühlte mich ihr in diesem Moment nah. Ich wusste, dass ich nicht weiter über diese Szene sprechen durfte, sie nicht dabei stören durfte, ihren Raum zu sichern.

Es war die berührende Art des Schreibens der Mutter Lindas gewesen, die unsere Begegnung erst möglich gemacht hatte. Für Linda war die Mutter eine Fremde, eine »Fühlende«. Wie alles nahm sie das hin und bewertete es nicht. In der Übertragung war ich für die Patientin die fremde Mutter. Linda aber lebte in den Kleidern ihres Vaters, mit denen sie sich umhüllte. Unbewusst hatten Vater und Tochter ein wortloses Band zwischen sich geschaffen, einen durch die Kleider vermittelten Zustand von Haut an Haut. Ich stellte mir das nicht wie eine Nähe von Objekten vor, sondern als einen Zustand vor der Vergegenwärtigung des Getrenntseins, man könnte auch sagen: den Zustand des Ausgelöschtseins eines als traumatisch erlebten Getrenntseins, das, wie ich vermutete, in der von Schweigen und Sprachlosigkeit geprägten inneren und äußeren Welt des Vaters wurzelte. Ich hatte mir vorgestellt, dass er in der

Beziehung zu Lindas Mutter eine ungekannte Nähe erfahren hatte, die nicht gehalten werden konnte, und dass er nun mit der Tochter den alten Zustand des Beharrens auf einem sprachlosen Ungetrenntsein teilte.

Ich hätte gerne mit Linda weitergearbeitet. Tatsächlich sicherte sie das Ende unserer Stunden ab, so zumindest interpretierte ich das, indem sie ein längeres Praktikum in Spanien vereinbart hatte. Später, nachdem die Therapie längst beendet war, dachte ich manchmal: Vielleicht kommt sie noch einmal. Und ich überlegte, ob Linda ihrerseits wohl einmal mit dem Gedanken gespielt hatte.

Als Linda ging, hatte sich in mir gerade das Gefühl entwickelt, dass etwas möglich werden könnte zwischen uns, dass wir vielleicht langsam eine Art von gemeinsamer Sprache würden finden können. Mir war bewusst, dass wir gerade erst dabei gewesen waren, das Buchstabieren zu lernen.

Mary, 18 Jahre

Mary wartete mehrere Monate auf einen Therapieplatz. Ein sehr großes, asiatisches Mädchen mit kurzen Haaren kommt die Treppe schnell empor. Sie hat ein Diagnoseblatt der Stelle dabei, die sie an mich vermittelte.

Sie erzählte schnell und flüssig, dass sie seit Kurzem bei ihrem Vater lebe. Bei der Mutter zog sie aus, weil sie die Bevormundung und Dominanz nicht mehr ausgehalten habe. Es sei jetzt alles viel besser bei ihrem Vater, er lasse ihr mehr Freiheiten. In der Gegenübertragung fühle ich Angst, nicht schlau genug und schnell genug für Mary zu sein.

Als sie eine Stunde schriftlich absagt, denke ich sie kommt gar nicht mehr, ich verstehe sie nicht. Sie schreibt zur Nachricht dazu, sie freue sich auf die nächste Stunde. Ich fange an darüber zu grübeln, ob sie das wirklich meint, ich weiß es nicht. Ich bin unglaublich unsicher mit ihr.

Sie schaut immer skeptisch, denke ich und zweifle gleichzeitig an meiner Wahrnehmung. Sie hat sich einen Podcast über Containment angeschaut. Ich befürchte ständig, von ihr infrage gestellt zu werden, und denke, ich müsse ihr wichtige Dinge sagen. Sie spricht fast unablässig, kommt vom einen zum anderen. Ich habe dann Angst zu vergessen, was ich gerne sagen will.

Sie sagt, sie habe keine Beziehung zu ihren Eltern, zu ihren Freundinnen schon eher, sie merke da einen Unterschied. Aber immer wieder fühle sie seit einiger Zeit eine Leere, so, als sei gar nichts in ihr.

Trotz ihres Abiturs, sie steht überall auf Eins, kommt sie als wäre nichts, liefert in den Prüfungen ab. Nur einmal ist sie erstaunt, dass sie nach vielen Stunden des Lernens erschöpft ist, so etwas kenne sie gar nicht. Sie schaut mich ungläubig an, als ich es mit der besonderen Situation der Prüfung zusammenbringe. Sie scheint zu fürchten, dass etwas von ihrer unglaublichen Leistungsfähigkeit nachlassen könne.

»Obwohl mich niemand mag, war ich immer Klassensprecher, das ist, glaube ich, weil sie wissen, dass ich mich einsetze und niemals ein Unrecht zulasse.« Sie fügte hinzu: »Sie denken schlecht von mir, aber das ist mir egal.« Sie holte die Abizeitung aus ihrem Rucksack und begann vorzulesen, dass sie bei negativen Voten immer vorne stehe, auf dem ersten Platz. »Wer ist die nervigste Schülerin?«

»Wer diskutiert, bis das Gegenüber platt ist?«

»Wer weiß immer alles besser?«

»Wem geht man besser aus dem Weg?« Sie liest mit tonloser Stimme.

Ich: »Das ist gemein.«

Sie: »Wie gesagt, ich erwarte da nichts anderes.«

Ich: »Es ist auch traurig.« Sie schaute mich stumm an.

Mary ist immerzu unterwegs, auf Festivals, bei Workshops der Grünen, bei Fridays for Future. Sie hasst es, Zeit zu vergeuden, sie will immer in Kontakt mit Menschen sein, sagt sie. Sie fühle sich richtig schlecht, wenn sie ihre Zeit nicht ökonomisch nutze. Sie nimmt auch an einem Forum für queere Menschen und People of Colour teil.

Sie berichtet nun auch, dass das Zusammenleben mit dem Vater sie bedrücke, er wolle dauernd etwas mit ihr machen. Er verstehe auch nicht, dass er ein Vater sei. Schnell sei er beleidigt. Es sei auch schmutzig in dem Haus. Als sie früher alle vierzehn Tage zu ihm kam, habe sie darauf bestanden, dass er eine Putzfrau nehme. Jetzt habe sie manchmal das Gefühl, sie sei die Putzfrau. »Mit dem Klo ist es eklig. Mein Vater und seine Eltern sind der Meinung, man darf nicht abspülen, wenn man nur klein gemacht hat. Die sammeln das. Ich finde das eklig.« Ich: »Das würde ja heißen, du lässt deinen Urin in den deines Vaters laufen.« Sie: »Ich habe jetzt entschieden, nur das Gästeklo zu benutzen. In der Dusche darf man sich nicht groß umschauen, da ist Schimmel … überhaupt, ich bin meistens eh unterwegs.«

Ich gewinne den Eindruck, dass die Patientin sehr einsam ist. Die vielen Freunde, die sie hat, und denen sie hinterher telefoniert, haben häufig keine

Zeit. »Ich muss es akzeptieren, wenn in ihrem Leben gerade andere Dinge anstehen.« In den Stunden werde ich zur Zeugin ihrer Versuche, permanent mit Menschen in Kontakt zu kommen. Sie ist auf der Suche nach wichtigen Menschen, die politisch und gesellschaftlich auf der Höhe sind und sich engagieren.

»Meine Mutter möchte ich erst sehen, wenn ich meinen achtzehnten Geburtstag hatte … dann kann sie mir nicht mehr reinreden.« Ich: »Was könnte sie sagen?« Mary: »Es fällt ihr bestimmt was ein. Sie hat ja von mir immer verlangt, dass ich ihr einen Tag vorher schon sage, wenn ich etwas vorhabe, spontane Verabredungen nach der Schule waren nicht drin für mich. Auf meine Schwester musste ich am Abend aufpassen, wenn meine Mutter mit ihrem Freund zusammen war. Und jetzt scheint sie mit meiner Großmutter, also der Mutter meines Vaters, zusammenzuarbeiten. Meine Großmutter hat mir erzählt, dass sie sie angerufen hat, sie solle mir sagen, meine Schwester vermisse mich. Ich will einfach nur, dass sie sich jetzt raushält aus meinem Leben, bis ich achtzehn bin … und meine Oma, da ist auch wieder was sehr Unangenehmes passiert. Sie will, dass ich mich mehr um meinen Vater kümmere, er sei ja so einsam … und dann hat sie gesagt, ich sähe aus wie eine Geisha und ich habe versucht, ihr zu erklären, wie rassistisch das ist. Sie versteht gar nichts. Sie lacht nur, auch wenn ich ihr erkläre, dass ich bisexuell bin.« Die Patientin erzählte, ich erwähnte es bereits, viel und nahezu pausenlos. In ihrem Redestrom, so schien es mir, wurde alles Gesagte bedeutungslos. Wir fingen in jeder Stunde von vorne an, es entstand nichts zwischen uns. Zwar kam es in den Stunden mitunter zu Berührungen, sie stellten sich aber heraus, als wären sie nicht gewesen, sie konnten nicht gehalten werden.

Mary war, so nannte ich das für mich, »on the road«. Auch der Rahmen unser zwei Stunden pro Woche konnte häufig nicht gehalten werden. Ich: »Ich denke darüber nach, dass du die Therapie sehr ambivalent besetzt hast, immer wieder fallen Stunden aus.« Sie: »Ich komme sehr gerne, aber da ist halt auch noch das Leben, das brauche ich auch, meine Freunde, mein politisches Engagement.« Manchmal vereinbarten wir Videotermine, wenn sie in einer anderen Stadt war. Hinzu kam, dass die Patientin im November eine monatelange Reise nach Indien plante. Sie würde mit ihrem Vater, der häufig dahin reiste, zusammen fliegen und dann alleine durch das Land reisen, Leute treffen, interessante Dinge sehen. »Das heißt, die Therapie ist dann zu Ende«, bemerkte ich. Sie: »Ich weiß nicht, vielleicht können wir uns ja über Video sehen.«

Ich verstand, dass Mary unbewusst einen Videotermin leichter annehmen konnte als ein direktes Gespräch. Es war in der Übertragung, als wolle sie dafür sorgen, dass ich, ähnlich ihrer Mutter, mich nicht einmischte und auf Distanz blieb. Es war aber auch so, dass die vielen von ihr gesuchten Ereignisse in der Außenwelt sie vor ihrer Beschäftigung mit ihrer inneren Welt schützen sollten. Manchmal kam ich mir vor, als ob ich etwas alphabetisierte. Ich führte aus, dass es wichtig wäre, sich am gleichen Ort und zur gleichen Zeit zu sehen, dass aus diesem gesetzten Rahmen etwas entstehen könnte, eine Beziehung, dass wir uns immer besser verstehen könnten. Mary: »Das ist halt schwierig in meiner Lebenssituation, ich weiß auch noch nicht, was nach Indien kommt, wo ich studieren werde … wenn ich dann einen Studienort habe, ginge das, vielleicht wird es Amsterdam sein.« Ich: »Das wäre dann nicht mehr bei mir.« Mary starrte vor sich hin. Es war klar für mich, Mary band sich nicht an Menschen, sie konnte Menschen auswechseln. Das war nicht nur mit ihren Eltern so, von denen sie gesagt hatte, sie habe keine Beziehung zu ihnen, es betraf auch mich. Es betraf immer wieder auch die scheiternden Beziehungen zu Freunden. Ich fühlte mich resigniert, hoffnungslos, chancenlos. Ich überlegte, ob das etwas war, was Mary kannte.

Nach und nach erfuhr ich mehr von Marys Familie. Die Mutter, aus Vietnam stammend, war als junges Mädchen zum Studieren nach Deutschland gekommen. Marys Vater, ein weißer Amerikaner, war schon erheblich älter, als er sie kennenlernte. Er habe zuvor noch mit keiner Frau eine Beziehung gehabt. Überhaupt habe er immer zurückgezogen gelebt, keine Freunde gehabt. Das sei ja heute noch so. »Sein Bruder ist Autist. Er spricht kaum und er schaut einen nicht an. Sie wissen ja, dass mein Vater auch komisch ist. Er weiß nicht, was Gefühle sind, über so etwas kann man überhaupt nicht mit ihm sprechen.« Während sie spricht, denke ich: Mary weiß auch nicht, was das sein soll, Gefühle. Tatsächlich ist sie eine Meisterin in der Benutzung von leeren Formen, Floskeln, Abgehörtem. Sie ist eine Meisterin im Kaschieren ihrer Fremdheit unter Menschen. Marys Eltern trennten sich, als sie drei Jahre alt war.

»Mit meiner Mutter«, fährt sie fort, »war es auch seltsam … sie war ja meistens gar nicht da … und mein Vater sitzt praktisch unablässig zu Hause … ich habe nicht das Gefühl, zu ihnen zu gehören.«

Erstmals berichtete sie, die ich stets als den anderen hinterherrennend erlebt hatte, von einer Freundin, die ihr zu nahe kam. »Sie will einfach zu viel von mir. Mit sowas kann ich gar nicht umgehen. Wir kennen uns noch gar nicht lange und da will sie gleich so viel mit mir machen. Und als ich bei ihr zu Hause war, habe ich mich nicht wohlgefühlt … aber ich habe den Riesenfehler gemacht, sie zu meinem Geburtstag einzuladen … ich muss ihr absagen … ich will sie einfach nicht dabeihaben. Ich werde es ihr sagen, wie es ist.« Ich merke, wie ich innerlich erschrecke. Ich weiß, dass Mary großen Wert auf Ehrlichkeit legt. Das ist gewissermaßen ein Banner für sie, dem sie folgt. Zwischentöne existieren nicht, ein Blick für das Gegenüber auch nicht. Mary beginnt zu formulieren, was sie der Freundin sagen will, zum Beispiel, dass es sie, Mary, psychisch belaste, wie die Freundin sich verhalte. Sie gerät ins Stocken. Ich: »Es ist schwer … das eigentlich Interessante wäre die Frage, warum du sie eingeladen hast …« Sie starrt vor sich hin, »es ist komisch, ich weiß.« Ich: »Ich denke gerade darüber nach, dass es vielleicht auch so ist, dass du Angst hast, Menschen zu verlieren.« »Auf jeden Fall«, sagt sie und verfällt in Schweigen.

Kaum habe ich sie nach dieser Stunde verabschiedet, überfällt mich der Gedanke, dass in der Übertragung ich diejenige bin, die ihr zu nahe kommen will. Sie hat mit mir ein Stundensetting vereinbart, mich quasi »zum Geburtstag eingeladen«, aber es ist ihr zu dicht. Sie reduziert es, wo immer es geht und sie flieht in die Behandlung aus der Ferne. Und, füge ich für mich hinzu, sie wird mich »ausladen«, die Therapie abbrechen.

Ich sehe noch einmal vor mir, wie sie die Treppe hochkommt, schnell und mit schweren, aggressiven Schritten, ohne ein Lächeln, vollkommen unbezogen. Plötzlich erinnere ich mich, dass sie vor einiger Zeit einmal äußerte: »Irgendwie checke ich das nicht, wann man lächelt und wann nicht. Dann schau ich lieber ernst.« Es wird mir mit dieser Erinnerung bewusst, wie schwer es mir fällt, zu halten, was ich von dieser Patientin zu wissen meine: dass ihr Gefühle und Beziehungen fremd sind, leere Formen, Abgeschautes. Immer wieder begegne ich ihr, als sei alles echt und ernst. Es verunsichert mich. Im Grunde weiß ich nicht, wer sie ist. Ist sie nicht die Meisterin des Kaschierens?

Ist es ihre Unsicherheit, die ich fühle? Ihre Unsicherheit darüber, wer die Objekte wohl sein mögen, ob sie sich verstellen? Was ich wirklich fühlen kann, ist Marys Angst, die rätselhaften, undurchschaubaren Objekte zu verlieren. Ich erkenne sie in meiner Angst, Mary zu verlieren.

»Ich kann nicht fühlen, ich kann auch nicht lieben, ich weiß echt nicht, was das sein soll«, beginnt die Patientin eine Stunde, »meine Mutter hat mich eigentlich nie in den Arm genommen, nie, mein Vater übrigens auch nicht … ich habe Angst, dass ich meine Struktur verliere, wenn ich mich fallen lasse, meine Rationalität, das ist mir wichtig … Ich will auch immer selbst bestimmen, wie nah ich jemandem kommen will, ich will nicht, dass jemand mehr mit mir zusammen sein will, als ich es will, so ist das ja bei meinem Vater, dauernd will er was mit mir machen …«

Ich: »So wie ich!« Sie fängt spontan an, zum ersten Mal, zu lachen und versucht dann zu relativieren, zu rationalisieren: »Das kann man nicht vergleichen.«

Erst spät realisiere ich: Mir ist eiskalt nach den Stunden mit ihr. Wir kommunizieren unablässig, ich bin auch bei der Sache, aber irgendwie ist alles fake, wir sind auf verschiedenen Planeten.

Mary steigerte sich während unserer Stunden immer mehr in den Wunsch hinein, ein Mädchen, das sie vor gar nicht langer Zeit kennengelernt hatte und das in einer anderen Stadt lebte, als intime Freundin haben zu wollen. Dabei war egal, wie Hanna, so hieß das Mädchen, sie immer wieder enttäuschte mit ihrer grandiosen Unzuverlässigkeit, Gleichgültigkeit. Eine Riesensehnsucht wurde spürbar und ich dachte an die Schilderung ihrer Eltern, dass da gar nichts ist, »außer vielleicht als ich klein war.« Ich vermute eine regressive Bewegung und stelle mir vor, sie ersehnte die Eltern einst, wie sie Hanna nun ersehnt und wie sie alle Türen zu ihren Eltern schloss und alles wurde leer, das Wort gebraucht sie immer wieder, da ist diese große Leere, dieses gar Nichts in ihr. Mir fällt die Szene ein, die sie mir schon vor einiger Zeit schilderte: Sie war zu Besuch bei Hanna, diese hatte einen Mann in ihrem Bett, Mary schlief auf der Couch. Es ging ihr plötzlich so schlecht, dass sie die beiden weckte und sich schließlich zu ihnen legte, als ob sie, so meine Fantasie, den Weg ins Elternschlafzimmer gemacht habe.

Es ist seltsam, so eine getriebene Suche nach etwas, um der Leere zu entgehen, und alles ist immer wieder eiskalt. Ich überlege auch, ob die Behandlung diese Regression ausgelöst hat, ob ich Hanna bin, die sie gleichzeitig sucht und flieht.

Immer wieder empfinde ich eine Unverbundenheit zwischen Mary und mir. Es gibt die spontan aufkommenden Gesten und Gefühle von Freude und Verstehen nicht.

Sie wird bei ihrem Vater ausziehen, berichtet sie mir. »Er hört nicht auf, mich zu bedrängen, dauernd will er was von mir. Ich kann in der WG meiner

Mutter wohnen, das ist mir lieber, sie wohnt ja kaum noch dort, seit sie zu ihrem neuen Mann gezogen ist. Da kann ich machen, was ich will … deshalb bin ich ja ursprünglich zu meinem Vater gezogen …«

Sie spricht fast nur von Hanna, deren Entgrenztheit sie zu suchen scheint, um fühlen zu können. Ich denke: Sie spricht so viel in unseren Stunden, aber es bleibt so wenig, es ist nicht gefühlt.

Mary kann Hilflosigkeit, Bedürftigkeit und Abhängigkeit nicht zulassen. Sie fürchtet, von Hanna verlassen zu werden, bevor sie sich auch nur annäherungsweise eingelassen hat. Ich fühle mich selbst ihr gegenüber unangemessen kalt, irgendwie dauernd genervt von ihrer Rationalität, ihrer elaborierten Sprache, der Verachtung ihres Vaters, der unter dem Auszug der Tochter sichtlich leidet. Ich denke an das Bild vom Abiball, das sie mir einmal gezeigt hat, auf dem sie neben dem Vater steht, der vollkommen steif und wie am falschen Ort wirkt. »Immerhin hat er mal was anderes an«, äußert Mary, »mal einen Anzug. Ansonsten besitzt er in seinem Kleiderschrank zwanzig schwarze Poloshirts und zwanzig Jeans.«

Sie erzählt auch, wie sie sich zusammen mit der Mutter immer über den Vater lustig machte.

Zunehmend fühle ich aber auch ihr Verlorensein, ihre Einsamkeit. Als Hanna wieder einmal tagelang nicht zurückruft, frage ich Mary, ob sie das wütend macht. »Ich bin nie wütend, vielleicht als Kind mal, aber meine Mutter hat mich geschlagen und gekniffen, wenn ich nicht gehorcht habe … ich will auch nicht schlecht von anderen denken, weil ich Angst habe, dann wollen die nichts mehr mit mir zu tun haben und es könnte was Schlimmes geschehen.« Ich, plötzlich extrem emotional: »Das ist ja Folter.« Mary: »Ich wollte auch fragen, ob ich dreimal pro Woche kommen kann bis Indien.«

Marys Mutter, so erschloss ich aus ihren Erzählungen, war ohne jegliche Unterstützung ihrer Familie nach Deutschland gekommen. Die Gründe für ihr Weggehen aus Vietnam blieben ungeklärt. Vermutlich, so meine Fantasie, hatte sie sich von einem älteren Mann, Marys Vater, Unterstützung in dem fremden Land erhofft. Im Umgang mit ihrer Tochter und mit ihren Lebensumständen insgesamt schien sie von einer gewissen Härte gezeichnet zu sein, vermutlich aufgrund eines traumatischen Schicksals, das niemals Worte fand. Von Mary, ihrer Tochter, erwartete sie, dass diese ihr Leben in einer ähnlichen Weise meistern würde. Es war, als müsse sie die Tochter zurechtzimmern, sie bearbeiten wie einen Klotz aus Holz.

Mary: »Ich gehe durch die Straßen und sehe gar nichts. Ich bin dicht, ganz dicht. Hanna ist das Gegenteil von mir. Sie kann ihre Augen gar nicht schließen. Seit ich sie wieder besucht habe, weiß ich nicht, warum ich nach Indien will, was ich da soll … es steht trotzdem fest, ich werde fliegen.« Ich denke: Sie will nicht nach Indien, sie will weg von Hanna, von mir, sie hat Angst sich fallenzulassen, Nähe zuzulassen, als würde sie sich dann auflösen und nicht mehr existieren. Ich: »Ja, ich denke manchmal darüber nach, dass unsere Stunden bald aufhören, nachdem sie gerade angefangen haben.« Mary: »Aber ich habe doch immer gesprochen.« Ich empfinde, dass sie mir sagen will, sie habe ihre Pflicht erfüllt und gewissermaßen ein richtiges, erwartbares Verhalten gezeigt. Seit Mary dreimal pro Woche kommt, wirkt sie zunehmend erstarrt, so wie am Anfang, als müsse sie in einer Gegenbewegung zur erhöhten Frequenz auslöschen, was sie unbewusst ersehnt haben mag: Nähe und mit ihrer Bedürftigkeit angenommen zu werden.

»Übrigens will mein Vater nicht mehr nach Indien … es geht ihm irgendwie schlecht, er scheint immer depressiver zu werden, da ist auch ein Wasserschaden am Haus … es gibt jetzt auch dauernd Diskussionen zwischen meinen Eltern, wer mich finanziell unterstützt, während der Reise, aber auch später, während des Studiums.« Ihr Vater denke an Fünfzig-Fünfzig, ihre Mutter sage, mehr als fünfzig Euro könne sie nicht zahlen, habe Schulden. »Mir ist das egal, ich kann auch arbeiten … Meine Mutter plant jetzt allerdings die Reise mit mir, wo ich übernachten kann, in welche angrenzenden Länder ich fliegen kann.« Ich fühle deutlich, dass Mary unbewusst froh ist, auf diese Weise überhaupt etwas von der Mutter zu bekommen.

Ihre letzten Abende in Frankfurt verbringt Mary in Clubs, allein und mit Freundinnen. »Ich habe da wieder die Erfahrung gemacht, die ich immer mache: Für mich interessiert sich niemand, ich werde nicht angetanzt, wie meine Freundinnen.« Ich: »Du denkst viel nach in der letzten Zeit.«

»Ich bin komisch, für mich ist es ok, wie es ist, es war immer so.«

Nun fährt sie tatsächlich allein nach Indien, denke ich nach dieser Stunde. Sie fährt, weil es keine Heimat gibt für sie und weil sie die Nähe, die manchmal zwischen uns entstand, fürchtet … Beziehung ist ihr zu viel – brach nicht ihr Vater zusammen, weil er zu viel gewollt hatte von ihr?

In der Übertragung bin ich immer wieder auch der Vater, von Anfang an wollte ich viel, werde schließlich zurückgelassen. Objekte, die ihr zu nahe kommen, flieht sie.

Zu ihrer letzten Stunde kommt Mary wie immer pünktlich. Ich weiß, dass sie in drei Tagen nach Indien fliegen wird. Sie wirkt starr und nimmt keinen Blickkontakt auf. »Mein Vater will in eine Klinik. Gestern habe ich meine Sachen geholt. Ich bin froh, wenn ich weg bin. Ja, er hat seinen Flug storniert. Manchmal habe ich Angst, er storniert auch meinen. Er hat gesagt: Ich glaube, du kannst jetzt nicht fahren. Ich werde fahren. Für mich war nie jemand da und jetzt verlangt er etwas von mir, nein … er kann nicht mehr schlafen und nicht mehr essen. Er sieht schrecklich aus und er schafft es einfach nicht zu einem Arzt zu gehen oder in die Klinik.«

Marys Ungerührtheit und Kälte erschrecken mich. Ich erlebe die Situation ihres Vaters als konkret bedrohlich, gefährlich. Ich denke auch darüber nach, ob sie mir unbewusst von sich selbst erzählt. Ich fange an zu überlegen, wen sie einschalten könnte, um sich zu entlasten. Ihre Mutter, so Mary, habe trocken reagiert, als sie ihr vom Vater berichtete. »Schlechtes Karma«, habe sie gesagt, »hat er sich alles selbst eingebrockt.«

Ich habe den starken Wunsch, sie zu entlasten. Ich habe Angst, sie könnte schuldig werden in ihrer Verweigerung, ihm beizustehen, empfinde andererseits aber deutlich ihren Wunsch, in Ruhe gelassen zu werden. Dabei dachte ich: Es ist nicht nur so, dass sie ihm den Tod wünscht, es geht darüber hinaus. Sie lässt es geschehen. Es geht sie nichts an. In der Gegenübertragung war es, als müsse ich mich mit aller Kraft dagegenstemmen, ihren Vater sterben zu lassen. Ich hatte die Fantasie, ihn persönlich in eine Klinik zu bringen.

»Es ist eine ungewöhnliche letzte Stunde, die wir haben, als könnten wir uns auch gar nicht auf uns konzentrieren und als ob alles um deinen Vater gehen müsste …« Mary: »Auf mich wirkt es, als ob es eine erste Stunde wäre.« Ich verstehe ihre Äußerung nicht und denke plötzlich: Stimmt, es ist als ob wir uns gar nicht kennen würden.

In ihrer letzten Stunde wirkte Mary auf mich vollkommen abgeschottet von Emotionalität, es ist, als wären wir Fremde. In unserer letzten Stunde ist sie nicht mehr da. Sie nickt kurz, als ich ihr anbiete mich zu kontaktieren, wenn sie es für nötig hält, Hilfe braucht in dieser schwierigen Situation.

Ich bin schon aufgestanden, um sie zu verabschieden, da höre ich mich sagen: »Es hat mir Freude gemacht, mit dir zu arbeiten.« Mary lacht in sich hinein und erwidert in einem halb hilflosen, halb ironischen Tonfall: »Mir hat es schon was gebracht.« Ich merke, wie ich innerlich zusammenzucke, als hätte sie mir ein Messer ins Herz gestoßen. Später denke ich: Sie will nicht nur ihren Vater töten, sondern auch mich. Ich kann auch keine Einordnungen mehr vornehmen und fühle mich in meiner Wahrnehmung und meiner Fähigkeit, zu verstehen, beschädigt. Mir fällt ein, dass sie nicht zurückgekommen ist auf ihre Idee, über die wir vor einiger Zeit gesprochen haben: Videotermine, während sie in Indien ist. In einem halben Jahr, wenn sie zurückkäme, so hatte sie es mir gesagt, würde sie umgehend nach Amsterdam fahren, um dort ihr Studium zu planen.

Und seltsam, von Anfang an hatte ich versucht, sie zu halten, es nicht wahrhaben wollen, dass alles schon feststand in unserer ersten Stunde und sie gehen würde.

Mary war vollkommen gleichgültig dem Schicksal ihres Vaters gegenüber, hierin spiegelte sich die Bedeutungslosigkeit unserer Beziehung noch einmal. Unbewusst hatte mich Mary zum Gefäß ihrer abgewehrten Emotionalität gemacht, ihres Hasses, ihres Schmerzes, ihrer schon früh unbeantworteten Bedürftigkeit. Mary ist das Kind einer traumatisierten Mutter und eines Vaters mit autistischen Zügen, der genau in dem Moment zusammenbrach, als die Patientin und ich uns verabschiedeten. Es war gespenstisch. War es tatsächlich so, dass er etwas von Mary zum Ausdruck brachte? Hatte sie in ihm, ähnlich wie in mir, die gesamte sie bedrängende Gefühlswelt untergebracht? War sie nicht letztlich zu mir gekommen, weil sie den Ansturm auf ihre Weise hatte fühlen können? Ein Ansturm, der mit der Trennung von der Mutter, die Mary gezügelt und ihr Spielraum verweigert hatte, zusammenhing und mit der gesamten offenen Situation ihres Lebens, die sich dunkel und unwägbar vor ihr ausbreitete? Mary, so sah ich das im Nachhinein, nutzte die therapeutische Situation nicht, um mir zu begegnen. Sie nutzte sie, um die schwere Last ihrer andrängenden Gefühlswelt über mir auszuschütten, in mich hineinzugeben. Man könnte sagen, sie machte etwas, das sie noch nie gemacht hatte. Mary hatte die Lasten stets allein getragen, von allem Anfang an. Es hatte kein Objekt zur Verfügung gestanden, das bereit gewesen wäre, sie mit ihr zu teilen, eigentlich so, wie eine Mutter es mit ihrem Säugling macht. Die gesamte chaotische und polymorphe Gefühlswelt, so dachte ich, lag wie ein riesiger Stein in ihr und füllte ihren Körper aus. Dieser Stein in ihr, diese Versteinerung, war das Relikt ihrer Begegnung mit einem traumatisierenden Objekt. In unserer Abschiedsszene dreht sich das um, ich erlebe Mary als traumatisierendes Objekt, das mich in Angst und Schrecken versetzt.

Ungefähr sechs Wochen nach unserer Verabschiedung erreicht mich eine Mail meiner Patientin aus Kalkutta. Sie wollte wissen, welche Diagnose ich ihr gegeben habe.

Ich merke, dass ich zunächst genervt bin von ihrem Wunsch, gerade sozusagen begonnen hatte, mit Mary und mir innerlich abzuschließen. Wieder hatte ich das Gefühl, dass es nicht um »Kontakt« mit mir ging, eher darum, mich festzuhalten, sich an mir, an etwas, an der Diagnose festzuhalten. Gleichzeitig, so dachte ich, ist es die Ferne, die ihr überhaupt die Sicherheit gibt, mir zu schreiben. Ich schickte eine sehr kurze Mail mit den ICD-10-Diagnosen.

Schon bald erreicht mich eine neue Mail. Mary wollte wissen, was ich von Retreats halte, ob sie dafür geeignet wäre. Erneut spürte ich einen Unwillen, fühlte mich gestalkt! Ich schrieb ihr, dass ich Retreats mit regressiven Gruppenerfahrungen, etwa Ayuahasca, prinzipiell nicht empfehle.

Im Nachhinein kam mir meine Kälte ihr gegenüber erstaunlich vor. Fast sah es ja aus, als versuchte ich mich vor ihr zu schützen. Man kann es so sagen: Der Kontakt mit dieser Patientin hatte mich latent traumatisiert. Sie hatte mich gleichzeitig zurückgestoßen und überschüttet. Ich war gleichzeitig das traumatisierende Objekt und die frühe Mutter, mit der sie sich nach einem neuen Anfang sehnte.

In einer dritten Mail bat die Patientin um eine Videostunde, um über die Diagnose zu sprechen. So kam es, dass ich Mary noch einmal sah. Sie saß vor einer bunt bemalten Häuserwand in Colombo. Wir sprachen nicht über die Diagnose. Mary erzählte mir, wo sie überall gewesen war. »Es ist schon schade, dass ich das mit niemandem wirklich teilen kann … meine Mutter will schon nach kurzer Zeit nicht mehr telefonieren.« Die Atmosphäre zwischen uns war dicht, sehr dicht. Es war gar nicht wie per Video.

In ihrer vierten Mail fragte Mary mich, ob ich ihr sagen könne, wie sie die Therapiesuche in Amsterdam am besten anginge und ob ich ihr jemanden empfehlen könnte.

Ich empfahl ihr zwei Kollegen. Dabei bemerkte ich, dass ich eine latent mütterliche Übertragung meiner Patientin gegenüber entwickelt hatte. Es war mir wichtig, ihr zu helfen, nachdem ich zuvor versucht hatte, mich mit Kälte und Emotionslosigkeit zu schützen. Ich verstand Mary noch einmal. Das war sie, die sich vor dem traumatisierenden Objekt schützen musste, und die doch nicht aufhören konnte, es immer wieder zu ersehnen. In der Übertragung verkörperte ich beide Anteile. Erst unser Kontakt aus weiter Ferne ermöglichte

Mary die Nähe zu mir als einem unbewusst ersehnten Objekt. In der Gegenübertragung war Mary für mich zu einem steinernen und traumatisierenden Objekt geworden. Auch ich hatte die Nähe erst in der Distanz wiederfinden können.

In der Gegenübertragung war immer wieder deutlich geworden, dass es kein intuitives sich Abstimmen, aufeinander Einstimmen gab. Anstelle dieser intuitiven Art der Kommunikation, die der präverbalen Zeit entstammt und deren Bedeutung Stern so eindrucksvoll beschrieben hat, machte sich in der Patientin Leere breit, auf die eine hochgradig elaborierte, jedoch unbeseelte Sprache gesetzt war.

Mein von Anfang an vorhandener intuitiver Wunsch, Mary zu halten, fand nach dem Ende der Behandlung eine Entsprechung in Marys Kontaktaufnahme aus weiter Ferne. Unsere Videokontakte finden sporadisch nach wie vor statt.

Verschwinden und Wiederauftauchen autistischer Muster im Kontext traumatischen Geschehens

Einführung

In diesem Kapitel schildere ich eine durch Deprivation ausgelöste autistische Pathologie. Die Adoption Avas, um die es hier gehen wird, ihr Verlassen des Waisenhauses, führte zu einem Entwicklungsschub, einem Aufblühen der Patientin und einem Verschwinden der autistischen Symptombildung. Erneute traumatische Erfahrungen lösten eine Regression zu den autistischen Fixierungsstellen aus, aber auch zu den dahinter liegenden psychotischen Zuständen, gegen die die autistische Symptombildung immer wieder anzukämpfen schien.

Ava, 12 Jahre

350 Stunden, zwei Jahre zweistündig, drei Jahre einstündig, dann unregelmäßig

Ava wurde im Alter von vier Jahren von einem deutschen Ehepaar adoptiert. Sie lebte bis dahin in einem rumänischen Waisenhaus. Von ihrer Mutter wusste man, dass sie drogenabhängig gewesen war. Sie hatte ihr Kind schon bald nach der Geburt im Waisenhaus abgegeben. Vom Vater war nichts bekannt. Die Vermutung war, dass die Mutter sich prostituiert hatte, um ihren Drogenbedarf zu decken. In den ersten beiden Lebensjahren Avas tauchte sie zweimal unvermutet vor dem Waisenhaus auf. Schwer betrunken forderte sie, ihr Kind zu sehen.

Als Avas spätere Adoptiveltern sie zum ersten Mal sahen, befand sie sich in einem, so schilderten sie das, »eingefrorenen« Zustand. Sie sprach nicht und schien auch nichts zu hören. Sie spielte nicht. Sie nahm keinerlei Kontakt zu ihrer Umgebung auf. Sie saß auf einem Stuhl und bewegte ihren Körper rhythmisch hin und her. Sie trug Windeln und wurde von ihren Betreuerinnen gefüttert.

Die Adoptiveltern blieben einige Monate in Rumänien und besuchten Ava täglich. Sie waren von Beginn an sicher, dass sie das kleine Mädchen adoptieren würden. Wie ich später erfuhr, spielte der intensiv gelebte christliche Glaube der Adoptiveltern eine wesentliche Rolle für die Adoption. Sie nahmen wahr, wie Ava ihren der Welt abgewandten Zustand mitunter zu verlassen begann. Zum Beispiel rollte sie einen Ball zu ihrem Adoptivvater zurück, sie begann aber auch die Gegenwart der Eltern insgesamt nach einiger Zeit zu bemerken und sie flüchtig anzuschauen. Die Eltern brachten kleine Geschenke mit und beschäftigten sich mit Ava, initiierten kleine Spiele, nahmen sie mit in den Garten des Waisenhauses. Es kam ein Prozess in Gang, innerhalb dessen die Beziehung Avas zu ihren Eltern langsam aufgebaut wurde. Ich hatte den Gedanken, dass es war, als sei Ava noch einmal geboren worden und lerne nun die ganze Welt neu kennen.

Der Prozess der Beziehungsgestaltung zwischen Eltern und Kind setzte sich, angekommen in Deutschland, fort. Die Adoptiveltern schilderten das Leben mit Ava als große Freude. Rasch lernte sie laufen, benötigte keine Windeln mehr und lernte sprechen. Alles geschah auf einmal. Ava blühte auf. Ich dachte: Das hört sich an, als habe es die Zeit im Waisenhaus nie gegeben. Tatsächlich sprachen die Eltern mit Ava über diese Zeit, sie hatten Bilder gemacht, sie erzählten, wie das gewesen war, als sie sich kennenlernten.

Im Alter von sieben Jahren begann die Patientin die Grundschule zu besuchen. Sie entwickelte eine enge Bindung an ihre Lehrerin und wurde eine gute Schülerin. Kurz nach ihrem achten Geburtstag adoptierten die Eltern ein weiteres Kind aus einem rumänischen Waisenhaus, einen dreijährigen Jungen. Karl schrie jede Nacht, er schlug um sich, er machte alles kaputt, was ihm in die Hände kam. Fast ein Jahr lang waren die Eltern nahezu ausschließlich mit Karl beschäftigt. »Ava lief tatsächlich nebenher«, sagte die Mutter, »sie war ziemlich ruhig und vernünftig.« Aber auch nach einem Jahr wurde es nicht viel besser. Karl hielt die Familie in Atem, sie schafften es nicht, ihn einzugrenzen, im Grunde wurde es immer schlimmer, je älter er wurde.

Leise, kaum wahrnehmbar, reagierte Ava mit einem schweigenden, immer weiter zunehmenden Rückzug. Erst mit ihrem Wechsel in ein Gymnasium wurde ihre innere Verlorenheit den Eltern deutlich. Sie war vollkommen isoliert in der neuen Schule. Die anderen Kinder begannen sich über sie lustig zu machen. Sie reagierte mit einem Senken ihres Kopfes. Ganz offensichtlich konnte sie auch dem Unterricht nicht mehr folgen, keine Leistungen erbringen. Zu Hause verbrachte sie ihre Zeit hauptsächlich in ihrem Zimmer. Sie saß stundenlang da und wiegte sich rhythmisch.

Avas erster Termin bei mir begann schon im Vorfeld dramatisch. Die Mutter schleifte die Patientin die Treppe hoch und war vollkommen erschöpft. Ihr rechter Arm blutete, Ava hatte sie gebissen. »Ich gehe da nicht rein«, sagte Ava mit niedergeschlagenen Augen. Ich: »Ok, das ist alles zu viel heute. Wir versuchen es nächste Woche noch einmal.« Ich bemerkte, dass die Patientin mich kurz erstaunt ansah.

Auch unser nächster vereinbarter Termin fand nicht statt. Die Mutter rief mich an, sie seien nun an der U-Bahn-Station und Ava weigere sich, nach unten zu gehen. Wiederum vereinbarten wir einen neuen Termin.

Ich bin im Nachhinein überrascht von mir selbst, wie übertrieben geduldig und flexibel ich die Situation handhabte. Vielleicht, so dachte ich, war es ihr erstaunter Blick, den ich kurz erhascht hatte. Jedenfalls gab ich nicht auf in meinem Bemühen, einen Kontakt mit Ava herzustellen.

Im dritten Anlauf kam unser Termin zustande. Ava kam wie selbstverständlich hinein und nahm Platz auf ihrem Stuhl. »Dieses Mal hat es geklappt«, sagte ich. Ava antwortete nicht, sie saß da mit gesenktem Kopf. Ich begann darüber zu sprechen, wie schwer das ist, wenn man zu einer vollkommen fremden Frau gehen soll, die man nicht einschätzen kann. Vielleicht kenne man nicht einmal den Grund für den Termin. Ava nickte kurz. Ich fühlte ihren Wunsch, von mir nicht angesprochen zu werden, deutlich. Wir saßen ruhig da. Kurz vor dem Ende der Stunde bemerkte ich: »Unsere Zeit für heute ist um.« Ava erwiderte: »Ich warte immer auf das Vergehen der Zeit.«

Sie kam nun regelmäßig zu ihren Stunden, die zweimal pro Woche stattfanden. Meistens schwiegen wir. Das Schweigen war die Hauptsache. Manchmal sprachen wir kurz, das kam mir vor wie eine Nebensache. Ava erzählte etwa von einem Buch, das sie gerade gelesen hatte. Es handelte von einem Jungen, der in die Vergangenheit reisen kann. »Vielleicht möchtest du das auch«, bemerkte ich. Sie: »Keine Ahnung, so denke ich nicht.«

Für mich war die Situation mit Ava sehr schwierig. Ich fühlte mich überflüssig, hilflos. Ich hatte keine Ahnung, was ich machen sollte. Ich fühlte mich auch schuldig dafür, ihr nichts geben, anbieten zu können, was sie annehmen konnte, außer unserem gemeinsamen Schweigen. In unserer letzten Stunde vor den Weihnachtsferien – wir sahen uns inzwischen seit vier Monaten – brachte mir Ava ein Geschenk mit: einen selbstgeknüpften, rosafarbenen Schlüsselanhänger, verpackt in einem seidenen Beutel. Sie reichte mir den Beutel, als sie schon in der Tür stand und wir dabei waren, uns zu verabschieden. Ich konnte mich gerade noch bedanken. Tatsächlich war ich fassungslos, gleichzeitig gerührt von der Nähe, die zum Ausdruck kam, und geschockt wie von einem Übergriff. Es geschah so plötzlich und ich wusste nicht warum. Es geschah ohne Brücke, ohne ein vermittelndes Wort.

Als ich die Patientin nach den Ferien wiedersah, kam ich nicht auf das Geschenk zurück. Das Geschenk war etwas, für das es keine Worte zu geben schien, für das ich keine Worte fand. Ava sprach nun häufig. Sie erzählte mir von Karl, wie er die Familie terrorisierte, wie laut er war, wie man ihm nicht entkommen konnte, wie er alles kaputt machte. Tatsächlich hatte er nicht einmal mehr eine Zimmertür. Ich: »Das war schwer, schon als er kam, war es schwer.« Sie: »Es war die Hölle. Ich hasse meine Eltern seither. Warum haben sie das getan? … Ich war nicht mehr da für sie, ich existierte nicht mehr.« Karl wurde in jeder unserer Stunden thematisiert. Wieder hatte er den Vater ausgesperrt, sämtliche Vorräte der Familie aufgerissen. Wieder hatte er nächtelang geschrien. Wieder hatte er sie schlimm geschubst und an die Wand geschlagen. Ich dachte, es ist wichtig, dass sie darüber sprechen kann, dass langsam ein Raum entsteht. Sie erzählte mir, dass sie in ihrem Zimmer saß, stundenlang, und nur vor sich hinschaute. Diesen Modus hatte sie bereits einmal erwähnt. »Es ist das Einzige, was ich machen kann – warten, wie die Zeit vergeht. Keiner versteht das, für mich ist es das Richtige. Meine Mutter will immer, dass ich rauskomme, ich will aber nicht. Ich liebe es, in meinem Zimmer nichts zu tun.« Ich: »Es erinnert mich an deine Zeit im Waisenhaus …« Ava: »Ich weiß gar nichts von dieser Zeit, aber ich habe Bilder, ein kleines Buch mit Fotos, vielleicht bringe ich es einmal mit.«

»Ich weiß, das schadet Ava, wir können Karl kaum in Schach halten, es ist eine schwere Zeit«, sagte der Vater. In unseren Gesprächen weinten die Eltern oft. »Vielleicht geht es nicht mit Karl und Ava«, sagte ich einmal, »vielleicht ist es zu viel …«

Dann schlug eine Bombe ein, so kam es mir vor. Von den Eltern erfuhr ich: Ava hatte einem Jungen ihrer Klasse auf dessen Anfrage hin ein Bild ihrer

Scham geschickt. Der Junge hatte es den anderen Kindern gezeigt. Es entstand ein großer Aufruhr an der Schule. Ava weigerte sich, dort wieder hinzugehen. Ich dachte darüber nach und stellte mir das so vor: In dieser Klasse, in der sie sich vollkommen fremd fühlte, in der die Kinder über sie lachten, hatte ein Junge etwas von ihr haben wollen und sie war froh, es ihm geben zu können. Ava kannte keine Übergänge. Ich dachte noch einmal an den Schlüsselanhänger, an die Nähe und den Übergriff, der in dem Geschenk enthalten gewesen war, an die Brückenlosigkeit ihrer Kommunikation.
Für die Patientin begann eine viele Jahre andauernde Odyssee. Zunächst kam es zu einem Schulwechsel, aber die Patientin weigerte sich bald schon, die neue Schule zu besuchen. Sie begann, sich heftig zu ritzen. In unseren Gesprächen entwertete sie sich maßlos. »Ich bin so ein Nichts, so ein Garnichts, ein Stück Dreck, ich hasse mich, ich hasse mich für mein Atmen.« Unsere zwei wöchentlichen Stunden waren die einzige Zeit, in der sie ihr Zimmer verließ. »Ich sitze da, sonst mache ich nichts. Ich schlafe manchmal, dann sitze ich wieder da. Ich hasse alle Menschen, ich will niemanden sehen, meine Eltern schon gar nicht. Ich warte und warte, wie die Zeit vergeht.« Auch in unseren Stunden saßen wir da, es war, als ob wir nichts wollen könnten. Ich war wie gefangen in ihrem Modus. Ich hatte keine Worte mehr. Es war, als gebe es keinen Sinn und keine Bedeutung.

Die Eltern brachten Ava in einer Klinik unter, die sie nach kurzer Zeit wieder entließ, weil sie sich weiterhin ritzte und ansonsten schwieg und unerreichbar war. Sie kam in eine andere Klinik, in der sie eineinhalb Jahre blieb. An den Wochenenden kam sie nach Hause und weiterhin zu unseren Stunden. Noch immer ritzte sie sich und sprach kaum, weder in der Klinik noch in unseren Stunden. In meiner Wahrnehmung der Stunden allerdings hatte sich etwas geändert. Ich erlebte unsere Stunden als wichtig und bedeutsam. Ich hatte nun das Gefühl, dass es nicht darauf ankam, zu sprechen. Es war wichtig, dass wir schwiegen, dass wir das teilen konnten, dass die Stunden genau so stattfanden. Es war, als seien wir in einem gemeinsamen autistischen Modus. In diesen Stunden dachte ich immer wieder an die kleine Ava im Waisenhaus, die jahrelang dagelegen, später gesessen hatte, die weder sprechen noch laufen lernte, die Windeln trug und gefüttert werden musste. Ich dachte auch an die Seelenlosigkeit ihres Zustandes, der sich erst langsam zu verändern begann, als sie ihre Adoptiveltern kennenlernte. Der Zustand, in dem wir uns in unseren Stunden befanden, war mit Sicherheit eine Regression. Ava ging in die Zeit zurück, in der es keine Verletzungen gegeben hatte, weil sie diese gar nicht hatte empfinden können. Sie suchte Zuflucht in dieser alten Zeit, in einem autistischen Zustand. Was waren die Verletzungen, vor denen sie hatte fliehen müssen? Da waren die Eltern, die ein weiteres Kind adoptierten und keine Zeit mehr für sie hatten. Mit der Adoption Karls begann Avas Weg zurück. Nach und nach verlor sie alles, was sie innerlich mithilfe ihrer Eltern aufgebaut zu haben schien. In der Schule konnte sie nicht mehr lernen, die Kinder lachten über sie. Was sie empfand, drückte sie später, ich erwähnte es, folgendermaßen aus: »Ich bin so ein Nichts, so ein Garnichts, ein Stück Dreck. Ich hasse mich, ich hasse mich für mein Atmen.« Das Angebot eines Jungen ihrer Klasse, ihr ein Bild ihrer Scham zu schicken, verstand sie als seinen Wunsch, etwas von ihr zu haben. Wer wollte schon sonst etwas von ihr haben, etwas mit ihr zu tun haben? Die nachfolgenden Ereignisse trieben sie weiter zurück, weiter hinein in ihre Flucht in die seelenlose Zeit. Ich wurde in unseren Stunden zur stummen Zeugin ihrer Flucht.

Ava wurde nach eineinhalb Jahren aus der Klinik entlassen. Sie bezog ihr altes Zimmer bei den Eltern, verließ es nur in deren Abwesenheit. »Ich hasse sie so sehr«, sagte sie in einer unserer Stunden, »mich haben sie weggeschickt und Karl haben sie behalten.«

»Es war, als hätten sie dich vergessen, als sie Karl holten«, erwiderte ich. Sie: »Es war so. Und dann, Sie wissen das ja, haben sie auch noch Laura geholt.« Ich nickte, tatsächlich hatten die Eltern ein drittes Kind aus einem rumänischen Waisenhaus adoptiert. »Und immer ist es das Wichtigste für sie, dass ich einen Schulabschluss habe – jetzt haben sie mich an der Schule der Uniklinik angemeldet.«

Ava besuchte diese Schule sehr unregelmäßig ein halbes Jahr lang. Unsere Stunden hatten sich verändert. Wir sprachen manchmal miteinander. Gleichwohl hatte ich das Gefühl, dass die Dichte unserer Stunden, die in der Zeit des Schweigens bestanden hatte, nicht mehr da war. Es war, als ob wir uns mit den Worten voneinander entfernten. Unser Umgang war gewissermaßen normaler, aber auch flacher. Dreimal versuchte die Patienten in dieser Zeit, sich mit Tabletten umzubringen. Darüber sprach sie nicht mit mir. Ich dachte, sie will nicht mehr leben, nicht weil es weh tut, sondern weil sie nichts mehr fühlt, so wie damals, im Heim, als sie vielleicht gestorben wäre, wenn ihre Adoptiveltern nicht gekommen wären. Sie ersehnte das Nichtsein, das sie in ihren autistischen Zuständen herzustellen versuchte, aber es genügte nicht.

Die Suizidversuche waren der Versuch einer Steigerung der autistischen Zustände. Sie konnte nicht mehr warten, dass die Zeit vergeht, sie sehnte sich danach, sie zu beenden, ihre schreckliche Wut und ihren mörderischen, sie verzehrenden Hass zu beenden.

Warum überhaupt kam sie immer wieder zu mir? Sie machte mich zu einem unfähigen, hilflosen, zur Passivität verurteilten Gefäß, zu einer Zuschauerin. Aber es war auch, als hielte sie mich fest, als müsse ich ihren Kreuzweg begleiten, ihn bezeugen.

Die Eltern erzählten mir, dass sie ein Heim für Ava gefunden hätten, wo sie ihren Schulabschluss würde machen können. Sie wüssten auch nicht weiter, Ava meide sie, schließe sich in ihrem Zimmer ein. Ava sagte: »Von mir aus, mir ist das so egal.«

Während der zwei Jahre, die sie in dem Heim verbrachte, kam sie alle vierzehn Tage am Wochenende nach Hause und zu unseren Stunden. Unsere Stunden waren zerfasert, Ava konnte keinen Gedanken verfolgen, sie brach immerzu ab, begann erneut, etwas zu sagen, versandete, driftete ab, war unerreichbar. Stundenlang lief sie durch W. und las alle Kennzeichen der Autos, an denen sie vorbeilief. Während dieser Zeit – sie war inzwischen vierzehn Jahre alt – lernte sie einen vierzig Jahre älteren Mann im Internet kennen, der begann, sie zu besuchen. »Er wollte mich kennenlernen … es ist … es ist mit ihm anders, ich will ihn treffen …« Als die Bekanntschaft im Heim bekannt wurde, begann, was ich insgeheim den Versuch einer Teufelsaustreibung nannte.

Ava wurde wieder und wieder befragt, der Umgang wurde ihr verboten. Als sie dies verweigerte, wie übrigens jegliche Kommunikation darüber, wurde sie in ihrem Zimmer eingesperrt. Immer wieder wurde sie gefragt, ob sie Sex mit dem Mann gehabt habe. Dieser Zustand hielt fast ein halbes Jahr an. Die Eltern waren mit der Heimleitung einig in diesem Vorgehen, das mich spontan entsetzte. Ich fühlte mich aber auch schuldig über mein Entsetzen. Schließlich ging es darum, die Patientin vor missbräuchlichem Umgang zu schützen. Unbewusst war ich ganz offensichtlich identifiziert mit meiner Patientin und dachte, wie damals bei dem Vorfall in der Schule: Es ist so wichtig für sie, dass einer sie will. Das ist unglaublich für sie, etwas, womit sie niemals rechnete, und sie kann diesen Zustand nicht aufgeben. Der Junge in der Schule und der Mann im Internet, sie waren unbewusst die Nachfolger der Eltern, die sie damals aus dem Heim geholt hatten. Damals hatten sie sie haben wollen.

Die Enttäuschung über die Objekte, die sie nicht wirklich begehrten, trieb die Patientin stets erneut in autistische Modi und, genügten diese nicht, in Todeswünsche. Während der Behandlung dieser Patientin habe ich häufig darüber nachgedacht, ob es eine Verwandtschaft von Autismus und Tod/Todeswunsch gibt. Genauer gesagt, dachte ich darüber nach, ob autistische Mechanismen ein unbewusster Versuch sind, sich in einem objektlosen Zustand dem Tod anzugleichen. Ava trieb unbewusst hin und her zwischen diesen Zuständen. Der Wunsch, tatsächlich zu sterben, tauchte auf, wenn das Leiden der Enttäuschung am Objekt mit autistischen Rückzügen nicht zu bewältigen war. Die Wurzel ihres Selbsthasses bestand auch darin, sich vor Enttäuschung nicht so schützen zu können, wie sie es in ihren Zuständen des »Wartens, dass die Zeit vergeht« antizipierte.

Sowie sie ihr Zimmer probeweise verlassen durfte, kontaktierte sie den Mann. Das flog wohl schnell auf, Ava musste die Einrichtung verlassen. Die Eltern bemühten sich beim Jugendamt um eine Folgeeinrichtung, was abgelehnt wurde. Ava bezog erneut ihr Zimmer bei den Eltern, irgendwie wirkte es wie ein Asyl, weil es sonst niemanden gab, der sie nehmen wollte. Es war unklar, wie es weitergehen sollte.

In unseren Stunden, die wieder regelmäßig stattfanden, machte mich die Patientin weiterhin zur Zeugin, nun zur Zeugin ihrer Beziehung zu M., dem Mann aus dem Internet. M. besuchte Ava vierzehntägig am Wochenende und übernachtete in einem Hotel. »Der hält mich wirklich aus, so schrecklich, wie ich bin mit meinen tausend Zwängen und Wutausbrüchen und Weinkrämpfen. Es ist so ruhig, wenn wir zusammen sind. Wir schauen uns immer an.« Tatsächlich erlebte ich es so, dass M. der Patientin sehr gut tat. Es ging ihr in jeder Hinsicht besser, vor allem wirkte sie klar in ihren Gedanken. Sie nahm ihre Klavierstunden wieder auf und plante, im Fernunterricht ihren Schulabschluss zu machen. Sie zeigte mir auf ihrem Handy ein Bild von M. und sich auf dem Fernsehturm, beide strahlend. Ich erfuhr, dass er lange verheiratet war und zwei Kinder hat.

Die Eltern verhinderten die Kontakte mit M., den sie ablehnten, nicht. Die Eltern sagten nicht, »Wir wollen dich, Ava, wir wollen dich unbedingt«, sie gaben Ava in gewisser Weise auf, wie damals, als Karl gekommen war. Sie selbst, so viel stellten sie klar, würden niemals in Kontakt mit M. treten. Mir fiel in diesem Kontext eine Szene ein, die die Patientin mir einmal berichtet hatte.

Sie war mit dem Vater im Garten gewesen und fragte ihn, warum er Karl nicht in ein Heim gebe. Der Vater antwortete etwas Ausweichendes. Da nahm Ava einen Stein und warf ihn auf den Vater. Der Vater sei einfach stehengeblieben und habe sich nicht gewehrt. »Ich habe noch zwei Steine geworfen, ich war so sauer, weil er sich nicht gewehrt hat.«

Mich erinnerte die Szene an die hysterisch anmutende Nachstellung einer Situation Jesu, von dem ja berichtet worden war, dass er die linke Wange hinhalte, wenn jemand auf seine rechte schlage. Es war der christliche Kontext der Eltern, der mir diese Assoziation nahelegte. Diese vollkommene Hilf- und Wehrlosigkeit, die Passivität im Angesicht des wütenden Kindes wirkte auf mich in dieser Situation selbst wie eine Aggression. Ich dachte auch an die Unfähigkeit der Eltern, Karl zu begrenzen. Ich hatte die Fantasie, sie würden sich von einer unbewussten Schuld reinwaschen, indem sie Gewalt und Wut in ihre Kinder hineingaben.

In meinen Gesprächen mit den Eltern kam es zu keiner tiefergehenden Berührung. Zwar sprach ich mit den Eltern zum Beispiel über die Zeit, als Karl kam, und die Überforderung, die damit einherging, das führte aber nirgendwo hin. Ich hatte den Eindruck, die Eltern nahmen meine Gedanken interessiert auf, wie in einem Gespräch im sozialen Kontext, und konnten im Grunde nichts damit anfangen. Einige Male hatte ich das Gefühl, sie hätten vergessen, worüber wir gesprochen hatten. Beim Darübernachdenken wurde mir klar, dass meine Gedanken sie nur so flüchtig gestreift hatten, dass sie keinerlei Präsenz und Relevanz erreicht hatten. Ja, die Kommunikation blieb flach, die Eltern lebten in ihrer eigenen christlich getönten Welt, die manchmal tatsächlich autistisch anmutete. Ein Dialog mit einem Objekt außerhalb dieser Welt wurde unbewusst verhindert. Obwohl ich die Eltern zu Beginn der Behandlung häufig gesehen hatte – später wünschte die Patientin, dass keine Elterngespräche mehr stattfanden –, wusste ich fast nichts von ihrer Geschichte und ihrem persönlichen Leben. Sie hatten spät geheiratet, nachdem sie sich in der christlichen Gemeinde kennengelernt hatten, zu spät für eigene Kinder. Beide entstammten christlichen Familien und arbeiteten in sozial respektierten Berufen, in denen sie sehr viel Geld verdienten. Vielleicht, so dachte ich manchmal, füllte der christliche Glaube eine Hohlstelle in ihrer inneren Welt, eine Leere. Sie versuchten auf diese Weise, genau wie mit der Adoption dreier Kinder, ihr Leben mit Bedeutung zu erfüllen. Die meisten anderen Menschen, mich eingeschlossen, wären mit drei traumatisierten Kindern verrückt geworden. Ich glaube, es war der Mangel an Nähe, der den Eltern eignete, der die Situation überhaupt erst zuließ, eine eigene Abwehr von Emotionalität und gleichzeitig die Sehnsucht danach, die Suche nach der Emotionalität bei den traumatisierten Kindern.

Ava fühlte sich von ihren Eltern nicht gemeint. Sie hatten sie zum Leben erweckt und gleichzeitig Karl zum Fraß vorgeworfen. Die Tatsache, dass die Eltern nur oberflächlich den Gedanken zulassen konnten, dass sie ihrer Tochter schwer geschadet hatten, war ein wichtiger und bedeutungsvoller Hintergrund für die jahrelange Odyssee Avas. Es fehlte der Spiegel des Schmerzlichen, das geschehen war, in den Augen ihrer Eltern.

Die Szene mit dem Vater brachte mich aber auch zum Nachdenken darüber, was diese Patientin bei mir suchte, was sie mich immer wieder suchen ließ. Ich war ja wesentlich passiv, zuschauend. Vielleicht, so fiel mir ein, war es die Szene des Anfangs zwischen uns. Ich hatte nicht aufgehört, auf sie zu warten, und hatte ihr damit unbewusst signalisiert, dass ich sie wollte. Beim dritten Mal erst war sie schließlich gekommen. Ich vermute, sie war auch auf der Suche nach einem Spiegel für ihren Schmerz, den sie während unserer Stunden in meinen Augen manchmal finden konnte.

Für mich war in dieser Behandlung sehr deutlich, wie einander bekämpfend und kontrastierend Avas Sehnsucht, angenommen zu werden, und ihr radikaler Rückzug vom Objekt waren, wie sie immer wieder tatsächlich verrückt wurde, wenn der »Rückzug in das Warten auf das Vergehen der Zeit« von Wut auf das enttäuschende Objekt durchbrochen wurde. Die Diagnose, die man ihr in der Psychiatrie gegeben hatte, war Borderline. Die Borderline-Persönlichkeitsstörung ist ja davon gekennzeichnet, dass die innere Welt vom Ich nicht gehalten werden kann, dass sie keine Einheit darstellt, sondern aus zerrissenen, einander kontrastierenden Teilen, nicht zusammenzubringenden Teilen, besteht. Die psychotische Dimension ihrer inneren Welt war tatsächlich unübersehbar. Früh und traumatisch, überbrückungslos alleingelassen hatte sie Zuflucht im autistischen Rückzug gefunden, der vermutlich eine psychotische Depression abwehrte (Tustin, 1990), letztlich den Tod. Ich hatte folgende Fantasie: Wären die Adoptiveltern nicht aufgetaucht, die Patientin hätte sich vollkommen in den autistischen Rückzug begeben, den sie bereits begonnen hatte. Erst die Präsenz der Eltern ließ eine vermutlich früh enttäuschte Hoffnung auf das Objekt wiederaufleben. In den verzweifelten Phasen der Enttäuschung über das Objekt suchte sie den alten autistischen Rückzug, der letztlich die letzte Bastion vor der vollkommenen Selbstzerstörung war.

Mit M. hatte Ava einen neuen Versuch mit dem Objekt gemacht. Dass dieses Objekt von ihrer Umgebung als gefährlich erlebt wurde, dass der Kontakt mit ihm verhindert werden sollte, hatte dazu geführt, dass sie sich an ihm festbiss. »Ich werde eher sterben als ihn aufgeben«, hatte sie einmal gesagt. M. war das Objekt, das sie, Ava, haben wollte. Ohne ein solches Objekt, so teilte sie mir unbewusst mit, muss ich sterben.

Die Patientin wünschte sich, dass ich M. kennenlernte. »Ich möchte wissen, was Sie denken über ihn, über uns.« Ich: »Ich glaube, ich habe das schon hin und wieder gesagt, dass ich merke, wie er dir guttut … wenn er hierher einmal mitkäme, müsste ich vorher deine Eltern um Erlaubnis bitten.« Ich hatte das Gefühl, dass die Eltern fast dankbar waren, als ich von dem geplanten Treffen sprach. Es war, als nähme ich ihnen etwas ab, als böte ich meine Hilfe an.

Ava kam also mit ihrem Freund zu mir. Sie strahlte mich an, M. war sehr aufgeregt und brachte anfänglich kein Wort heraus. »Für mich ist das alles sehr viel, ich habe natürlich Angst, was Sie von mir halten …« Ich: »Ich merke, dass Ava von der Beziehung zu Ihnen, um die Sie beide gekämpft haben, profitiert.« Er: »Ich auch, ich profitiere auch … es ist aber so, dass mich ihre Eltern niemals akzeptieren werden.« Ich: »Das ist schwer, auch für die Eltern, da ist der große Altersunterschied und Ava ist gerade erst sechzehn …«

M. erlebte ich als zurückhaltend, fast ängstlich. Es war Ava, die ihn immer wieder anlächelte, direkt ansprach, ihm beistand. Irgendwie war die Szene seltsam konkret, als wäre Ava meine Tochter, auf die ich stolz war und er so etwas wie mein Schwiegersohn. Diese Assoziation macht etwas von dem Verlorensein der Patientin deutlich, es war, als habe sie nicht nur ihre leiblichen Eltern, sondern auch ihre Adoptiveltern verloren.

Die Beziehung zu M. hielt viele Jahre an. Ava, die im Fernunterricht eine Schule besuchte, fuhr jedes Wochenende in den entfernten Ort, in dem M. lebte. Er war in dieser Zeit die Quelle ihres Lebens. Die Therapie war offiziell beendet. Die Patientin hatte mit mir vereinbart, dass sie mich anrufen und einen Termin vereinbaren konnte, wenn das für sie wichtig war. Ihre Eltern waren bereit, diese Stunden privat zu bezahlen. Ava sah ich zum letzten Mal im Alter von 20 Jahren, sie hatte sich von M. getrennt. »Es ging nicht mehr, es war mir zu viel«, sagte sie, »seine Eifersucht, dass er es nicht schaffte bei seiner Mutter auszuziehen …« Sie sah mich schweigend an und fuhr fort: »Sie sind ja bei allem dabei gewesen, was sagen Sie?« »Ich bin total überrascht.« Ava nickte, »ich irgendwie auch, von mir selbst, wir hatten ja vor, zu heiraten ... aber ich will mich jetzt um mich selbst kümmern, darum, wie es weitergeht mit mir ... ich habe Freunde gefunden, wir sprechen über vieles ... vielleicht mache ich in meiner Fernschule noch weiter. Ich wohne noch bei meinen Eltern, es geht irgendwie besser. Es ist ganz unglaublich, aber ich mache mit meiner Mutter einen Yogakurs. Sie hat ihre Haare wieder wachsen lassen, so wie damals, als sie zu mir ins Heim kam. Ich habe Ihnen ja oft erzählt, wie hässlich ich sie mit den kurzen Haaren finde.«

Ich dachte sofort: Sie hat ihre Mutter wiedergefunden. Als wir uns verabschiedeten, durchfuhr mich der Gedanke »Du wirst sie nicht wiedersehen« in einer schmerzlichen Weise. Diese Patientin war mir in der langen Zeit sehr nahegekommen und ich war in der Übertragung, jedoch ebenso in meiner unbewussten Welt, wie ich in der Stunde des Abschieds verstand, zu einem konkreten, haltenden, mütterlichen Objekt geworden.

Als ich die Patientin zum letzten Mal sah, hatte ich den Eindruck, dass es ihr möglich geworden war, etwas von den Eltern wiederzufinden, die sie im Alter von vier Jahren kennengelernt hatten. Diese Eltern waren verlorengegangen in der retraumatisierenden Zeit der Aufnahme eines weiteren Adoptivkindes, die die Patientin erneut in einen autistischen Rückzug und in psychotische Verwirrungszustände geführt hatte.

Kumulatives Trauma und Deprivation standen am Beginn ihres Lebens. Einen Zustand von Schutz, Gehaltensein und Erträumtwerden kannte sie nicht. Sie beantwortete ihre Situation mit einem autistischen Rückzug. Die behutsame Annäherung ihrer Adoptiveltern im Alter von vier Jahren, der Schutz, den sie ihr gewährten, und das liebevolle Halten, ermöglichten einen Ausbruch aus dem autistischen Rückzug. Aber, so könnte man vermuten, die Spur war gelegt. Als die von einem weiteren Adoptivkind überforderten Eltern sie, so nahm sie das wahr, fallen ließen und erneut des Schutzes entbehren ließen, nahm sie wieder Zuflucht zu autistischen Mechanismen. Sie saß in ihrem Zimmer, monatelang und wartete auf das Vergehen der Zeit. »Ich bin gut im Warten«, hatte sie gesagt. Im Nachhinein denke ich, sie wartete noch einmal auf ein Objekt, das sie annehmen und erlösen würde. Der Schutz jedoch, den sie zu Beginn ihres Lebens im autistischen Rückzug gefunden hatte, war brüchig geworden nach der einige Jahre andauernden Erfahrung mit sie haltenden Objekten. Es mischten sich psychotische Züge in ihre autistische Welt, die sie in schwarze Verzweiflung und den Wunsch nach Selbstauslöschung führten. Und ja, es war nicht nur die Spur des autistischen Rückzugs gelegt, sondern auch die Sehnsucht nach einem erlösenden, sie begehrenden Objekt. Und genau diese, sie in ihrer inneren Welt zerreißende Konstellation sucht sie mit psychotischen Mechanismen zu bewältigen.

Als sie im Alter von zwölf Jahren ihre Mutter in den Arm gebissen hatte, weil sie nicht zu mir kommen wollte, vermutlich panische Angst hatte, und ich gleichwohl nicht »Nein« sagte, sondern auf sie warten wollte, begann ich ein Objekt zu werden, das ihr unbewusst Hoffnung vermittelte. Egal, was passierte, wie lange ihre Odyssee auch andauerte, ich blieb. Auch wenn ich selbst manchmal keine Hoffnung mehr hatte, ich blieb.

M. war ein weiteres Objekt, das sie haben wollte, egal, wie sie war, egal, wie getrieben und verrückt sie sich gebärdete – aus welchen eigenen Gründen auch immer. Die Beziehung dauerte fünf Jahre an.

Ich in unseren therapeutischen Stunden und M., wir waren die Nachfolger der Spur eines schützenden Objekts, die die Eltern damals gelegt hatten.

Ein Jahr später schrieb mir die Patientin, dass sie manchmal wieder Kontakt mit M. habe, sie seien jetzt nicht mehr zusammen, aber Freunde. »Das beruhigt mich irgendwie, dass ich ihn nicht ganz verloren habe.«

Ich verstand das so: M. war es gewesen, der von ihr geträumt hatte, der nicht aufgehört hatte, sie haben zu wollen, als alles aussichtslos schien. Mit seinem Träumen über sie hatte er einen Faden wieder aufgenommen, den die Eltern nicht hatten halten können und der Avas seelisches Dasein betraf. Es war ein Faden, den Ava auch mit mir geteilt hatte und den sie nicht mehr verlieren wollte.

Eine Langzeitbeobachtung

Einführung

Daniel hatte ich im Alter von elf Jahren kennengelernt. Er war von seinem Kinderarzt und später von der Uniklinik als autistisch diagnostiziert worden. Es war eine stationäre Aufnahme empfohlen worden, weil er unvermittelt massive Gewaltfantasien geäußert habe (Lang-Langer, 2009, S. 113–125).

Der Patient war, nachdem seine Mutter bei mir vorgesprochen hatte, zweieinhalb Jahre bei mir in psychoanalytischer Behandlung mit wöchentlich zweistündiger Frequenz gewesen.

Im Rahmen einer Studie zur Evaluierung von Behandlungen lud ich ihn, er war inzwischen dreiundzwanzig Jahre alt, ein (Lang-Langer, 2019, S. 79–86).

In der ursprünglichen Behandlung hatte das Thema Autismus für mich nicht im Vordergrund gestanden.

Daniel, 11 Jahre

150 Stunden, zweistündige Frequenz

Daniels Vater war erst vier Monate tot, ich sah die Mutter in tiefschwarzer Kleidung. »Der Vorschlag einer Klinikeinweisung hat meinen Sohn vollkommen panisch gemacht«, sagte sie. Auf Erkrankung und Tod des Vaters habe er, im Gegensatz zu dem älteren Bruder und der jüngeren Schwester, keinerlei Reaktion gezeigt.

Die neurologische Erkrankung des Vaters hatte zunächst unauffällig begonnen, damals war Daniel fünf Jahre alt gewesen. Als Daniel in die Schule kam, wurde er häufig geschlagen und konnte sich nicht wehren. Er begann, extensiv zu lesen, beschäftigte sich mit den historischen Büchern des Vaters und dessen Landkarten. Dem Vater gleich, zog er sich zurück.

Daniels Gesicht war so leichenblass, als sei es noch von keiner Sonne berührt worden. Seine Bewegungen wirkten abgehackt und vollkommen unkoordiniert. Er interessierte sich sofort für die Dartscheibe, die in meinem Raum hing. Sein Versuch, irgendeinen Treffer zu landen, scheiterte zunächst jämmerlich an seiner mangelnden Körperspannung. Er übte aber unverdrossen und scheinbar unberührt von meiner Gegenwart weiter. Tatsächlich gelang es ihm nach einiger Zeit, seinem Arm eine ausreichende Spannung zu verleihen, um einige Treffer zu landen. Das beeindruckte mich. Seine Art zu sprechen war, als habe er sie aus Büchern gelernt, altertümlich und unwirklich. Ich dachte sofort, er ist gar nicht zu Hause in der Welt, sein Körper nicht, sein Geist nicht. Aber da war etwas, mit dem er kämpfte, nach dem er sich sehnte, das war enthalten in seiner Art, nicht aufzugeben und schließlich einige Treffer mit den Pfeilen zu landen. Er hielt einen kleinen Vortrag über das Leben der Dinosaurier und sagte: »Ich bin der letzte Nachfahre des Tyrannosaurus Rex.« Ich empfand das als Spiegel meines Gefühls in der Gegenübertragung, dass kein wirklicher Kontakt zustande kommen konnte, dass Daniel ganz allein auf der Welt war. Es war eine bedrückende Mischung aus Macht und Einsamkeit, die er mir vermittelte. Dann war er plötzlich merklich bedrückt, als er, der Nachfahre des mächtigsten Dinosauriers, mir sagte: »Ich esse so viel, aber es nützt alles nichts, so viel ich auch esse, ich bin dünn und schwach.« Gleich darauf erging er sich in ausschweifenden Fantasien, was er denen, die ihn in der Schule quälten, antun könnte.

Als ich seinen Vater erwähnte war es, als habe er ihn gar nicht gekannt, als habe er nicht einmal existiert. Tatsächlich erlebte ich ihn als unbewusst identifiziert mit seinem Vater. Wie dieser hatte er, fern des Lebens und der Sonne, alles abgehört und erdichtet. Die Mutter berichtete, dass ihr Mann vor seinem Vater Angst gehabt habe, stets geschwiegen habe in seiner Anwesenheit. In seiner Kindheit sei er schlimm von ihm geschlagen worden. Manchmal habe ihr Mann vor Angst kaum atmen können.

Und noch etwas erfuhr ich. Daniel war, ebenso wie sein Bruder, durch eine In-vitro-Fertilisation empfangen worden. Die Mutter selbst arbeitete auf einer Station für Frühgeborene als Krankenschwester.

Gleich zu Beginn der Behandlung entdeckte Daniel einen Teddybären, hinter dem er sich verschanzte. Ich hatte es gar nicht mit Daniel zu tun, sondern mit dem Bären. Er saß groß und Daniel nahezu verdeckend auf dem Tisch. Dieser Bär brachte mich zur Verzweiflung. Daniel sprach mit schriller und kaum verständlicher Stimme, er war der Bär. Manchmal sang der Bär, manchmal machte er sich am Puppenhaus zu schaffen. Daniel war der Bär und er sprach nicht mit mir. Ich existierte gar nicht. Er drehte mir häufig den Rücken zu. Viele Stunden verliefen so, der Bär griff die Bewohner des Puppenhauses an und quälte sie. Ich: »Der Bär spricht für dich, du bist eigentlich gar nicht da. Du machst, dass du gar nicht da bist.« In seinem Spiel fortfahrend murmelte er: »Eine fremde Frau schaut mich an.« Der Satz rauschte an mir vorbei, und als ich ihn realisierte, musste ich spontan lachen. Daniel drehte sich zu mir um und grinste. Das war der erste Kontakt zwischen uns. Es entstanden im weiteren Verlauf immer wieder Phasen des Kontakts, die aber regelmäßig abbrachen, im Sande verliefen. Daniel war immer wieder weit weg und für mich nicht erreichbar, mit dem Bären zugange. Ich spürte, wie ich dann auch nicht mehr da war, mich zurückzog und meinen Gedanken nachhing. Es überraschte mich, dass ich mich dabei wohlfühlte. Manchmal bemerkte ich, dass er mich anschaute, mich zu studieren begann. »Du willst wissen, wer die fremde Frau ist«, bemerkte ich. Daniel ging zum Spiegel und schaute sich selbst lange an. Ich: »Du willst auch wissen, wer du bist.« Daniel begann, verrückt zu lachen, als ich das sagte.

Der Bär, der für Daniel sprach, wurde immer aggressiver, er verwüstete das ganze Puppenhaus, er legte Sprengstoff aus. Ich: »Das ist mein Haus, das du sprengen willst.« Daniel rüttelte wie wild am Puppenhaus und sagte: »Das ist ein Erdbeben … es gibt viele Katastrophen, sehr viele, nicht nur Erdbeben, auch Krankheiten, Krieg, Überschwemmungen, Meteoriteneinschläge … ich habe mir so ein Buch ausgeliehen, das heißt *Katastrophen*.« Ich: »Du hast Angst, alles ist so unsicher, wenn man bedenkt, was passieren könnte.« Daniel sagte, das sei genau der Grund dafür, warum er am liebsten zu Hause bleibe, da sei er am sichersten.

Einmal malte er einen Sitzplan seiner Klasse. Nur sein Name und der Name »Valentin« tauchten auf. Alle anderen Kinder waren als »Schüler« gekennzeichnet. Ich: »Außer Daniel und Valentin sind alle namenlos, als wären sie nicht existent …« Er: »Das ist der Valentin, der mich quält, er drückt mir seinen Daumen in die Augen.« Plötzlich schrie er laut: »Ich werde ihn in die Luft sprengen, ich werde ihm unermessliche Schmerzen zufügen.« Ich: »Das kann ich verstehen.« Er: »Wenn ich nur nicht immer weinen müsste …«

Wir sprachen oft über die Kluft zwischen seiner Wut und seiner Hilflosigkeit. Erstmals berichtete er vom neuen Lebensgefährten der Mutter, der ihn nervte. Auch die Schwester, der alles gelang und die überall erfolgreich war, reizte ihn. Während der gemeinsamen Mahlzeiten der Familie, dies erzählte mir Daniels Mutter, hatte Daniel begonnen Vorträge zu allen möglichen historischen Themen zu halten. Auch in unseren Stunden referierte er immer wieder Phasen der Geschichte. Er nannte die gesamte Geschichte eine Aneinanderkettung von Katastrophen. Er fertigte Zeichnungen an, die von Kämpfen und Kriegen in der Geschichte handelten. Geschichte, so Daniel, sei die Geschichte von Kriegen. Ich: »Man sieht das ja auch bei dir und Valentin … das ist ja auch Krieg. Du gehst in die Schule, und es ist, als ob du dich in einem Kriegszustand befindest.«

Daniels historisches Wissen verblüffte mich. Es war umfassend. Er holte sich Bücher aus dem Studierzimmer seines Vaters, zum Beispiel las er Churchills gesamte Memoiren. Aber auch der lange, schreckliche Tod des Vaters durfte in unsere Stunden kommen. Daniel erinnerte sich an seine Angst vor dem orientierungslosen Vater, der nachts in sein, Daniels Zimmer, gekommen sei und dort nach der Toilette gesucht habe.

Dann, ich kannte Daniel mittlerweile ein Jahr, trat eine entscheidende Wende ein. Wieder war es Valentin, der ihm die Augen eindrückte. Daniel aber spuckte Valentin unvermutet und heftig ins Gesicht. Daniel: »Der war wie erstarrt und hat mich angeglotzt, da hab ich nochmal gespuckt. Jetzt nennen sie mich den Spucker. Ist ok für mich.«

Daniel begann über die Zukunft zu sprechen, die er aufgrund der immerwährend möglichen Katastrophen gefürchtet hatte. »Ich will Sprengmeister werden«, sagte er. Als ich erstaunt auf die Gefährlichkeit des Berufs hinwies, lächelte er und nickte. Eine stehende Redewendung zwischen uns wurde der »Valentin-Anteil« in Daniel. Es war nämlich klar, dass seine innere Aggressivität der seines Peinigers in nichts nachstand. Für mich war überraschend, dass ich, entgegen meiner anfänglichen Erwartungen, relativ schnell mit Daniel hatte Kontakt aufnehmen können. Sein inneres Entwicklungspotenzial erstaunte mich. Er hatte angefangen, sich der Realität und seinen inneren aggressiven Bestrebungen zu stellen. Regelmäßige Rückzüge begleiteten diese Bewegung. Es war, als müsse er sich immer wieder erholen von der Welt der Beziehungen und Gefühle.

Sein Opferstatus in der Schule lies mehr und mehr nach. Währenddessen begann er, zunächst unmerklich, mich in den Behandlungsstunden direkt anzugreifen. Statt des Puppenhauses griff er mich an. Es war auch nicht mehr der Bär, der ihn vertrat. Seine Heftigkeit überraschte mich. Wagte ich etwas zu deuten, fegte er die Uhr vom Tisch. Manchmal warf er Gegenstände in meine Richtung. In dieser Zeit begann er »Welteroberungspläne« zu entwickeln. Er fantasierte sich als Diktator, der sich an all seinen Feinden rächen würde. Er würde sie kastrieren. Ich selbst würde in die Verbannung geschickt, weil ich zu viel wisse. Es verunsicherte mich stark, als er begann sich mit Adolf Hitler, er nannte ihn A.H., zu vergleichen, der ebenfalls als Kind gequält worden sei. Ich spürte, dass etwas Verrücktes zu mir überschwappte. Meine Verunsicherung betraf den Grenzbereich von Fantasie und Realität. Würde – so hatte ich mich gefragt, und so musste er unbewusst sich selbst gefragt haben – sein zugänglich gewordenes aggressives Potenzial gehalten werden können? Die Tatsache, dass Berührungen zwischen und stattgefunden hatten, er sein Abgeriegeltsein aufgegeben hatte, bedrohte ihn. Er hatte die alte Sicherheit des einsamen, einzigen Überlebenden seiner Art, wie er sich früher einmal bezeichnet hatte, aufgegeben und sich auf eine Beziehung eingelassen. Seine Idee, mich im Zuge seiner Welteroberungspläne in die Verbannung zu schicken, sollte die stattgefundene Entwicklung rückgängig machen.

Der Patient entwickelte eine tendenziell männliche, gar nicht mehr kindliche Art. Er sah auch anders aus. Er sah gut aus, sein Körper hatte an Spannung gewonnen, er war nicht mehr so dünn und leichenblass. Die Entwicklung seines Körpers signalisierte, dass er sich vom Totenreich des Vaters entfernt hatte. Er machte eine Menge Witze anzüglichen Inhalts, in denen das männliche Geschlechtsorgan im Mittelpunkt stand, oft unfruchtbar und seiner Funktion beraubt. Ich dachte in dieser Zeit oft an seinen Vater, der so zurückgezogen von den Menschen gelebt hatte und seine Söhne nicht auf natürlichem Weg hatte zeugen können. Die sich entwickelnde, bedrohte Männlichkeit des Patienten trat in unseren Stunden in den Vordergrund. Im Sich-nicht-wehren-Können war er ja mit der bedrohten Männlichkeit des Vaters identifiziert gewesen. Mit seinen brutalen Welteroberungsplänen beabsichtigte er nun die Kastration seiner Feinde. Aber auch Siegfried, der neue Freund der Mutter, war wichtig. »Also, der ist schon heftig. Der macht Sachen, die hätte sich mein Vater nie getraut. Da ist so ein Nachbar, der parkt schon immer vor unserer Einfahrt. Da ist der Siegfried zu dem hingegangen und hat ihm die Meinung gesagt und jetzt parkt der nicht mehr vor unserer Einfahrt.«

Kaum war er so erfrischend in das Leben meines Patienten getreten, starb Siegfried plötzlich an einem Herzinfarkt. Daniel kam mit Tränen in den Augen zu seiner Stunde. Es war, als könne er nun, was ihm beim Tod des Vaters nicht möglich gewesen war: Er konnte traurig sein und weinen. Der Tod Siegfrieds war kein erneutes Trauma, das ihn zurücktrieb, sondern auch eine Möglichkeit, etwas zu fühlen, das er so lange verleugnet hatte, etwas, mit dem er umzugehen gelernt hatte, wenn man das überhaupt lernen kann. Wir sprachen viel über Siegfried und Daniel berichtete, dass er das Liegestützenprogramm, das dieser entwickelt hatte, fortführe. »Mit meinem Vater war es viel schwerer, er war immer krank und gar nicht wirklich da«, sagte er einmal.

Wie im Leben seines Vaters, war Daniels Mutter auch in seinem Leben ein dominantes, übermächtiges Objekt, dass der Relativierung durch einen Dritten so dringend bedurft hätte. Da war die kurze Zeit, die Daniel mit Siegfried verbracht hatte, und da war unsere Zeit, die zu Ende ging. Der unerfüllte Kinderwunsch der Mutter (nicht des Vaters) wurde zum Auslöser einer künstlichen Befruchtung, der Daniel und sein älterer Bruder ihr Leben verdankten. Ich habe erwähnt, dass sie auf einer Frühgeborenenstation arbeitete. Über ihre Herkunft hatte ich nichts in Erfahrung bringen können. Es ist tatsächlich verblüffend, so wenig über einen Menschen zu wissen, den man über einen Zeitraum von zweieinhalb Jahren regelmäßig sah. Im Grunde wusste ich mehr über Daniels toten Vater, in den ich mich hineinversetzen konnte. Die Mutter war ohne Frage eine supertüchtige Frau. Mir geht, wenn ich an sie denke, die Assoziation durch den Kopf: »Sie schreckt vor nichts zurück.« Kontraphobische Aktivität beherrschte ihre innere Welt. Nach dem Tod ihres Mannes, für den sie vermutlich lebenslang eine Krankenschwester gewesen war, lernte sie sehr schnell einen neuen Partner kennen. Ihre Kinderlosigkeit hatte sie nicht akzeptiert und war zweimal mithilfe einer In-vitro-Fertilisation schwanger geworden. Sie arbeitete in einem Beruf, in dem es täglich um das Überleben ging. Es war die Mutter selbst, die unbewusst einen permanenten Überlebenskampf zu führen schien, dessen Ursprünge mir verborgen geblieben sind. Ich hatte die Fantasie, sie habe Daniel nach seiner Geburt genauso versorgt, wie eine Krankenschwester ein Baby versorgt. Vielleicht, so dachte ich weiter, war es zu einer tieferen Berührung nicht gekommen, genauso wenig wie in den Stunden bei mir. Vermutlich war die Aktivität der Mutter ein Versuch, die Leere ihrer inneren Welt zu überleben. Sie hielt die Babys, auch ihre eigenen, fest im Arm, aber sie konnte nicht von ihnen träumen und sie psychisch halten. Ich erinnere mich an einen Satz der Mutter, der im Verlauf unserer ersten Begegnung gefallen war: »Ich habe nichts dagegen, wenn sie ihn mir für gesund erklären.«

Daniels Bär saß bis zu unserer allerletzten Stunde auf dem Tisch. »Trotz allem, ich fand das gut hier«, sagte er, »wie ich mit Ihnen geredet habe und wie Sie geantwortet haben … und dass Sie nicht gesagt haben, dass ich in die Klinik muss.« Sein Blick fiel auf den Bären. »Von dem muss ich mich auch verabschieden«, sagte er und verstaute ihn in der Schublade. »Er war irgendwie wichtig«, sagte ich. Er: »Früher, dann nicht mehr so.«

Ich dachte, dass es Daniel möglich geworden war, sich lebendig zu fühlen. Er benötigte nicht mehr die Schläge seiner Klassenkameraden, die vielleicht an die Stelle der Schläge des Vaters des Vaters getreten waren, um zu weinen. Seine heftige, hinter der Wehrlosigkeit verborgene Aggressivität konnte sich manchmal real Ausdruck verschaffen. Auch seine vielfältigen Begabungen begannen sich in der Realität zu entfalten, blieben nicht mehr, wie beim Vater, eingeschlossen im Studierzimmer. Mit Vergnügen besuchte er Uniseminare für begabte Kinder und berichtete dann in seiner Klasse darüber. Seine Wahrnehmungsfähigkeit hatte sich entwickelt, die Leichenblässe war verschwunden. Zwischen uns war eine Beziehung entstanden.

Gleichwohl dachte ich, dass seine Angst vor Beziehungen ein Teil seines Lebens bleiben würde. Die Erbschaft des Vaters hatte sich gemildert, aber sie war immer noch da. Der Bär, Daniels Bär, der so lange seine gefürchtete Aggressivität verkörpert hatte, wurde bis zu unserer letzten Stunde benötigt, wenn auch seine Bedeutung relativiert worden war. Die Position des Dritten, die in Form Siegfrieds und unserer Stunden in Daniels Leben gekommen und einen Gegenpart zu seiner dominanten Mutter hatte spielen dürfen, sie blieb brüchig.

Zwölf Jahre später: Das Nachgespräch

»Ich telefoniere nicht gerne. Ich habe so eine Scheu jemanden anzurufen.«

Daniel hatte sich telefonisch bei mir gemeldet. »Ich möchte gerne so ein Nachgespräch machen«, hatte er gesagt.

Er kam pünktlich, ging sehr langsam die Treppe hoch. Ich war sofort überrascht über seine im Vergleich zu früher kräftige Gestalt. Auch sein ausdrucksvolles, leicht gebräuntes Gesicht fiel mir auf. Ich bemerkte, dass mir im Warten auf ihn der totenblasse, dünne Junge von einst vor Augen gestanden hatte, der mir immer erschienen war wie der Geist seines toten Vaters.

Es stellte sich auf Anhieb eine lähmende Atmosphäre her. Ich sah, dass er zwei Computerhefte dabeihatte, auf die er – hier zweifle ich an meiner Wahrnehmung – sich setzte. Als ich, ein wenig hilflos nach einem Anfang suchend, bemerkte, er habe Zeitschriften mit, machte er eine abwehrende Handbewegung. Sehr langsam beginnt er zu erzählen, dass er Soziologie und Politikwissenschaften studiere. Ich merke, ich bin schon wieder überrascht, hatte mit Naturwissenschaften und Informatik gerechnet. Politik interessiere ihn, sagt Daniel. Auf Drängen seiner Mutter sei er auch in eine Partei eingetreten – sie sei der Meinung gewesen, da bekäme er interessante Praktika. »Jedenfalls bin ich in die SPD eingetreten … vor allem, weil ich Merkel hasse.« Ich: »Mir fällt sofort das Lied ein, das du damals gesungen hast …« Grinsend fängt er leise an zu singen: »Vor mir steht ein Zonenmädchen …« Ich erinnere mich nun auch, dass Daniel früher ein Fan von Gerhard Schröder gewesen war.

»Was erinnerst du von unseren Stunden?«, frage ich. »Viel, sehr viel«, antwortet Daniel, »dass ich Rache nehmen wollte an Valentin und allen, die so waren wie er.« Er schaut mich an, ich nicke. »Die haben versucht, mich fertig zu machen, zum Platzen zu bringen … zum Glück ist es dann besser geworden …« Ich: »Da waren deine Welteroberungspläne.« Er lacht, es gefällt ihm sichtlich, sich daran zu erinnern. »Da bin ich natürlich rausgewachsen«, bemerkt er. Es stellt sich heraus, dass er gerne einmal Innen- oder Außenminister werden würde. Vor Kurzem hat er einen Workshop über Mediation im Nahen Osten gemacht, das sei sehr interessant für ihn, aber es sei klar, dass Mediation nicht das einzige Mittel sein könne. »Oder können Sie sich Mediation mit Isis vorstellen?« Ich: »Da fällt mir wieder Valentin ein.« Daniel nickt nachdenklich. Ein roter Faden sei da schon in seinem Leben, bemerke ich.

Es entsteht eine längere Pause, die ich mit einer Frag nach seinem Bruder unterbreche. »Wir reden nicht viel, er wohnt noch bei uns, obwohl er ja Geld zum Ausziehen hätte … er ist Heizungsbauer … demnächst werden wir, wie jedes Jahr, zusammen zu unserem Opa fahren.« »Väterlicherseits?«, frage ich nach. Daniel nickt und schaut mich an. »Dein Vater«, sage ich langsam, »er war damals, als wir uns kennenlernten, noch nicht lange tot.« Er: »Das Schrecklichste war die lange Krankheit, wie er in seinem Zimmer gelegen ist und nichts machen konnte … ich denke eigentlich nicht oft daran … mein Opa ist total stolz auf mich, dass ich studiere … er ruft auch öfter an … ich telefoniere nicht gerne, habe auch so eine Scheu jemanden anzurufen.« Als er das sagt, geht mir durch den Kopf, dass auch der Anruf bei mir schwer gewesen sein muss. Es geht jetzt darum, dass der Bruder immer fahre, nun aber wolle, dass Daniel auch übernehme. Die Mutter hingegen wolle das verhindern, weil sie ihn für einen unsicheren Fahrer halte und immer was auszusetzen habe. Im Übrigen mangele es ihm an Fahrpraxis, weil seine Schwester das gemeinsame Auto in Beschlag lege. Ich: »Na ja, du und dein Bruder, ihr seid erwachsen …« Er, grinsend: »Irgendwie ist unsere Mutter immer noch der Chef … über Bafög habe ich mich mit ihr gestritten … sie wollte unbedingt, dass ich es beantrage, ich wollte aber nicht. Sie sagt, es ist verschenktes Geld, das ist mir aber egal, ich werde mich nicht verschulden.« Er fügt hinzu, dass er keine größeren Ausgaben habe und mit seiner Halbwaisenrente klarkomme.

Ich erkundige mich, ob er eine Freundin hat, obwohl ich die Antwort kenne. »Auf gar keinen Fall«, antwortet er, dazu habe er noch Zeit, auch sein Bruder habe noch keine Freundin, die Schwester allerdings, die Jüngste von allen, die habe schon seit zwei Jahren einen Freund, und auch die Mutter habe seit einigen Jahren wieder einen Freund. Ich: »Damals war es Siegfried.« Er: »Sie wissen ja, der ist plötzlich gestorben.« Ich nicke und erinnere mich daran, wie unglaublich es war, dass nicht lange nach dem Tod des Vaters auch der Lebensgefährte der Mutter gestorben war. Siegfried war für Daniel eine ganz andere Art von Vater gewesen, als es der eigene gewesen war. Während dieser Zeit seines Lebens im Studierzimmer gesessen und Karten gelesen hatte, war Siegfried mit Daniel zu Sportveranstaltungen gegangen und hatte ihm Liegestütze beigebracht. Als ich das erwähne, schmunzelt Daniel und sagt, während er sich an den Bauch greift, das hätte er jetzt eigentlich auch wieder nötig.

Ich erkundige mich, ob er einen Freund hat. »Der Posten ist im Moment frei«, sagt er. Es stellt sich heraus, dass er den letzten guten Freund in der Zeit hatte, als er noch bei mir war. Kommilitonen habe er jetzt, aber das seien keine Freunde. Die hätten ihn jetzt auch darauf aufmerksam gemacht, dass er bald seine Bachelorarbeit schreiben müsse … er habe sich noch auf kein Thema festgelegt … irgendwas mit internationalen Beziehungen müsse es sein. In mir entsteht die Fantasie, dass er ewig studieren wird. Ich frage, in welchem Semester er ist. Er beginnt zu rechnen und es wird nicht klar für mich, ob es jetzt das vierte oder das sechste Semester ist. Irgendwie frage ich ihn auch, wie alt er inzwischen ist. Er beginnt wieder zu rechnen, vergräbt den Kopf in den Händen. Dann sagt er: »Einundzwanzig.« Ich: »Erst.« Ich merke, dass er total verwirrt ist und ich bin es auch. Ich denke, einundzwanzig, das kann nicht sein und gleichzeitig denke ich: Schließlich wird er es am besten wissen, komme mir plötzlich investigativ und verfolgend vor. Erst nach dem Interview kann ich wieder einen klaren Gedanken fassen und denke: Das ist Daniel, er will nicht erwachsen werden.

»Erinnerst du dich, warum du damals bei mir warst?« »Das war, weil ich mich nicht wehren konnte«, sagt er langsam. Ich sehe, wie er beginnt, seinen Körper hin und her zu wiegen, was mich spontan an die Diagnose Autismus denken lässt, mit der er zu mir geschickt worden war, und an die lange Zeit, derer es bedurft hatte, ihn zu erreichen. Vermutlich, so ging es mir durch den Sinn, hatte er deshalb so gerne zu dem Termin mit mir kommen wollen, weil er damit die Erinnerung an eine Zeit verband, in der er die Gelegenheit gehabt hatte, sich in einer langsamen Weise dem Objekt zu nähern. Der Posten eines solchen Objektes, so hatte ich ihn verstanden, war danach leer geblieben. Hierzu passte, dass ich während unseres Gesprächs den Gedanken hatte, dass dieses einstündige Interview kein für Daniel angemessenes Setting war, eines, in dem ihm einfach die Zeit der langsamen Annäherung fehlte.

Im Moment der Verabschiedung fühlte ich mich plötzlich sehr schlecht. War es das jetzt? Warum haben wir uns überhaupt getroffen? Solche Gedanken gingen mir durch den Kopf. Noch Stunden nach dem Gespräch befand ich mich in einer depressiven Stimmung. Ich vermute, dass ich auf diese Weise etwas von dem fühlen konnte, was in meinem ehemaligen Patienten vorgegangen war.

Sein Wunsch, Einfluss zu nehmen, Entscheidungen zu treffen, Macht auszuüben, sich Bedeutung zu verschaffen, der früher in den Welteroberungsplänen kulminierte, hatte sich mit der Idee, ein politisches Amt einzunehmen, auf eine neue Art Ausdruck verschafft. Nach wie vor stand er in eklatantem Kontrast zu seiner zurückgezogenen Lebensart und seinem Dasein als Muttersohn. Unbewusst war Daniels Gefangensein in der vaterlosen Welt verknüpft mit der Fantasie, den Kerkermeister, die Mutter, auszulöschen, möglicherweise auch auf den Spuren seines Vaters. Die ebenfalls unbewusste Abwehr dieser aggressiven Fantasie hatte er, wie ich es für mich deutete, an einer Stelle unseres Interviews in Worte gefasst, als es um die alte Konkurrenz mit dem Bruder gegangen war: »Ihr Liebling bin ich«, hatte er geäußert.

Und doch, es gab auch den Daniel, der mit den ihn auszeichnenden kleinen Schritten den Weg in die Wirklichkeit suchte. Mir fiel die Auseinandersetzung mit der Mutter um die Beantragung des Bafög ein, in der er sich in ungewöhnlicher Weise zu konturieren vermocht hatte. Und da war auch die Reminiszenz an Siegfried, den einzigen realen Vater, den er je gehabt hatte, an die Liegestütze, die auch jetzt noch nötig hätte. Da war auch die Kontaktaufnahme, der Anruf bei mir, der möglich gewesen war.

Eine langsame Annäherung an das Objekt hatte im Behandlungsverlauf stattgefunden. Im Blitzlicht des Nachgesprächs erlebe ich mich in der Übertragung an einigen Stellen als verfolgendes, traumatisierendes Objekt und es wird mir bewusst, wie schwer es damals gewesen war, sich aufeinander einzustellen und abzustimmen.

Tatsächlich habe ich mich in der Zeit von Daniels Behandlung überhaupt nicht mit Autismus auseinandergesetzt. Es war zwar die Diagnose, mit der er zu mir geschickt worden war, mein Augenmerk jedoch lag damals auf der traumatischen Erfahrung durch Sterben und Tod des Vaters. Für eine Behandlung ist eine Diagnose meiner Erfahrung nach ohnehin nicht relevant. Sehr häufig wird sie im Behandlungsverlauf vergessen. Was bleibt, ist immer der Versuch einer Begegnung. Gleichwohl gibt es für mich im Nachhinein keinen Zweifel, dass Daniels innere und äußere Welt von autistischem Rückzug geprägt waren, und dass er sich mit dem Bären, der stets vor ihm gesessen hatte, vor mir, dem traumatisierenden Objekt, in der Übertragung hatte schützen müssen.

Während damals Daniels Vater, sein Leben im Studierzimmer, sein langes Sterben, sein Tod im Mittelpunkt meines Nachdenkens gestanden hatte, war es nun seine Mutter, die für den Patienten ein traumatisierendes, kastrierendes Objekt war, das ihn, seinem Vater gleich, unbewusst »gefangen hielt« und in den Zustand eines autistischen Rückzuges getrieben hatte, in dem ich ihn kennengelernt hatte. Sozusagen »fern der Menschen«, entwickelten sowohl der Vater als auch Daniel ihren großen historischen und geografischen Wissensschatz. Die unbewusste kompensatorische Bedeutung der intellektuellen Obsession, die viele Autisten mit ihren Spezialbegabungen teilen, erschloss sich mir in diesem Kontext.

Zwei scheiternde Behandlungen autistischer Patienten

Einleitung

In diesem Kapitel setze ich mich mit dem Scheitern zweier Behandlungen auseinander. In beiden Fällen gelang es mir nicht, die Eltern zu erreichen. Ich vermute, dass sich in meinem Scheitern das Scheitern der Eltern spiegelte – ihre Gefühle von Bedrängnis, Hilflosigkeit, Scham, Aggression und Leere, für die es keine bewusste Wahrnehmung, keine Worte und keine Bedeutung gab. Es war wohl aber auch so, dass ich mich selbst in einen autistisch anmutenden Zustand zurückgezogen zu haben schien, der meinen inneren Spielraum vernichtete.

In beiden Fällen hatte ich das Gefühl, vor etwas geflohen zu sein, vor etwas, das so schrecklich war, dass ich es nicht hätte aushalten können. Ich dachte auch, dass es Mohammed und Nanda vermutlich genauso gegangen war. Es war ein Gefühl, als sei ich entkommen. Es ließ mich mit Scham zurück, mit der Scham, die beide Begegnungen so gespenstisch dominiert hatte.

Meine Fantasie war: Es war ein dunkler Schacht, vor dem ich geflohen war. Der Schacht war so viel tiefer und dunkler als bei den Patienten, die ich behandelt hatte. Gelänge es, so fantasierte ich weiter, in diesen Schacht hinabzutauchen, man müsste für immer darinnen bleiben. Man wäre für alle Ewigkeit gefangen.

Die bedrängende innere Situation, in die jede Begegnung mit Patienten mit autistischer Symptombildung mich in der Gegenübertragung brachte, gewann in den beiden abgebrochenen Behandlungen eine Potenzierung, aber gewann auch an Klarheit und Deutlichkeit.

Mohammed, 14 Jahre

14 Jahre, eine Stunde

Bevor ich Mohammed sah, sah ich den Vater. Die Mutter sei krank und habe heute nicht mitkommen können, erzählte er mir. Schon lange suche er Hilfe für seinen Sohn. Er sei immer der Außenseiter und unerwünscht bei anderen Kindern gewesen. Sie hätten ihn geschlagen. Er habe stets abseits gestanden. Auch bereits in Marokko, das sie vor einem Jahr verlassen hatten, weil er, der Vater, in Frankfurt Arbeit gefunden habe, sei das so gewesen. Es war, als wolle der Vater mir sagen: Wir haben doch auch Rechte, warum kümmert sich niemand um uns, warum lässt man uns allein, immer wieder? »Mein Sohn ist ein guter Junge«, äußerte er, »er tut niemandem etwas zuleide, warum hilft ihm niemand?«

Wir vereinbarten eine Stunde für Mohammed.

Mohammed, ein korpulenter Junge, schleppte sich mühsam die Treppe empor. Auf meine Begrüßung und die Einladung, hineinzukommen, reagierte er nicht. Der Vater, der ihn begleitete, schickte sich an, mit ihm zusammen hineinzukommen. Ich spürte, dass es den Vater irritierte, als ich sagte, ich würde Mohammed gerne alleine sehen. Tatsächlich war ich sicher, das in unserem Gespräch erwähnt zu haben.

Der Vater verabschiedete sich, Mohammed kam mit hinein. Er wirkte sehr orientierungslos und überfordert. Ich dachte sofort: Es war ein Fehler, den Vater wegzuschicken. Es kam mir vor wie eine lange Reise, bis Mohammed endlich auf seinem Platz saß. Er nahm sich sofort die Stifte und den Zeichenblock und begann konzentriert zu zeichnen. Er zeichnete Fahnen verschiedener Länder. Die Fahnen waren sehr schön gezeichnet und mit Farben versehen. Es entstand im Verlauf der Stunde ein dekoratives Bild. Mohammed blickte mich nicht an und reagierte nicht auf meine Worte. Er hielt sich am Zeichnen der Fahnen fest, das war sein sicherer Ort. Er zeichnete bis zum Ende der Stunde. Meine Fantasie war, dass er auch zu Hause diese Fahnen zeichnete, wieder und wieder.

Ich fühlte eine diffuse Angst in mir hochsteigen. Ich dachte: Er hält das alles nicht mehr lange aus, es ist furchtbar. Ich sehnte mich nach dem Ende der Stunde, ich fühlte mich bedrängt von Mohammeds Gegenwart und schämte mich dafür. Es war eine unglaubliche Anstrengung, die Gegenwart des

Anderen zu ertragen. Ich vermutete, dass Mohammed diesem Zustand mit dem Zeichnen, das für ihn ein autistisches Objekt war, entging.

Mit dem Vater hatte ich weitere Stunden mit Mohammed vereinbart. Er rief mich aber nach einigen Tagen an. »Ich und meine Frau sind sehr schwer erkrankt. Es ist plötzlich gekommen. Diese Krankheit wird mindestens ein Jahr dauern, deshalb kann Mohammed nicht mehr kommen.« Er sprach in einem gleichmütigen Ton, genauso gleichmütig wünschte ich ihm und seiner Frau gute Besserung und verabschiedete mich von ihm.

In mir geschahen Folgendes: Ich war enttäuscht, es fiel aber auch eine Riesenlast von mir. Doch ich schämte mich auch für unser abruptes, verlogenes und unwürdiges Auseinandergehen, bei dem ich kooperiert hatte.

Klar war: Der Vater hatte nach einer Begründung für den Abbruch der Erstgespräche gesucht, die keinerlei Diskussion mehr ermöglichte. Hinter der Gleichmut der von ihm vorgetragenen so offensichtlichen Lüge lauerte eine Art von Panik. Er wollte sich in Sicherheit bringen, fliehen. Er rief mich auch deshalb an, weil er, so dachte ich, befürchtete, ich könnte ihn anrufen und Fragen stellen. Das alles wollte er ausschließen.

Mich erinnerte das, was zwischen mir und dem Vater geschah, an Mohammed, der seine Sicherheit vor dem bedrohlichen Objekt im Zeichnen gefunden hatte. Sowohl Vater als auch Sohn schienen mir, auf verschiedenen Ebenen der Entwicklung, mit der Abwehr eines traumatisierenden Objekts beschäftigt. Und auch ich selbst hatte das Zusammensein mit Mohammed als bedrängend und unerträglich erlebt.

Der bewusste Wunsch des Vaters nach Hilfe wurde konterkariert von seiner tiefen unbewussten Angst und dem Misstrauen, einem Vorwurf gegenüber den Objekten.

In meiner leblosen, maschinenhaften Verabschiedung war ich identifiziert mit dem Rückzug meines Patienten. Es fiel mir im Nachhinein auf, wie dominant meine Scham sich in dieser kurzen Begegnung immer wieder zu Wort gemeldet hatte – die Scham, es nicht mit dem Patienten auszuhalten, ihn als bedrängend zu erleben, die Scham, mit der verlogenen Art des Vaters, die eigentlich schamlos war, kooperiert zu haben.

Ich vermute, dass es hier einerseits um die Scham des Vaters über sein Kind ging, andererseits und auf einer tieferen Ebene ging es um die Scham über die eigene Unzulänglichkeit, um Versagen und Hilflosigkeit, die weit davon entfernt waren, in Worte gefasst werden zu können.

Nanda, 5 Jahre

5 Jahre, 30 Stunden

Nanda war in Deutschland geboren worden, die Eltern stammten aus Indien. Seit sieben Jahren arbeiteten sie in Frankfurt, sprachen aber kein Deutsch. Unsere Verständigung musste auf Englisch stattfinden. Nanda sprach nicht. Am Vormittag besuchte er einen Kindergarten, wo er sich stets allein in eine Ecke setzte. Nachmittags wurde er von der Mutter betreut. »Seit Jahren suchen wir Hilfe für unseren Sohn«, bemerkte der Vater.

Auffällig war, dass Nanda bis zum Alter von zweieinhalb Jahren Zweiwortsätze gesprochen und Kontakt mit den Eltern aufgenommen hatte, was inzwischen überhaupt nicht mehr stattfand. Was ich über seine Entwicklung erfuhr, war insgesamt dürr und unbelebt, es fehlten Verbindungen, Fantasien, Bedeutungen. Im Kontakt mit den Eltern fühlte ich mich von Beginn an komplett einsam und kalt. Schon früh begann ich mich zu fragen, ob Nanda mit seinem Rückzug diese Empfindungen abwehrte. Die Mutter schwieg zumeist mit erstarrter Miene und hatte eine leise, kaum hörbare Stimme. Eines aber war sehr wichtig für sie. Sie erzählte mir, dass sie und ihr Mann sich ein zweites Kind wünschten, und bat mich implizit hierfür um Erlaubnis. Ich fühlte, dass sie sich danach sehnte, von diesem Kind lebendig gemacht und erlöst zu werden. Vielleicht auch, so gingen meine Gedanken, hatte sie sich von dem sich entwickelnden Nanda unbewusst verlassen gefühlt und dieser hatte, einer unbewussten Antwort gleich, seine Entwicklung eingestellt.

Die Eltern versuchten, Nanda mit allen möglichen Tricks zum Sprechen zu bringen, etwa zum Aufsagen von Zahlen und Farben. Es war wie die Vorführung eines Zirkuspferdes.

Nanda kam mit seinem Vater zu den Behandlungsstunden. Er wirkte wie ferngesteuert, wie ein Roboter auf mich. Er nahm keinerlei Augenkontakt auf, lief im Zimmer auf und ab, nahm sich schließlich zwei kleine Gegenstände aus dem Puppenhaus, die er aneinanderdrückte und bis zum Ende unserer Stunde nicht mehr aus der Hand ließ.

Der Vater kam zu allen Stunden Nandas mit in den Raum. Nanda kletterte, als die Behandlung begann, zumeist umher, auf den Schreibtisch, auf die Fensterbank. Manchmal begann er zu summen und strich an meinem Bein vorbei, wie ein kleines Kätzchen. Er entdeckte die Holzeisenbahn und war von der Brücke fasziniert, über die er seinen Zug immer wieder fahren ließ. Als ich meinerseits einen Zug zur Hand nahm und ihn über die Brücke fahren ließ, nahm Nanda sie weg und baute sie ein Stück entfernt wieder auf. »Ich soll sie nicht benutzen«, sagte ich. Er schaute mich jetzt manchmal wie aus den Augenwinkeln heraus an. Auf der Treppe drehte er sich in einer gewissen Entfernung um und schaute zurück.

Es war deutlich, dass es mit dem Patienten zunächst darum gehen würde, sich langsam einander zu nähern, sich innerlich zu berühren. Es ging sozusagen um Dinge, die lange vor der Entwicklung der Sprache lagen. Übrigens hatten die Eltern keine Fantasie darüber, warum Nanda im Alter von zweieinhalb aufgehört hatte zu sprechen.

Der Patient war vielleicht zwanzigmal bei mir gewesen, da erfuhr ich, dass die Eltern eine weitere Therapie in einem Autismuszentrum eingeleitet hatten. Zu mir kam Nanda zweimal wöchentlich, in das Zentrum ging er einmal wöchentlich. »Wir wollen alles versuchen, was Nanda helfen kann«, äußerte der Vater. Es war nicht möglich über meine Idee zu sprechen, die Eltern seien auch enttäuscht von meiner Art der Therapie, die so gar nicht den Trainingsmethoden der amerikanischen Psychologin ähnelte, von deren Erfolgen sie mir oft berichteten. Während ich im Zusammensein mit Nanda fühlte, dass sich ein Kontakt vorzubereiten begann, gelang es mir nicht, die Eltern wirklich zu erreichen, sie waren gefangen in Kargheit und Bedeutungslosigkeit.

Vielleicht war das auch, neben der Klärung der Situation, dass es nun zwei Therapien für Nanda gab, der Hauptgrund, warum ich die andere Therapeutin anrief. Ich wollte mit jemandem über Nanda sprechen. Das Ganze entwickelte sich zu einem unglaublichen Eklat. Die Therapeutin erzählte mir von Übungen, die sie mit Nanda durchführte, und vom Coaching der Eltern, mittels dessen diese lernen sollten, die Aufmerksamkeit Nandas gezielt herzustellen. Als sie mich fragte, was ich mit Nanda mache, ahnte ich, dass ich ihr das nicht würde erklären können. Es war, als sprächen wir nicht die gleiche Sprache. Trotzdem sprach ich darüber, dass ich versuchen würde zu begreifen, warum sich Nanda zurückziehe.

Das Ganze wäre nun eigentlich ja nicht schlimm gewesen und womöglich hätten wir voneinander lernen können. Es entstand aber unausgesprochen eine Situation, als seien wir Feinde. Wir sprachen kalt miteinander, fast vorwurfsvoll und jeder von uns mit der latenten Überzeugung – ich schäme mich, es auszusprechen – selbst eine gute Therapeutin zu sein, die andere eine schlechte.

Es war wirklich erstaunlich, wie hoch die Gefühle zwischen uns loderten, die doch im Kontext von Nandas Eltern so flach geblieben waren. Es war gespenstisch. Ich war sicher, das waren gar nicht nur wir, die andere Therapeutin und ich, da war etwas Anderes, Fremdes, das die Eltern in uns hineingegeben hatten und das wir nicht verstanden. Es war allerdings so, dass ich in der Folge eine extreme Geruchsaversion gegen den Vater des Patienten entwickelte. Seine Anwesenheit im Raum war kaum auszuhalten. Erneut geschah etwas, wofür ich keine Worte fand, dass ich nicht wirklich begriff und erneut als beschämend erlebte. Nur eines verstand ich: Es handelte sich um eine abgespaltene, projizierte emotionale Welt voller Aggression und Feindseligkeit. Diese Welt war extrem bedrängend. Mein Patient, so dachte ich, war ihr auf seine Weise, sich abschottend, begegnet. Wenn ich meine Gegenübertragung ernstnehme, vermute ich bei Nandas Eltern eine unbewusst feindselige, schuldbehaftete Reaktion auf die Geburt ihres Kindes, die im Laufe der Zeit anwuchs und so unerträglich war, dass Nanda sich vor dem traumatisierenden Objekt zurückzog.

Aber auch ich trat den Rückzug an. Es hatte sich ja längst angebahnt, dass die Eltern mit übenden Methoden für ihren Sohn besser umgehen konnten als mit dem offenen Raum bei mir, der sozusagen intonierte, dass wir erst einmal gar nichts wussten über Nandas Gründe, sich zurückzuziehen, und dass es darum ging, dies langsam zu erforschen und sich ihm zu nähern. Es begann so, dass die Eltern den Wunsch aussprachen, Nanda nur noch einmal pro Woche zu mir zu bringen. Auf der bewussten Ebene gelang es mir, den Eltern zu erklären, dass das mit meiner Art zu arbeiten nicht zusammenpassen würde, wenn Nanda nur einmal pro Woche käme. Ich schlug den Eltern vor, zunächst die Therapie im Zentrum zu machen und sich später, bei Bedarf, wieder bei mir zu melden. Der Abschied von den Eltern war sehr freundlich. Auf der unbewussten Ebene, die die entscheidende war, hatte ich es einfach nicht mehr mit den Eltern ausgehalten.

In der letzten Therapiestunde hatte ich das Gefühl, dass Nanda wusste, dass er nicht wiederkommen würde. Als ich mich von ihm verabschiedete, blickte er mir zum ersten Mal lange und forschend in die Augen.

Abschließende Betrachtungen

Steht das autistische Objekt anstelle des Menschen, des menschlichen Objekts?[20]

Der Begriff des Objekts bedarf im Kontext des Autismus einer besonderen Klärung.

Wenn ich den Begriff Objekt gebrauche, bezeichne ich damit stets das Gegenüber des Subjekts. Dabei gehe ich davon aus, dass es eine wie auch immer geartete Verbindung zwischen beiden gibt, die die innere Welt der Protagonisten betrifft. In der Erfahrung mit dem Objekt und dessen von seiner Objekterfahrung geprägten Sein gestaltet sich die innere Welt des Subjekts. An vielen, an den meisten Stellen meiner Beschreibung der Beziehung zwischen Baby und Mutter/Vater/betreuender Person bevorzuge ich den Begriff des Objekts, der klar und eindeutig das Gegenüber des Babys sowie die mögliche Repräsentanz der betreuenden Personen des Babys in dessen innerer Welt bezeichnet.

Unter autistischem Objekt nun wird ein Gegenstand oder eine Form verstanden, dessen oder deren Gebrauch das menschliche Objekt verschwinden lässt.[21] Das autistische Kind wird durch den Gebrauch des autistischen Objekts, der autistischen Form unansprechbar für das menschliche Objekt. Das autistische Objekt ist austauschbar und kann durch ein ähnliches, das die gleiche Funktion erfüllt, ersetzt werden. Das autistische Objekt ist verfügbar. Genau das unterscheidet das autistische vom menschlichen Objekt. Das Ersetzen des menschlichen durch das autistische Objekt sichert Verfügbarkeit. Das autistische Kind erlebte das menschliche Objekt aufgrund von dessen schicksalhaften Beschädigungen und Begrenzungen vermutlich früh als nicht verfügbar. Es ist von der Begegnung mit dem menschlichen Objekt und dessen Antwortlosigkeit verwundet. Es sucht Zuflucht in der Beschäftigung mit einem seelenlosen und willenlosen Gegenstand. Es hält sich an diesem Gegenstand, diesem Objekt fest.

---

20 Das ist die Frage einer Kollegin und Freundin, Barbara Heipt-Schädels, die mich zu diesem Abschnitt anregte.

21 Zu Form und Objekt siehe auch Kapitel »Die Erforschung des Autismus durch Frances Tustin«.

Es lässt ihn nicht los. Es braucht ihn. Er ist lebensnotwendig und wird im Falle eines Verlustes sofort ersetzt. Um einen autistischen Gegenstand oder eine autistische Form zu erzeugen, benötigt das Kind letztlich überhaupt gar nichts. Es kann das alles selbst erzeugen, mit einer aus dem Körperinneren entstehenden oder einer äußeren, sichtbaren Bewegung, an die es sein Dasein klebt. Dem autistischen Objekt haftet die Eigenschaft des verlorenen menschlichen Objekts an. Es ist überlebensnotwendig, es muss verfügbar sein, es darf nicht verlorengehen. Worin sich das autistische vom menschlichen Objekt radikal unterscheidet, ist die Unmöglichkeit eines seelischen Austauschs, einer Beziehung. Durch den lebensnotwendigen Gebrauch des autistischen Objekts, der der Abkehr vom menschlichen Objekt folgte, kommt es zu einem stagnierenden Zustand, einer Entwicklungslosigkeit, einer Austauschlosigkeit mit dem Objekt. Das autistische Objekt dient der Abkehr vom menschlichen Objekt. Wenn man beobachtet, wie autistische Kinder häufig sanft über die von ihnen auserkorenen Gegenstände streichen, wie sie ihren Körper zu wiegen verstehen, dann könnte man auf die Idee kommen, sie imitierten die frühe Zuwendung eines mütterlichen Objekts. Es ist, als mache sich etwas wie der Hauch eines menschlichen Objekts in gespenstischer Weise bemerkbar, das gehauchte Relikt einer Zeit bevor die Verletzung und Traumatisierung durch das Objekt die Abkehr von diesem einleitete. Dieses Relikt, es könnte der pränatalen Zeit entstammen, es könnte der gespenstischen transgenerationellen Zeit entstammen, es könnte einer verlorengegangen sehr frühen Reminiszenz an die Begegnung mit dem menschlichen Objekt entstammen. Wenn man nun davon ausgeht, dass das autistische Objekt die auf den ersten Blick nahezu unkenntliche Spur eines menschlichen Objekts trägt, steht gleichwohl fest, dass es genau dieses menschliche Objekt ist, das mit dem autistischen Objekt abgewehrt wird. Das autistische Kind verhindert mit seiner Beschäftigung mit dem autistischen Gegenstand die Begegnung mit Menschen. Wer sich mit einem autistischen Kind beschäftigt und für seine Existenz interessiert, ist keinesfalls in der Lage, irgendeine Art von Spur aufzunehmen, auf der es möglich wäre, sich selbst an die Stelle des Gegenstandes zu setzen. Die Beschäftigung mit dem autistischen Objekt verunmöglicht die Begegnung mit dem menschlichen Objekt.

Das autistische Kind nutzt das autistische Objekt, um sich in der Beschäftigung mit diesem vom menschlichen Objekt abzukehren, es quasi zu ersetzen. Das autistische Objekt erweckt den Anschein eines Körperteils des autistischen Kindes. In einigen Zügen allerdings, ich führte es aus, gleicht das autistische Objekt dem verlorenen/vermissten menschlichen Objekt. Es gibt eine Verbindung zwischen menschlichem und autistischem Objekt, der etwas Rätselhaftes und Gespenstisches anhaftet. Jedenfalls stellt das autistische Kind eine Szene her, in der es das autistische Objekt behandelt wie ein nicht-autistisches Kind seine Mutter, sein menschliches Objekt behandeln würde, mit dem wichtigen Unterschied, dass dieses Objekt im Falle des nicht-autistischen Kindes nicht austauschbar ist.

Das menschliche Objekt ist für das autistische Kind ein traumatisierendes Objekt, das es fallen und fallen ließ und in unbeschreiblicher Weise verwundete. Die Kreation des autistischen Objekts rettet das autistische Kind, das nun etwas gefunden hat, das ihm immer zur Verfügung steht und das aufgrund seiner Austauschbarkeit niemals verloren gehen kann.

In der psychotherapeutischen Behandlung geschieht etwas Neues. Der Therapeut schaut das sich von ihm zurückziehende Kind an und beginnt über es nachzudenken, zu träumen. Er will ergründen, warum es ist, wie es ist. Das ist etwas, was ein Therapeut bei allen anderen Kindern genauso macht. Im Falle des autistischen Kindes ist es, als ginge man mit ihm zurück in eine unerinnerbare, sprachlose Zeit. Alles ist neu, auf nichts kann man sich berufen. Es ist, als habe man einen Säugling vor sich, man versucht sehr, sehr vorsichtig abzutasten, was gut für diesen Säugling sein könnte. Welcher Grad von Nähe, welcher Grad von Distanz? Schweigen oder sprechen, leise oder lauter, viele oder wenige Worte?

Körperliche Berührungen finden, wie auch in anderen meiner Behandlungen, in der Regel nicht statt. Es kommt aber vor, dass ein Kind an mir vorbeistreift, dabei mit seinem Körper meinen berührt. Es kommt auch vor, dass ich einem erregten, verwirrten autistischen Kind mit der Hand sanft über den Rücken streife, um es zu beruhigen. Wenn ich das Kind in dieser Situation anschaue, schaut es nicht zurück. In seinen Augen, das bemerke ich, macht sich jedoch Verwunderung breit, als wolle es ausdrücken: Was ist das, was ist da geschehen? Es ist, als habe es das, was geschah, noch niemals zuvor erlebt.

Ich gehe davon aus, dass das autistische Kind in der psychotherapeutischen Behandlung beginnt, eines seelischen Austauschprozesses gewahr zu werden, wie es beim Säugling in der normalen Entwicklung der Fall wäre. Das autistische Kind ist ebenso wie der Säugling darauf angewiesen, dass das Objekt fühlt, vorausahnt, was von diesem ersehnt und angenommen werden kann. Melanie Klein hat es beschrieben: Phasen, in denen dies nicht gelingt, stören den Prozess des beginnenden seelischen Austauschs nicht, sofern die »gute Brust« überwiegt. In der Behandlung autistischer Kinder sind die Momente echter Begegnung selten und werden überlagert von dem Wunsch, sich zurückzuziehen und Zuflucht zu suchen bei autistischen Objekten. Es ist aber so, dass sich im Laufe der Zeit eine Kette, eine Aneinanderreihung von kurzen, mit Verwunderung aufgenommenen Begegnungen mit dem Objekt bildet. Es ist eine Kette, die schließlich erinnert und gestaltet werden kann. Der seelische Wunsch zu sprechen, mit dem Objekt in Kontakt zu treten, geht dem Sprechen in Worten voraus.

Auch meine jugendlichen Patienten entdeckten für kurze Momente etwas, das hinter den errichteten autistischen Barrieren lag. Die Fähigkeit, die sie ausgebildet hatten, sich in einer ihnen fremd bleibenden Realität zurechtzufinden und dabei den autistischen Rückzugsort als Kern ihres Selbst zu bewahren, dieser Schutzschild, den sie sich selbst gegeben hatten, erübrigte das autistische Objekt. Man muss davon ausgehen, dass im Falle dieser Patienten eine intuitive Anpassung an das Objekt, die Welt der Objekte insgesamt, stattfand. Diese Anpassung stand im Dienste des Schutzes ihres autistischen Rückzugsortes. Ihre seelische Entwicklung stagnierte genauso wie bei den frühkindlichen Autisten, es war nur nicht auf Anhieb zu bemerken und einzuordnen. Das Funktionieren dieser Jugendlichen hatte etwas Automatenhaftes, wie ich es auch bei dem achtjährigen Fabian beschrieben habe. Es war interessant, zu beobachten, wie viel besser Fabian, verglichen mit den Jugendlichen, zu erreichen war. Seine autistische Abwehr, so vermutete ich, war noch nicht so dicht geschmiedet wie die der Jugendlichen.[22] Auch die Möglichkeit, in der Übertragung in eine frühe Welt einzutauchen und auf diese regressive Weise nach neuen Entwicklungsmöglichkeiten Ausschau zu halten, war aufgrund des kindlichen Alters des Patienten aussichtsreicher.

Wenngleich ich davon ausgehe, dass allein die Tatsache, dass meine jugendlichen Patienten mich aufsuchten, davon sprach, dass Brüche auch in ihrer Abwehr entstanden waren – Brüche, die sich in depressiven Zügen Raum verschafften –, so verschlossen sich diese Bruchstellen jedoch schnell. Einmal hatte ich die Fantasie, ich sei so eine Art Klebstoff gewesen für die entstandenen Bruchstellen. Es war nichts Neues, Bestehenbleibendes aus unserer

22 Wenn ich von »jugendlichen Patienten« spreche, beziehe ich mich auf die Behandlungen Marys und Lindas.

Begegnung entstanden. Sie waren Analphabeten in der Welt der Gefühle und sie fürchteten das Alphabet, das ihre vereiste innere Welt zum Schmelzen bringen könnte. Von diesen Zusammenhängen ahnten sie etwas. In der Übertragung flohen sie mich, ein traumatisierendes Objekt. In kleinen Sequenzen war etwas anderes aufgeschienen, eine leise Sehnsucht, der Wunsch, gefunden zu werden. Mary und Linda benötigten keine autistischen Objekte, um sich zu entziehen. An die Stelle des autistischen Objekts, an die Stelle des traumatisierenden menschlichen Objekts, trat in diesen Fällen ein vereister Wall in ihrer inneren Welt, einem Schutzschild gleich. Vor diesem Wall funktionierten sie und passten sich an, hinter diesem Wall verbarg sich ihr lebensnotwendiger Rückzugsort. Es steht zu vermuten, dass die Kreation des vereisten Walls – Tustin nannte es autistische Barrieren – in der Entwicklung später stattfindet als die des autistischen Objekts. Man kann also davon ausgehen, dass Patienten mit autistischen Barrieren sich später vom Objekt zurückzogen als die Patienten, die dem autistischen Objekt anhingen. Sie imitierten die Welt der Objekte automatenhaft, um ihren Rückzugsort abzusichern. Der vereiste Wall und das autistische Objekt, beide dienen als Schutzschild vor der traumatischen Verletzung durch das Objekt.

Im Falle Avas, eines Heimkindes, werden wir bei der Betrachtung ihrer Geschichte sowohl zum Zeugen ihrer Möglichkeit, sich nach einem autistischen Rückzug von der Welt der Objekte dieser wieder zuzuwenden, als auch zum Zeugen ihrer Retraumatisierung, die in einem psychotischen Zusammenbruch und der erneuten Zuflucht bei autistischen Mechanismen mündete. Diese Patientin, so könnte man das sehen, gab das autistische Objekt, das sie nach allerfrühester Heimunterbringung für sich kreiert hatte, im Zuge ihrer Adoption auf und ersetzte es durch ein menschliches Objekt. In der Folge der Retraumatisierung stürzte sie in einen Abgrund jahrelanger psychotischer Verwirrung und Depression sowie der Rückkehr zu autistischen Modi. Jahrelang befand sie sich in einem Schwebezustand zwischen autistischem Rückzug, psychotischer Verwirrung und erneuten Versuchen, dem Objekt zu begegnen.

Hat das autistische Objekt etwas mit dem Übergangsobjekt gemeinsam?

Das autistische Objekt scheint einem Übergangsobjekt kaum zu ähneln, bezeichnet dieses doch einen intermediären Raum zwischen Mutter und Außenwelt – ziemlich genau das, was dem Autisten mangelt. Das Übergangsobjekt ist zumeist ein weiches Kuschelobjekt. Die Voraussetzung der Kreation eines Übergangsobjekts ist die zunehmende Wahrnehmung des Getrenntseins von der Mutter. Das Übergangsobjekt erleichtert es, die Abwesenheit der Mutter zu ertragen. Es heißt deshalb Übergangsobjekt, weil es einerseits die Mutterwelt repräsentiert, andererseits die Welt, in der die Mutter abwesend ist, und insbesondere, weil es einen Übergang zwischen diesen beiden Welten schafft. Winnicott spricht von den Anfängen der Kreation eines Übergangsobjekts im Alter von drei Monaten. Die Bedeutung des Objekts erhält sich bis in die Kindergartenzeit. Es ist hochgradig emotional besetzt, der Verlust dieses Objekts löst Panik aus, die seelische Relevanz ist unübersehbar. Das Vorhandensein der Möglichkeit der Imagination einer guten Brust ist die Voraussetzung des Übergangsobjekts.

Stern berichtet, dass es häufig auch selbst erzeugte, wiederholbare Klänge sind, die die Funktion eines Übergangsobjekts erfüllen können. Während das weiche Kuschelobjekt dem Körper der Mutter ähnelt und an das Anschmiegen an diesen erinnert, reagieren die selbst erzeugten Töne auf die sprachliche Verbindung, die von der Mutter geschaffen wird, indem sie Töne und Laute des Babys spiegelt. Tatsächlich wird häufig beschrieben, dass autistische Kinder als Babys nicht brabbelten, diese Form des Dialogs mit der Mutter also nicht stattfinden konnte.

Je mehr theoretische Gründe für die Nicht-Gemeinsamkeit von autistischen und Übergangsobjekt sich finden lassen, bleiben einige Unklarheiten gleichwohl bestehen. Ich denke da an die Welt der Töne, der Lautbildungen, des Laut und Leise, die bei autistischen Kindern eine große Rolle spielt, und über die – nicht über Worte – erste Begegnungen, Berührungen mit dem Therapeuten stattfinden. Diese Lautbildungen gehen vom Therapeuten aus, der mit ihnen (ah, oh, oje, olallala) die Aktivitäten des Kindes kommentiert. Sie werden von diesem aufgegriffen, wirken aber wie etwas, an das mühelos angeknüpft werden kann. Ich vermute, dass im Zusammensein mit dem autistischen Kind sein verlorengegangenes Brabbeln wiedergefunden wird, etwas, für das der Spiegel gefehlt hatte. Die gesamte Sprache entsteht letztlich aus dem hochemotionalen Übergangsraum zwischen Mutter und Baby. Gleichzeitig geht etwas verloren, die vielschichtige Emotionalität ist schwer in Worte zu bannen.

Während der Entwicklung eines autistischen Kindes im Behandlungsverlauf, zum Beispiel bei dem hier vorgestellten Dario, nimmt der Gebrauch autistischer Objekte ab und es entsteht eine Art von Übergangsobjekt, etwas, das dringend gebraucht und mitgenommen werden muss und voller emotionaler Bedeutung ist.

Immer wieder begegnen uns auf der Spur der Suche nach der Genese des autistischen Objekts kaum erkennbare, gespenstisch anmutende Züge des menschlichen Objekts, das sich in einen tiefen, dunklen Hintergrund der inneren Welt des autistischen Kindes zurückgezogen zu haben scheint. Es ist seiner traumatisierenden Macht beraubt, es ist per se entmachtet und doch ist es, als sei es nicht tot, sondern befände sich in einem tiefen Schlaf, aus dem es in vielen Fällen niemals wieder erwachen darf. Die Momente, in denen wir dieser Zusammenhänge im Verlauf einer Behandlung gewahr werden, sind so flüchtig, dass immer wieder Zweifel entstehen, ob sie tatsächlich waren oder vielmehr einer Phantasmagorie entstammen. Es bedarf auch für den Therapeuten – für das autistische Kind beschrieb ich es bereits – der Aneinanderreihung von Momenten, des sich langsamen Bildens einer Kette von Momenten, um eine innere Sicherheit über die Möglichkeit von Nähe und Begegnung zu entwickeln.

Überwintern

Das Ich als Vermittler zwischen Triebbedürfnissen und Außenwelt existiert in der autistischen Welt nicht. Das Ich kann nur in der Wechselwirkung mit den Objekten und Triebbedürfnissen entstehen. Im Falle des Autismus ist es nicht geschädigt, sondern nicht existent. Der Autist wurde einfach nicht »Ich«, er entzog sich der Entwicklung. Er entzog sich dem traumatisierenden Objekt und seiner eigenen Bedürftigkeit. Vermutlich entsteht die Abkehr vom Objekt, die Flucht in den Autismus als Flucht vor einer psychotisch anmutenden Depression, einem Zustand unablässigen, endlosen Fallens.

Differenzierte Emotionen können nicht entwickelt werden. Es ist, als stünde alle Emotionalität unter einem traumatischen Bann, einem emotionalen Stupor.

Entsprechend gibt es auch kein Über-Ich, außer im Sinne rudimentärer Anpassung, die sich bei älteren Patienten mit autistischen Barrieren seelenlos perfektioniert. Und das Es? Triebhaftes wirkt erstarrt, eingefroren in Stereotypie und Zwang, macht sich auf diese Weise jedoch bemerkbar. Das als traumatisierend erlebte Objekt verunmöglicht die innere Entwicklung, Entwicklung wird allenfalls im Sinne von leeren und freudlosen, eher anstrengenden Anpassungsbewegungen möglich.

Es ist meine Hypothese, dass im Autismus ein Überwintern stattfindet, ein Überwintern von Entwicklungsmöglichkeiten, die aufgrund der Konfrontation mit als traumatisierend erlebten Objekten eingefroren wurden.

Es gibt keine widerstreitenden, unvereinbaren inneren Objekte, wie bei psychotischen Kindern. Das Taktile wird zum Hauptfluchtpunkt des autistischen Kindes. Augen und Gehör sind wie ausgeschaltet. Bei den ersten Begegnungen mit autistischen Kindern gibt es keinen Blickkontakt, keinerlei Reaktion auf Ansprachen. Die sprachlichen Möglichkeiten sind in der Regel rudimentär, und wenn sie besser ausgebildet sind, dienen sie einzig der Anpassung an die Welt der Objekte. Sie sind nicht gefüllt mit Bedeutung und Emotion, vielmehr leer. Das autistische Kind, der Jugendliche sucht Schutz in seiner Abkehr, das ist mehr als deutlich. Die Verrücktheit, die beim psychotischen Kind zum Ausdruck kommt und schwere Ängste im Umgang mit den Objekten signalisiert, liegt beim Autisten, so stelle ich mir das vor, in einem tiefen, lichtlosen und stummen, verschütteten Schacht. An anderer Stelle erwähnte ich es: Das autistische Kind erlebte eine Naturkatastrophe, eine Flutwelle, ein Beben der Erde, ein Auseinanderbrechen von allem. Es entging seiner Vernichtung nur knapp und zahlte dafür einen hohen Preis. Die leiseste Anmutung einer Emotion, einer Wahrnehmung des Außen, ist katatonisch gebannt. Nur blind und taub und eingefroren war zu überstehen, was ihm widerfuhr.

Ich komme auf meine Hypothese des Überwinterns zurück. Ein autistisches Kind ist niemals nur autistisch. Es versucht, sich massiven, als vernichtend erlebten Projektionen durch die Abkehr vom Objekt zu entziehen. Es wird nicht verrückt, wie das psychotische Kind, es bleibt leer und erfroren. In seiner Kälte wirkt es dem Tod nahe, als sei es in einem Zombiezustand, ein lebender Toter.

Mit ihrer Tendenz zur Taktilität aber, ihrem Gebrauch autistischer Objekte, wird etwas von der Not deutlich, dieser *zu bedürfen*. Es gelang dem autistischen Kind nämlich nicht, einen Zustand vollkommenen Erfrorenseins und der Bedürfnislosigkeit herzustellen. Es verfällt nicht in einen Stupor. Es hängt leblosen Objekten an und bedient sich ihrer, die selbst keinerlei Macht ausüben können, absolut manipulierbar und immer da sind.

Und dienen diese auch der Abkehr vom menschlichen Objekt, erzählen sie zugleich von dessen Überwintern. Das autistische Objekt wirkt wie ein kaum mehr erkennbares Bindeglied zu seinem Ursprung, dem menschlichen Objekt.

Vermutlich ist es genau diese Objektbedürftigkeit, die im Gebrauch des autistischen Objekts zum Ausdruck kommt, die die Behandlung autistischer Kinder – wie ich sie mit Sammy, Fabian, Chai, Dario und Ferhat beschrieben habe – letztlich ermöglicht.

Die Tendenz zur Erreichbarkeit, die alle Behandlungen meiner jungen Patienten auszeichnet, ihre Möglichkeit sich mir zu nähern und auf ihre Weise seelischen Kontakt aufzunehmen, verdankt sich dem Überwintern des menschlichen Objekts im autistischen Objekt.

Bei meinen älteren Patienten ist der seelische Rückzug vom menschlichen Objekt in einer massiveren Weise verfestigt und gleichzeitig durch Anpassungsbewegungen verdeckt. Die Möglichkeit des Überwinterns ist nicht grenzenlos.

Das häufig auftretende zwanghafte Verhalten ist der Versuch, eine Art von Sicherheit herzustellen. Das Auftreten der Zwänge ist bereits ein Ausbruch aus der Blind- und Taubheit, dem Eingefrorensein. Etwas wurde wahrgenommen, eine Gefahr, die Möglichkeit einer Gefahr. Sie wird zu bannen versucht mit der Beschwörungsformel der rituellen Wiederholung. Es soll alles an seinem Ort sein, nichts verrückt werden, die kleinste Unordnung, der kleinste falsche Griff, eine Berührung könnte alles, alles zum Einsturz bringen, die ganze Welt.

Es ist die Angst vor Vernichtung, Auslöschung, die in dem lichtlosen, stummen Schacht begraben liegt. Mitunter äußert sie sich in dem panischen Getriebensein einiger autistischer Kinder.

Ich habe versucht zu beschreiben, wie zentral die Ab- und Einstimmung aufeinander zwischen Mutter und Baby ist, wie ein traumatischer Hintergrund in der inneren Welt des Objekts diese verhindern kann. In extremen Fällen kann es zu einer autistischen Reaktion des Babys kommen. Es kommt gar nicht dazu, wie Stern das ausdrückte, »sich selbst zu empfinden«, wie das in einer normalen Entwicklung innerhalb der Beziehung zu einem Objekt der Fall ist. Es zieht sich mit seiner, so sehe ich das, prinzipiell vorhandenen, sozusagen kastrierten Wahrnehmungsfähigkeit auf die taktile Ebene zurück.

Wenn ich darüber nachdenke, was eine Therapie autistischer Kinder ausmacht, so fällt mir als Erstes ein: Sie gleicht einem Aufwachen, das unglaublich langsam geschieht und genau so geschehen muss. Warten ist wichtig, da sein und still sein. Der Therapeut benötigt die Fähigkeit, mit sich allein sein zu können und dabei anzufangen zu träumen.

Es ist aber so: Er wird zum Gefäß, zum stummen Zeugen massiver traumatischer Vorgänge, er wird zum Zeugen der Flutwelle, des Erdbebens. Aus dem verschütteten dunklen Schacht wird alles hervorgespült. Er möchte einfach nur weg und nie wieder dahin zurück, er hält es kaum aus, er kann nicht sagen, warum und weshalb, er hat Angst, verrückt zu werden.

Der starke Wunsch zu fliehen, weil ich nicht wusste, wie ich die stumme, erfrorene Zeit ertragen sollte, überraschte mich immer wieder. Die Heftigkeit des Wunsches beschämte mich. Er war das Pendant zur autistischen Abkehr. Er ähnelte der blinden und wilden, der panischen Triebhaftigkeit mancher autistischen Kinder.

Was ich »Aufwachen« im Verlauf der Behandlung nannte, ist stets mit der gegenläufigen Bewegung verknüpft, nämlich dem Zustand des Verharrens. Die End- und Zeitlosigkeit, in der sich das Kind befindet, und die der Zeuge dieser, der Therapeut, als qualvoll erlebt, wird immer wieder zum Zufluchtsort des Kindes. Gleichzeitig wird spürbar, wie tatsächlich entspannend, entkrampfend der Austausch von Blicken und Lauten momenthaft sein kann. In diesen Augenblicken beginnt etwas stattzufinden, was dem Kind fehlte: die Ein- und Abstimmung mit dem Objekt.

Panisches, blindes Getriebensein ist eine Variante der Abkehr vom Objekt. Das autistische Kind rettet sich in diesen Fällen in Blindheit und Panik, um dem traumatisierenden Objekt, das in diesen Momenten auf keine andere Weise ausgelöscht werden kann, zu entgehen.

Im Dienste des Aufwachens hingegen steht häufig der Versuch, zu malen, Kreise zumeist, die etwas Beruhigendes, Begrenzendes zu vermitteln scheinen. Tatsächlich nimmt das Malen ja seinen Ausgang von einer taktilen Berührung, nämlich der des Stiftes, aus der etwas Neues, Anderes entsteht. Ich habe es für den Umgang mit autistischen Objekten beschrieben und es trifft auch auf den Gebrauch eines Stiftes zu: Es wirkt sanft, fast zärtlich, unglaublich konzentriert und gleichzeitig wie in einen Traum versunken. Der zum Malen gebrauchte Stift allerdings ist kein autistisches Objekt mehr. Mithilfe des Stiftes malt sich das autistische Kind in die Wirklichkeit, hinterlässt eine Spur, seine Spur auf dem Blatt. Wenn das Kind in seiner Entwicklung so weit gekommen ist, dass es den Stift zum Malen gebrauchen kann, wird der Vorgang mitunter von kleinen Dialogen mit dem Therapeuten begleitet, in denen es darum geht, das Gemälde zu kommentieren. Ich entdecke in einem Bild, es handelt sich hier um das Bild des Patienten Sammy, zum Beispiel einen Fisch. Ich: »Oh, ein Fisch«, sage ich und deute darauf. Er, seinerseits auf das Blatt zeigend: »Fisch, da ist Fisch.« Nach einer Weile fährt Sammy fort: »Das Schuh«, und zeigt darauf. Ich: »Tatsächlich, ein Schuh!« Die Szenerie ist ein gutes Beispiel für eine frühe Art von Kommunikation von Mutter und Kleinkind in der Übertragung und bezeugt die Bedeutung einer nachholenden Entwicklungsmöglichkeit.

Die schicksalhafte Verknüpfung meiner Patienten mit ihren Eltern

Ein zusammenfassender Überblick

Während ich in der Behandlung meiner Patienten in der Übertragung immer wieder ein traumatisierendes Objekt war, stellte sich in der Arbeit mit den Eltern unbewusst immer wieder eine Szene her, in der ich zum traumatisierten Objekt wurde. Ich wurde ohne Vorankündigung verlassen, im Stich gelassen, ich stand vor unüberwindlichen Mauern. In der Gegenübertragung wurde tiefe Verzweiflung ausgelöst, dunkle Gedanken, die auch am nächsten Tag noch vorhanden waren. Ohne Vorankündigung brachen Ferhats Eltern eine vertrauensvolle Beziehung ab, die sich im Verlauf der Behandlung entwickelt hatte. Sammys Eltern tauchten wochenlang ab, waren unerreichbar. Mit Darios Mutter war es unmöglich, meine Wahrnehmung ihres Sohnes zu teilen. Das Kind, von dem ich manchmal sprach, schien sie nicht zu kennen. Der alle Beteiligten traumatisierende Beschluss des Gerichts, die Kinder übergangslos beim Vater unterzubringen, schlug mitten in der Behandlung wie eine Bombe ein. In den Behandlungen Chais, Darios, Ferhats und Sammys wurden die Väter für mich manchmal zu einer Art Rettungsanker, weil es mitunter möglich war, meine Gedanken über ihre Kinder mit ihnen zu teilen. Ich vermute, dass die Existenz ihrer Väter für diese Kinder ebenfalls den Charakter eines manchmal aufleuchtenden Rettungsturms hatte, der im Verlauf der Behandlung immer wieder an Bedeutung gewann.

Es gab in den Elterngesprächen insgesamt eine Tendenz zur Herstellung einer traumatisierenden Szenerie in der Gegenübertragung. Es gab kein intuitives Aufeinanderzugehen und Sich-Abstimmen, Sich-aufeinander-Beziehen. Es gab, vor allem am Anfang, nur dürre Worte, die von keiner Emotion getragen waren. Sie verstummten schnell und offenbarten ihre bedrängende Leere. Die emotionale Ausgehöhltheit der selbst traumatisierten Eltern löste eine hochemotionale Gegenübertragung aus, eine regressive Bewegung auf meiner Seite. Die massive projektive Identifizierung erlebte ich als Bedrohung meiner Abwehrfähigkeiten. Ich vermute, dass ich auf diese Weise etwas erlebte, das die Kinder dieser Eltern auch erlebt hatten. Der Unterschied ist allerdings – so stelle ich mir das vor –, dass die Kinder, gerade geboren, überschüttet und nicht geschützt wurden, nicht geschützt werden konnten. Die autistische Abkehr wurde für diese Kinder zum Zufluchtsort vor dem traumatisierenden Objekt.

Was ich sagen will: Diese selbst traumatisierten Eltern überschwemmen das Kind in einer regressiven, projizierenden Bewegung. Sie können das Kind nicht vor der eigenen erfahrenen Traumatisierung schützen, von der sie wie von einem Fremdkörper ausgefüllt sind. Tatsächlich leiden diese Eltern nicht bewusst. Sie leben, als sei nichts geschehen. All dies, »was nicht geschehen ist«, ergießt sich wie eine schreckliche Lawine auf unbewussten Kanälen über dem also ungeschützten Säugling, der in der autistischen Reaktion seine Rettung findet. Diese Rettung hat ein radikales Ausmaß. Sie besteht in der Abkehr von der Welt der Objekte. Der Zeitpunkt des ungeschützten Überschüttetwerdens ist so früh, dass keine Differenzierung stattfinden kann. Es gibt nur alles oder nichts. Die »Rettung« erfolgt innerhalb einer panischen paranoid-schizoiden Szenerie.

An dieser Stelle möchte ich noch einmal die Bedeutung der Fähigkeit des intuitiven Sich-aufeinander-Einstellens und Abstimmens erwähnen, die der präverbalen Zeit entstammt, der Kommunikation von Mutter und Säugling, und die Daniel Stern so beeindruckend beschrieben hat. Dieser unbewusste, intuitive Prozess kann nur in Gang gesetzt werden, wenn die Elternobjekte selbst einmal Teil eines solchen Prozesses gewesen sind.

Es folgt an dieser Stelle ein kurzer Überblick über die schicksalhafte Verknüpfung meiner autistischen Patienten, mit deren Behandlung ich mich im zweiten Teil dieses Buches beschäftigt habe, mit den Elternobjekten.

Fabian

Fabians Mutter war eine unglückliche Frau, depressiv und von Über-Ich-Ansprüchen gepeinigt. Konflikthafte Geschehnisse ihrer eigenen Geschichte wirkten vollkommen abgespalten, gleichzeitig rumorten diese Konflikte. Nur en passant – das ist übrigens typisch[23] für Assoziationen, die traumatische Vorgänge berühren – erfuhr ich, dass ihr Vater – sie war damals zwölf – der Familie mitgeteilt habe, dass er schwul sei und fortan mit seinem Freund zusammenleben werde. Die Mutter sprach über dieses Vorkommnis, als habe er angegeben, sich einen neuen Haarschnitt zulegen zu wollen, und war sehr ärgerlich

23 Als »typisch« verstehe ich das Für-unbedeutend-Erklären traumatischer Zusammenhänge.

auf ihre Schwester, die anders als der Rest der Familie, für den das vollkommen ok gewesen sei, sich über einen langen Zeitraum weigerte, mit dem Vater zu sprechen. Der unbearbeitete Schrecken über die sie traumatisierende Ankündigung des Vaters[24] breitete sich aus in den Ängsten um ihren Sohn. Alles war falsch an ihm, er war so komisch, anders als andere. Unbewusst beschrieb sie damit genau die unbewussten Sorgen, die sie sich nach der Ankündigung des Vaters gemacht haben musste. Fabian wurde zum projektiven Gefäß der Ängste der Mutter, zu einem Spiegel ihrer tiefen Verunsicherung. Sie lehnte dieses Kind ab, das in ihrer inneren Welt die traumatischen und unbearbeiteten Ereignisse um das Outing ihres Vaters wiederbelebte. Fabians eigener Vater konturierte sich nicht, er versuchte pragmatisch und ohne innere Anteilnahme Konflikte zu lösen. Am wohlsten fühlte er sich, wenn er einen Weg fand, heimlich, von seiner Frau unbemerkt, Computer zu spielen. Für seinen Sohn wurde er nicht zu einem hilfreichen Dritten. Fabian, so dachte ich, suchte den Projektionen seiner Mutter, die die frühe Kommunikation mit ihm dominierten, unbewusst zu entgehen, indem er sich von den Objekten abwandte und nur roboterhaft mit ihnen verkehrte.

Sammy

Sammys Mutter, ihre Geschwister und ihre eigene Mutter wurden vom Vater häufig geschlagen. Beiläufig erinnert sie sich, wie sie sich immer am selben Platz hinter dem Sofa versteckte, wenn der Vater nach Hause kam. Sie betont, ein wie tüchtiger und ansonsten liebevoller Vater er gewesen sei, und dass sie diese lange zurückliegenden Dinge schon fast vergessen habe. Die gesamte Familie Sammys schien mir aus einsamen Kindern zu bestehen, die gesamte Familienstruktur droht immer wieder im Chaos zu versinken. In unseren Stunden, so kam es mir vor, versuchte ich die Eltern immer wieder zu halten, festzuhalten. Dabei hatte ich immer wieder das Gefühl: Es nützt nichts, das Ungehaltene ist stärker und setzt sich durch. Der Vater idealisiert seine Herkunftsfamilie, erst spät formuliert er, so wie sein harter Vater nicht sein zu wollen, überhaupt seien seine Eltern selten da und immer arbeiten gewesen, aber liebe Menschen. Sammys Eltern teilten die Verleugnung aggressiver

24 Hier wird sehr deutlich, dass es nicht um das Trauma als solches geht, sondern um die Möglichkeit eines inneren Raumes, diesem zu begegnen, wie es etwa der Schwester der Mutter möglich war.

Regungen. Bei ihrem ersten Kind, Sammy, fürchteten sie bereits im Alter von eineinhalb Jahren, er könne die gesamte Wohnung zerstören, und sperrten ihn in einen Stall. Termine, die Sammys Vater versäumt, werden von ihm nicht angesprochen. Er imponiert mit einer Mischung von Herzlichkeit und vollkommener innerer Abwesenheit. Ich dachte an Sammy und stellte mir vor, wie das rätselhafte Objekt ihn verrückt und wild machte. Die hinter Idealisierung verborgene Nichtanwesenheit eines schützenden, zugewandten inneren Objekts, verbunden mit der Verleugnung jeglicher Aggression bei den Eltern, findet einen Spiegel im Rückzug und der Wildheit Sammys, in seiner Flucht vor dem traumatisierenden Objekt.

Psychodynamisch betrachtet findet in der ersten Szene mit einer Kollegin die Abtreibung Sammys statt. Er kann von dem mütterlichen Übertragungsobjekt nicht gehalten werden. In der zweiten Szenerie mit mir überlebt Sammy nur mithilfe seines Vaters. Alleine wäre ich, das mütterliche Übertragungsobjekt, nicht in der Lage gewesen, Sammy zu halten. Die innere Frage Sammys ist, ob er überleben darf. Unerträgliche Spannungszustände werden mit Armwedeln abgewehrt.

Chai

Chais Mutter fühlt sich fremd und beschädigt. Der Impfschaden, von dem sie berichtet und der ihr das Gehen beschwerlich macht, wirkt metaphorisch wie ein verborgenes Trauma. Sie verließ im Alter von vierzig Jahren plötzlich ihr Heimatland und heiratete, kaum in Deutschland angekommen, Chais Vater. Sie verlässt ihre Wohnung nur selten und spricht weder Deutsch noch Englisch. Chai wurde zum Gefährten ihrer Einsamkeit und ihrer Ängste vor der Außenwelt, zu einem Gefäß ihrer Projektionen. Vorwiegend stumm verbrachten die beiden ihre Zeit miteinander. In ihrem Rückzug fand sie, so meine Fantasie, eine Art Sicherheit und Schutz. Einmal dachte ich, sie verließ zwar ihr Heimatland, war jedoch noch immer gefangen in einer dunkel bleibenden Vergangenheit, die sie nicht losließ. Chais Vater, wie die Mutter in Thailand geboren, wuchs als Kind in einem schwäbischen Dorf auf, in dem er nicht willkommen war und gemobbt wurde. Unbewusst spricht Chai von den alten Ängsten seines Vaters in seiner Formulierung »They will kidnap me«. Der Vater bezeichnete sich als depressiv und erkannte sich in dem zurückgezogenen Sohn wieder. Beide Eltern teilten in ihrem Zurückgezogensein ein Fremdkörpergefühl, das sich ihrem Sohn früh mitteilte. Im Behandlungsverlauf fand Chai über eine Sprache, Englisch, die er sich alleine beibrachte, einen Weg aus den unbewussten Zuschreibungen. Dabei ist interessant, dass er gerade über das Gamen, das lange Zeit sein Rückzugsort gewesen war, seinen Rückzug gesichert hatte, die Sicht auf etwas Neues, eine eigene Sprache, aber auch auf die Realität fand.

Dario

In der Behandlung Darios werde ich zu einem traumatisierenden Objekt. Er entwickelt eine furchtbare Angst, zu seinen Stunden zu kommen. Schließlich steigt er nicht einmal mehr in die U-Bahn ein, wirft sich auf die Straße und nässt ein. In den Stunden zu dritt, mit der Mutter, die ich intuitiv vorschlage, quasi dem regressiven Setting einer Mutter-Kleinkind-Behandlung, blüht der Patient auf. Ich als dritte anwesende Person bin damit beschäftigt, nicht nur Dario, sondern auch seine Mutter zu halten. Das entlastet Dario, aber auch die Mutter. Ihre massiven Projektionen im Kontext ihrer schlagenden Mutter und dem Suizid ihrer Schwester sowie die damit verbundene Obsession, Darios Vater schlage die Kinder, lassen nach. Beide Eltern wirken tief einsam auf mich, sich in jahrelangen Querelen um ihre Kinder verlebendigend – im Hintergrund überforderte, agierende Objekte, die ihre Schutzfunktion nicht ausüben können. Ich gehe davon aus, dass dies sowohl die Eltern der Eltern als auch in der Übertragung Jugendamt und Gericht betrifft. Die psychotische Schübe auslösende Traumatisierung und die massiven Projektionen (in Bezug auf ihren Sohn) der Mutter erwähnte ich bereits. Auch die Mutter des Vaters war in ständiger psychiatrischer Behandlung und musste immer wieder eine Zeit in der Klinik verbringen. Darios Vater war zum Beispiel in den Situationen des Elterngesprächs durchaus ansprechbar und es stellte sich ein gemeinsames Verstehen her. Allerdings war deutlich geworden, dass dieses gemeinsame Verstehen vom Vater nicht innerlich gehalten werden konnte. Wir fingen immer wieder von vorne an. Ein Mangel an Struktur verschaffte sich auch im Vergessen von Terminen Ausdruck. Was ich sagen will: Beide Eltern waren geprägt von traumatisierenden, vollkommen unbearbeiteten Objekterfahrungen.

Darios Antwort auf das sowohl reale als auch seelische Fallen, verkörpert in den vielen Betreuungsszenarien am Anfang seines Lebens, bestand im autistischen Rückzug vom Objekt, dem Versuch, das traumatisch geprägte und traumatisierende Objekt in Schach zu halten.

Mary

Marys Eltern lernte ich nicht kennen. Einiges erschloss ich aus den Erzählungen meiner Patientin. Marys Mutter verließ Vietnam als junges Mädchen ohne jegliche Unterstützung ihrer Familie. Die Gründe für ihren Weggang blieben ungeklärt. In Deutschland schien sie Schutz gesucht zu haben bei einem älteren Mann, Marys Vater, der sie bei ihrer Ausbildung unterstützte. Die Beziehung scheiterte, als Mary zwei Jahre alt war. Marys Vater war sehr einsam, als er Marys Mutter kennenlernte und hatte noch nie sexuelle Kontakte gehabt. Seine gesamte Art war von Zurückgezogensein gekennzeichnet und ähnelte der seines autistischen Bruders. Marys Mutter hingegen war von einer gewissen Härte gezeichnet, vermutlich einem traumatischen Schicksal, das niemals Worte fand. Unbewusst forderte sie von ihrer Tochter, ihr Schicksal so hart zu meistern, wie sie es getan hatte. Es war, als habe sie ihr Kind wie einen Klotz aus Holz bearbeiten wollen, als habe sie dem Kind so das geben wollen, was sie für sein Überleben als wichtig erachtete. Als Mary zu mir kam, war sie irritiert von einem Gefühl von Leere, das sie einige Male empfunden hatte, das sie nicht einordnen konnte und das ihr Angst machte. Gegen Ende der Behandlung kam es zu einem schweren psychischen Zusammenbruch ihres Vaters, der für Mary unbewusst die eigene Gefährdung intonierte. Sie erlebte die Existenz der Objekte insgesamt als bedrohlich, unwägbar. Die beginnende Nähe, die zwischen uns entstanden war, endete nach ca. fünfzig Behandlungsstunden mit ihrer bereits zu Beginn angekündigten langen Reise in ein weit entferntes Land. Diese äußere Entfernung, so stellte es sich heraus, ermöglichte Mary, im Rahmen von Videosprechstunden – auch später, an ihrem neuen Studienort – erneut den Kontakt zu mir zu suchen. Die Unverbindlichkeit dieses Kontakts, der sich ganz nach ihren Bedürfnissen richtete, war zentral. In einer metaphorischen Weise hielt er das traumatisierende Objekt, in der Übertragung mich, in Schach.

Ferhat

Ferhats Eltern emigrierten wegen Verfolgung und Diskriminierung aus ihrer kurdischen Heimat nach Deutschland. Es war Ferhats Vater, der das Gefühl von Fremdheit beschrieb, als er im Alter von sieben Jahren plötzlich eine Schule besuchen musste, in der Türkisch gesprochen wurde, eine Sprache, die er nicht verstand und gegen die er sich wehrte. Das Gefühl von Fremdheit begleitete die Eltern nach Deutschland. Ihre gebrochene Sprache, ihre Probleme, mit mir Kontakt aufzunehmen, erzählten davon, so dachte ich, dass sie sich nicht zu Hause fühlten und der Kontaktaufnahme mit Deutschen unbewusst ambivalent gegenüberstanden. Die Jahre nach der Ankunft in Deutschland waren geprägt von den Fehlgeburten der Mutter und der sich ausbreitenden Hoffnungslosigkeit, jemals eine Familie mit Kindern werden zu können. Meine Fantasie war, die Geburt Ferhats kam zu spät. Unbewusst lehnten die Eltern dieses Kind ab, es störte, weil es eine Hoffnung wiederbelebte, die sie mit den Fehlgeburten begraben hatten und der sie sich nicht noch einmal stellen wollten. Die Stürze vom Bett, die in der Behandlung Ferhats eine zentrale Bedeutung einnahmen, verstand ich als von unbewussten Todeswünschen geprägt. Es war so deutlich, dass diese Eltern kein zu Hause hatten finden können, sich emotional voneinander abgewandt hatten – bereits die erste Szene unserer ersten Begegnung, in der die Mutter dem Vater weit vorauseilte, hatte davon gesprochen – und von der Verbindung, die Ferhat schuf, überfordert waren. Unbewusst spiegelte die Entwicklungsverweigerung Ferhats die Beschädigungen und Verletzungen ihrer eigenen Geschichte. Sie konnten Ferhat nicht gut wachsen lassen, leben lassen, eine Heimat bei ihnen finden lassen, wurden, selbst traumatisiert, für ihn zu einem traumatisierenden Objekt, von dem er sich abwenden musste, um sich zu schützen.

Interessant war in diesem Fall das spontane Matching, sowohl mit den Eltern wie auch mit dem Patienten. Auf eine unbewusste Weise fühlten Ferhat und seine Eltern und ich uns nahe. Es hatte etwas von Angekommensein, gerade nach den vielen Fehlversuchen, mich zu erreichen, metaphorisch gesprochen, nach den »Fehlgeburten«. Gleichwohl wiederholte sich im abrupten Abbruch der Behandlung, was die Geschichte der Eltern prägte: Wir mussten scheitern. Die Eltern konnten nicht ankommen bei mir, sie mussten weiterwandern, sie wollten nicht ankommen, sie wollten ihre begrabenen Hoffnungen nicht auferstehen lassen und erneut enttäuscht werden. Sie gingen als Fremde, in der Übertragung für mich als traumatisierende Objekte.

Ava

Autistische Züge entwickelten sich im rumänischen Kinderheim, vor das Ava von ihrer drogenabhängigen Mutter im Alter von vier Monaten gelegt worden war. Wie in einer Umkehraktion scheint der Rückzug vom Objekt den Mangel an Objekten erträglicher gemacht zu haben. Ava blühte nach ihrer Adoption im Alter von vier auf. Sie holte ihre sprachliche, motorische und seelische Entwicklung nach. Ihre Deprivation, deren Ausdruck der autistische Rückzug war, schien reversibel. Ava besuchte inzwischen die Grundschule, da adoptierten ihre Adoptiveltern ein weiteres Kind, einen Jungen, der sie mit seinen aggressiven Impulsen stark forderte. Ava lief sozusagen nebenher. Tatsächlich war es so, als sei sie von einem Mähdrescher überfahren worden. Unbewusst war sie zurück im Kinderheim, die autistischen Züge kehrten zurück, hinzu kamen psychotische Elemente, eine Regression in die Zeit, in der sie im Autismus Zuflucht gesucht hatte vor traumatisierenden Objekten. In den ein weiteres, drittes Kind adoptierenden Adoptiveltern erstand das traumatisierende Objekt erneut auf.

Die Eltern konnten Ava nicht schützen. Ihren Adoptivkindern gegenüber dominierte eine Art von Passivität und Wehrlosigkeit, die wie ein Schutz vor unbewussten und hintangehaltenen aggressiven Gefühlen anmutet, zu denen jeglicher Zugang fehlte. Dass die im christlichen Impetus rasch aufeinander folgenden Adoptionen einer Auslieferung der einzelnen Kinder gleichkam, war ihnen nicht bewusst. Eine Einfühlung in die innere Welt der Kinder war kaum möglich. Die Eltern vermittelten mir das Gefühl, sie würden für ihre Kinder sterben, tatsächlich verstanden sie gar nichts von diesen Kindern. Waren die vielen Kinder, so dachte ich manchmal, eine Flucht vor etwas, was zu fühlen gefährlich gewesen wäre? Was wäre aus Ava geworden, wäre sie das einzige Kind geblieben? Flohen sie die Nähe und Intensität der ersten Jahre mit Ava? In der Gegenübertragung war ich den Eltern gegenüber wie auf verlorenem Posten. Was ich zu sagen hatte, verpuffte, als wäre es nicht gesprochen worden, und die Eltern nahmen weiter regelmäßig und freundlich ihre Termine bei mir wahr.

Linda

Lindas Eltern traf ich nie persönlich, ich lernte sie über meine Patientin kennen. Ihre Mutter hatte mir eine lange Mail geschrieben, nachdem ihre Tochter schon viele Monate lang ihr Zimmer nicht mehr verlassen hatte. Es war die Coronazeit und wie in allen Fällen, die ich in dieser Zeit kennenlernte, wurde hierdurch etwas deutlich, was schon lange schwelte. Linda sei immer schon zurückgezogen gewesen, schrieb die Mutter, habe keine Freunde gehabt. Auch anfassen habe sie sich schon als kleines Kind nicht gerne lassen. Die Mail der Mutter berührte mich, ich konnte ihre Ohnmacht fühlen. Gleichzeitig dachte ich darüber nach, dass unser Kontakt ausschließlich über das Internet bestand, sie in der Art ihrer Kontaktaufnahme gleichzeitig fern blieb. Ich antwortete, ohne darüber nachzudenken, ebenfalls aus der Ferne, mit dem Angebot eines Termins für Linda. Ihr Vater, so berichtete mir Linda, war sehr ruhig, er sprach wenig und das sei unglaublich angenehm. Die Mutter wolle immer sprechen, das sei gar nichts für sie. Der Vater verbrachte seine gesamte Zeit vor dem Bildschirm. Er entstammte einer Mormonenfamilie mit unzähligen Kindern. Ich stellte mir vor, dass er früh unterging, sich abwandte, einsam überlebte. Linda trug die Kleider ihres Vaters, dunkle weite Hosen und Sweatshirts, sie umhüllte sich quasi mit ihm. Das war eine Art von Berührung, die sie liebte und ertragen konnte. In unseren Stunden trug sie die Coronamaske auch dann weiter, als kaum jemand sonst sie noch trug. Emotionale Berührungen zwischen mir und der Patientin fanden kaum statt. Allerdings wurde sie während der Therapiezeit eine gute Schülerin und fand einige Freunde. Sie bestand darauf, die Therapie nach 24 Stunden zu beenden und ich glaube, sie erlebte ihre gute Entwicklung in der Außenwelt als triftigen, rationalen Grund. Über die Zeit, in der sie zu mir gekommen war, sagte sie: »Es gab einfach keinen Grund rauszugehen, es fand ja kein Unterricht statt.« Das ist ein typisches Beispiel für die Kommunikation mit Linda. Einige kleine Schritte waren wir zusammen gegangen und es war auch vorgekommen, dass wir uns plötzlich anschauten und einander kurz berührten. Vielleicht war es genau das, was die Patientin fürchtete und nicht fortsetzen wollte. Ihre autistische Barriere, ihr Eiswall, den sie einmal errichtet hatte, um sich vor dem traumatisierenden Objekt zu schützen, blieb überlebensnotwendig für sie.

Daniel

Es ist meine Hypothese, dass sich dieser Patient, über den mir außer seiner In-vitro-Zeugung keine Daten bekannt wurden, die nicht unter dem Label »normal« gelesen werden können, schon früh vom Objekt zurückzog. Es war die Mutter gewesen, Krankenschwester in einer Frühgeborenenstation, die sich dringend Kinder gewünscht hatte. Im Gegensatz zur tatkräftigen, dominanten Mutter, zu deren innerer Welt ich im Verlauf von Daniels Therapie wenig Verbindung aufnehmen konnte, wurde der Vater, der zum Zeitpunkt der Behandlung bereits gestorben war, als passiv, zurückgezogen, in seinem Studierzimmer lebend, beschrieben. Vermutlich wurde Daniel von seiner Mutter physisch gut versorgt. Daniel zog sich vor seiner unbewusst übergriffigen und wenig einfühlsamen Mutter in einen Zustand von absoluter Wehrlosigkeit und Abgewandtsein vom Objekt zurück. Über die von mir vermutete frühe Abkehr vom Objekt hinaus, gab es eine Linie, auf der die frühe Abkehr des Patienten als eine Identifikation mit dem der Welt abhanden gekommenen Vater gelesen werden konnte. Möglicherweise war diese spätere Linie auch eine Verstärkung der frühen. Die für viele Menschen mit autistischem Rückzug typische obsessive Beschäftigung mit Spezialthemen teilten Daniel und sein Vater jedenfalls. Diese Obsession selbst wurzelte in der Abkehr vom Objekt und intonierte diese. Auf diese Weise ähnelt sie der Beschäftigung mit »autistischen Objekten«.

Die Macht der unbewussten Welt des Objekts

Es gibt eine Tendenz, das autistische Kind zu behandeln, als stünde es prinzipiell, genetisch und hirnorganisch determiniert, außerhalb der menschlichen Entwicklungsmöglichkeiten. Ja, als stünde es auf der Ebene eines zu dressierenden Hundes, außerhalb jeglicher Einbettung in eine Entwicklungsgeschichte.

Ich werde nun versuchen, das Ausmaß und die Qualität der spezifischen Traumatisierung durch das Objekt, die zum autistischen Rückzug führt, noch einmal zu beschreiben. Als erstes denke ich dabei an die Schilderungen Daniel Sterns von der Entstehung des Selbstempfindens des Säuglings und seines allerfrühesten Bezogenseins auf das Objekt.

Ich hatte die Gelegenheit, ein drei Tage altes Baby und seine Mutter beobachten zu können. Das Baby saß auf dem Schoß der Mutter, seine Augen waren geschlossen. Die Mutter nahm eine weiche Bürste und begann, damit sanft über das Köpfchen des Kindes zu streifen. Das Baby lächelte leicht, sein gesamtes Gesicht strahlte eine tiefe Glückseligkeit aus, die Augen blieben geschlossen. Manchmal stieß es einen kleinen Laut des Behagens aus. Die Mutter lächelte ebenfalls, sprach aber nicht, bis auf manchmal ein kleines »Ahh«, das mir wie eine Antwort auf den Laut des Babys vorkam. Die gesamte Szene, es war eine Szene der Hingabe, dauerte ca. vier Minuten. Ich glaube, ich lächelte auch, gleichzeitig wurde etwas sehr tief in mir angerührt, ich bemerkte aufsteigende Tränen, vielleicht war es die Angst vor der Zerbrechlichkeit des Glücks.

Auf jeden Fall war ich zum Zeugen einer tiefen und berührenden Begegnung geworden. Man könnte sagen: Der autistische Rückzug entsteht, wenn das frühe Bezogensein auf das Objekt und das daraus resultierende Selbstempfinden nicht entstehen kann, wenn die beiden Protagonisten der Szenerie sich einander nicht hingeben können. Dieses sich Hingeben ist ein leiser Vorgang, für Außenstehende kaum wahrnehmbar und doch geschieht er andauernd, wieder und wieder. Man könnte also sagen: Der autistische Rückzug wird auch durch etwas ausgelöst, was fehlt, was nicht geschieht.

Was geschieht stattdessen?

Nicht immer gelingt es dem Objekt, sich auf das Baby in einer hingebungsvollen Weise zu beziehen und das Dasein des Babys auf diese Weise zu beantworten. Dies geht einher mit der Schwierigkeit, das Baby vor einem Übermaß eindringender Reize zu schützen. Sagen wir es so, die Antennen des Objekts, die Hingabe und Schutz betreffen, sind ungenügend ausgebildet, verkümmert, früh beschädigt. Eine vergangene Beziehung des Objekts wird gegenwärtig, aktualisiert sich im Angesicht des Babys. Häufig wird angeführt, dass der Dritte, der Vater, hier ausgleichend wirken kann. Tatsache scheint mir jedoch zu sein, dass es ein unwahrscheinliches Vorkommnis ist, häufig sind die Väter in diesen Beziehungen ebenso von frühen, unbearbeiteten Ereignissen betroffen, es mangelt ihnen an Präsenz, innerer Flexibilität und Kontur.

Das Baby hat es also mit der Antwortlosigkeit der Objekte zu tun. Ihr gesamter Gestus entspricht nicht der Befindlichkeit des Babys. Das Baby wird nicht ergriffen von der Berührung des Objekts. Es bleibt einsam, unbezogen. Ich habe es an anderer Stelle ausgeführt, dass wir es hier nicht mit der von Kohut beschriebenen Fixierungsstelle des Narzissmus, metaphorisch beschrieben als den Mangel des Glanzes im Auge der Mutter, zu tun haben. Vielmehr befinden wir uns in einer noch früheren Zeit. Es kommt gar nicht zu einem suchenden Blick in die Augen der Mutter. Das autistische Kind erlebt das Objekt als traumatisierend. Wie fühlt sich das an? Ich dachte als Erstes: Das Objekt wird als unpassend, als Fremdkörper, als eindringend, die Existenz zerstörend und bedrohend erlebt. Das Baby, so überlegte ich weiter, erlebt das Objekt, wie wir eine Naturkatastrophe erleben. Nicht zu bekommen, wovon es physisch und psychisch abhängt, ist eine Naturkatastrophe für das Baby.

Es ist eine stumme, gespenstisch sich vollziehende Naturkatastrophe. Es ist, als seien alle Laute eingefroren und als gäbe es keine Zeugen. In dem Baby selbst aber ist alles laut, schrecklich laut und die gesamte Existenz bedrohend. Es ist, als müsse alles zerbersten.

Der Begriff der Naturkatastrophe trifft es auch deshalb, weil es sich um Vorgänge handelt, die mit Verstand und Vernunft nicht zu begreifen und nachzuvollziehen sind. Sie betreffen die unbewusste Welt und nehmen ihren Anfang bereits im Leib der Mutter. Sie münden im autistischen Rückzug. Mit diesem Rückzug und allem, was ihm voranging, erzählt das Baby auch die bewusst gar nicht vorhandene Geschichte seiner Eltern.

Während der Behandlung autistischer Kinder nimmt die Bedürftigkeit der Elternobjekte zu. Vielleicht ist es der sichere Rahmen der Behandlung, der das ermöglicht. Jedenfalls werden ihre innere Beschädigung und Traumatisierung immer deutlicher. Ich vermute, dass das ein zentraler Vorgang ist, der es den Kindern ermöglicht, ihre autistische Abkehr zu lockern.

Ich gehe davon aus, dass der autistische Rückzug ein Objekt voraussetzt, besser: die Wahrnehmung eines Objekts. Dieses Objekt wird als traumatisierend, die Existenz des Babys nicht haltend, sondern bedrohend empfunden. Dem Objekt selbst unbewusste Todeswünsche und Projektionen, verbunden mit der Unmöglichkeit, das Baby psychisch zu halten, gehen dem autistischen Rückzug voraus.

Im autistischen Rückzug begegnen wir der Macht der unbewussten Welt des Objekts. Alles vollzieht sich stumm, kaum wahrnehmbar, gespenstisch und als wäre nichts geschehen.

Allein die Reaktion des autistischen Rückzugs jedoch spricht davon, dass etwas geschah, geschehen ist.

Exkurs: *Rain Man*

In dem Film *Rain Man* findet eine intuitive Annäherung an die autistische Symptombildung statt.

Traumatisch aufgeladenes Geschehen, traumatisch erstarrte Beziehungsmuster prägen die Atmosphäre, eine aufwühlende Mischung von Kälte, Sehnsucht, Egozentrik, Dominanzgebaren, narzisstischer Wut und Verletzung, die sowohl den Vater des Autisten als auch seinen jüngeren Bruder kennzeichnen. Die Mutter starb, als Raymond zwölf Jahre alt war.

Wir erfahren, dass Raymond, der Autist, seinem zehn Jahre jüngeren Bruder nach dem Tod der Mutter immer wieder dasselbe Lied vorsang, und dass dieser, der den Namen Raymond noch nicht aussprechen konnte, ihn *Rain Man* nannte. Es entsteht mit diesen Bildern eine Aura unfassbarer Einsamkeit und anrührender Nähe.

Kurz darauf kommt es zu einem Unfall. Raymond löst einen Brand in der Küche aus, der zwar gelöscht werden kann, jedoch zur Folge hat, dass er aus Sorge um die Unversehrtheit des kleinen Bruders von seinem Vater in einem Heim untergebracht wird – eine übrigens häufig zu beobachtende Szenerie in Familien mit autistischen Kindern.

Mit diesem Schritt des Vaters wächst die Einsamkeit, das Verlorensein beider Kinder an. Der Weg des Rückzugs vom Objekt, den Raymond einst beschritten hatte, wird konterkariert von der von narzisstischer Verletzung geprägten Wut seines Bruders Charlie.

Charlie verließ den Vater im Alter von sechzehn Jahren für immer, nachdem dieser ihn kalt und herzlos bestraft hatte, als er heimlich eine Runde mit dessen Auto gedreht hatte.

Nach dem Tod des Vaters fühlt sich Charlie, der einzig das Auto erbt, das er einstmals heimlich fuhr, noch einmal als zurückgestoßen und kastriert. Bruder Raymond, an dessen Existenz er sich nicht mehr erinnern kann, erbt das Millionenvermögen.

In diesem Kontext erst lernt Charlie Raymond kennen. Er entführt ihn aus dem Heim, in dem er untergebracht ist, um über ihn, so sein Gedanke, an »seinen« Teil des Vermögens zu kommen. Er reproduziert auf diese Weise die Kälte des Vaters. Rücksichtslos und ohne jede Einfühlung entreißt er den Bruder seiner gewohnten Umgebung.

Im Verlauf des Films beginnt Charlie, seinen Bruder, der in einem festen Korsett von Verhaltensweisen gefangen ist, langsam zu verstehen. Raymonds Panikattacke, als er ein Flugzeug besteigen soll, bewegt Charlie, den sehr weiten, geplanten Weg mit dem Auto zurückzulegen, und zwar auf kleinen Landstraßen, da auch die schnellen Autobahnen Raymond Todesangst einjagen.

Raymonds Zwänge im Hinblick auf Essenszeiten und Zubettgehzeiten werden von Charlie ernst genommen, zunächst einfach deshalb, weil er versteht, dass Raymond sonst nicht zu beruhigen ist.

Raymond hat eine Inselbegabung im Umgang mit Zahlen und eine Fähigkeit, alles Wahrgenommene und Gelesene qua Gedächtnis zu reproduzieren. Von der sogenannten Inselbegabung wird im Kontext des Autismus häufig gesprochen. Tatsächlich konnte ich auch in meiner Behandlung autistischer Kinder immer wieder beobachten, wie die Beschäftigung gerade mit Zahlen genutzt wurde, um der Begegnung mit dem Objekt auszuweichen. Die Fähigkeit, sich mit Zahlen zu beschäftigen und damit auszukennen, wuchs bei diesen Kindern stetig an. Gleichaltrigen Kindern waren sie weit voraus. Ich stellte mir das so vor: Während diese unbewusst mit der Beziehung zum Objekt und den hierdurch ausgelösten Emotionen beschäftigt waren, ihrem Wunsch, dies zu erforschen und ihren eigenen Platz in der Realität zu finden, füllt der das Objekt abwehrende Autist diese Leerstelle mit Kognition. Möglicherweise, so dachte ich weiter, stören Emotionen und Beziehungswünsche die Ausbildung einer Inselbegabung, verunmöglichen sie gewissermaßen, weil durch die emotionale Beschäftigung mit den Objekten die gesamte Interessenlage und vorhandene innere Energiemenge in einer anderen Weise gepolt wird.

Die Inselbegabung ist insofern »ein autistisches Objekt«. Sie füllt die Leerstelle des abgewehrten Objekts und des damit verknüpften, in einer unerinnerbaren Zeit einmal erfahrenen traumatischen Schmerzes.

Die Begegnung der beiden Brüder, des Autisten Raymond und des narzisstisch verwundeten, rücksichtslosen Charlie, löst beim Zuschauer einen tiefen, faszinierenden Sog aus und machte den Film ja tatsächlich zu einem Zuschauermagneten.

Ich glaube, das ist deshalb so, weil das inhärente Thema des Films von der Schattierung der menschlichen Einsamkeit und dem Umgang mit Verletzungen handelt. Der Fremdheit in der Welt der Objekte, der Orientierungslosigkeit, dem Im-Körper-nicht-zu-Hause-Sein, der Ritualisierung des Alltags

Raymonds wird die innere Vereisung, das empathielose Gebaren, die Übergriffigkeit und Egozentrik Charlies gegenübergestellt.

Im Verlauf des Films finden zarte, unvorhergesehene Berührungen statt, Erstaunen. Sie erinnerten mich an das Zusammensein mit meinen autistischen Patienten, an die anfängliche Verzweiflung, Fremdheit und Überforderung und die wider Erwarten sich herstellenden Begegnungen. Es ist wie die Entdeckung des gleichen Themas, das in variierten Abwehrformen, je nach Entwicklungsgeschichte, erscheint: Einsamkeit und Verletzung.

Balint (2009) hat in seinen Studien zu Oknophilie und Philobatie beschrieben, wie sich die gesamte Existenz des Menschen zwischen den Polen des Schutzsuchens und Anklammerns und dem sich bindungslos und selbstbestimmt Bewegens abspielt. In ihrer ausgeprägten, pathologischen Form gelten beide als posttraumatische Belastungsszustände in der Folge der Entdeckung der Existenz getrennter Einzelobjekte. Dem voraus ging, so Balint, eine zuvor empfundene Harmonie zwischen Innen- und Außenwelt. Die Erfahrung mit einem guten, seelisch verbundenen Objekt wird in dieser Betrachtung implizit vorausgesetzt. Die traumatischen Vorgänge setzen im Alter von ca. drei Jahren ein.

Wie ich an vielen Stellen in dieser Arbeit beschrieben habe, setze ich den Zeitpunkt der Traumatisierung weit früher an. Er reicht hinein in die pränatale Zeit, die transgenerationellen Projektionen und die bedeutungsvolle Zeit um die Geburt herum. Er reicht hinein in eine sprachlose, gespenstische Zeit. Die frühe Begegnung mit dem traumatisierenden Objekt begründet die autistische Symptombildung.

Was mir an dem Film *Rain Man* imponiert ist, dass der Autist nicht als ein Wesen jenseits der menschlichen Entwicklungsmöglichkeiten dargestellt wird. Dabei geht es nicht nur um Heilung, es geht um die Möglichkeit der Berührung, um Begegnung. Charlies Vorgehen, der Schritt für Schritt in die innere Welt seines Bruders einsteigt und dabei etwas von seiner eigenen entdeckt, ähnelt dem, was ich selbst im Umgang mit autistischen Kindern erlebt habe.

Nachwort

Traumatisierende und retraumatisierende Begegnungen mit dem Objekt kennzeichnen den therapeutischen Prozess der Behandlung autistischer Patienten. Häufig brechen aber auch unvorhergesehene, aufwühlende äußere Ereignisse ein. Sie spiegeln den verunsichernden und chaotischen Untergrund ihrer inneren Welt.

Aber es kommt auch etwas hinzu: der therapeutische Versuch, den Patienten und seine Eltern zu halten, anwesend zu sein, zur Verfügung zu stehen, ein Zeuge zu sein und dafür zu sorgen, dass der Rahmen nicht zerbricht. Auf diese Weise werden potenziell neue Erfahrungen möglich.

Eine retraumatisierende Erfahrung während der Behandlung führt nicht, wie ich ursprünglich erwartete, zu einem verstärkten Rückzug der autistischen Patienten. Vielmehr war es so, dass in diesen Situationen manchmal erst deutlich wurde, dass zwischen mir und den Patienten etwas entstanden war, für das uns die Worte fehlten. Und es ist wirklich schwer zu beschreiben. Man kann nämlich nicht sagen, es war Vertrauen, es war Nähe, es war Sicherheit, es war eine Beziehung. Vielleicht war es eine Vorstufe zu alldem, vielleicht waren wir in der Vorarbeit zu etwas, was wir schon fühlen konnten: einer seelischen Verbindung.

Man muss sich das vorstellen: Manchmal fühlt es sich an, als habe man keinen Boden unter den Füßen und müsse alles erträumen und bleibe damit allein, als sei gar nichts da, auf das man bauen könnte, als sei alles ausgelöscht. Es stellt sich etwas ein, das irreversibel anmutet. Der Hintergrund, auf dem all dies geschieht, ist die erfrorene, von den Gespenstern der Vergangenheit vereiste Beziehung von Säugling und Mutter. Das Objekt war nicht nur nicht ausreichend gut, es war traumatisierend. Die Mutter, eine Gefangene ihrer Projektionen, schadete unbewusst ihrem Kind. Es wandte sich ab. Mit der autistischen Symptombildung ersetzte es gleichsam den nicht vorhandenen Reizschutz der Mutter. Diese Art der Symptombildung wirkt irreversibel.

Die Möglichkeit, autistische Kinder gleichwohl erreichen zu können, hat vermutlich damit zu tun, dass ein Klima entsteht, in dem das therapeutische Objekt über die Kinder fantasiert und träumt, etwas, wozu den Eltern der Weg aufgrund ihrer eigenen Geschichte verstellt gewesen war. Die entwicklungsfördernden Vorgänge, die wider Erwarten stattfinden, verdanken sich auch dem, was Keilson die dritte traumatische Sequenz (siehe III/13) genannt und deren Bedeutung er betont hatte. Nicht die Dauer und die Schwere traumatischer Erfahrungen nämlich entscheiden über die weitere Entwicklung der Betroffenen, sondern die Möglichkeit, einen empathischen, sicheren Rahmen zu finden, in dem sie heilen können.

An einigen Stellen habe ich von »autistischer *Symptombildung*« gesprochen und damit einen Begriff herangezogen, der im psychoanalytischen Verständnis innerhalb einer inneren Struktur entsteht und dessen Ergebnis dem Aushandeln zwischen Triebhaftigkeit und Gesetz entspringt, also ein Ich voraussetzt – das zwar schwach sein kann, aber nicht nichtexistent.

Tatsächlich geht es mir um die mannigfaltigen und bedeutungsvollen Vorgänge, die der Ausbildung des Ich vorausgehen oder aber dessen Konstitution – so im Falle des autistischen Kindes – verhindern.

Mit dieser Vorstufe des Ichs – so zumindest würde ich das nennen –, dem Selbstempfinden, das nicht lange nach der Geburt einsetzt, hat sich Daniel Stern beschäftigt (siehe III/11). Das Empfinden des Babys von sich selbst und seiner Umgebung entwickelt sich stetig fort und bildet die Voraussetzung der Ausbildung des Ichs und seiner Funktionen. Die Arbeit mit autistischen Kindern zeigt die massiven Auswirkungen des Fehlens dieser basalen Vorgänge.

Meine im Behandlungsverlauf auftretenden Zustände, in denen ich mich innerlich so bedrängt fühlte, dass ich mich danach sehnte wegzulaufen, zu fliehen, interpretiere ich im Nachhinein als eine Variante des Erlebens von massiver Schutzlosigkeit in der Gegenübertragung – ein Pendant zur Abwendung vom Objekt meiner Patienten.

Anhang

Sammys Bild steht am Ende meiner Arbeit über Autismus und Trauma – als eine Art von eigenem Schlusswort.

Als das Bild entstand, war Sammy, dessen Behandlung ich hier (siehe IV.A.a) beschrieben habe, ca. eineinhalb Jahre bei mir.

Ruhig auf seinem Stuhl sitzend, malte er langsam, fast zärtlich, konzentriert.

Er gestaltete einen umschlossenen Innenraum, der spontan stark an das Innere des Mutterleibs erinnert, aber ebenso seinen eigenen Innenraum beschreiben könnte.

Da ist zum einen ein sich entwickelnder und differenzierender Reichtum des Innenraums. Da ist zum anderen das Festumschlossensein dieses Raumes. Die geringfügigen Aussparungen im Umschlossensein, so meine Fantasie, ermöglichten den Beginn eines Austauschs mit dem, was jenseits des Umschlossenen liegt, und befruchteten auf diese Weise den Innenraum.

Im Bild des Innenraums gestaltet Sammy seine eigene innere Welt und ebenso, in dieser an den Mutterleib erinnernden Form, die Innenwelt, aus der er kam.

Im Festumschlossensein wird das Innere geschützt vor dem unberechenbaren Jenseits des Umschlossenseins.

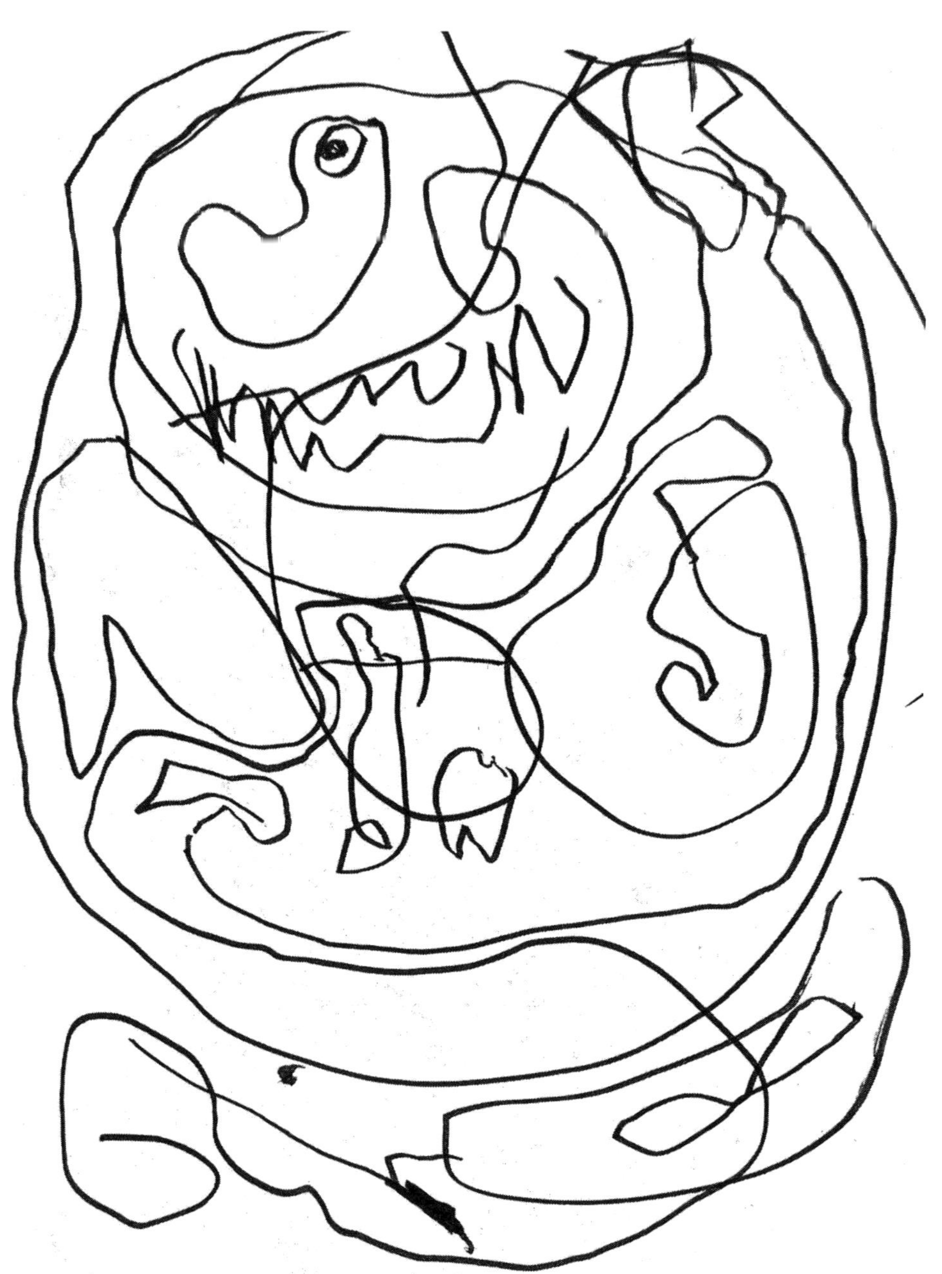

Literatur

Adler-Corman, P., Röpke, C., Timmermann, H. (Hrsg.) (2020): *Psychoanalytische Leitlinien der Kinder- und Jugendlichen-Psychotherapie.* Frankfurt a. M.: Brandes & Apsel.

Alvarez, A. (2001 [1992]): *Zum Leben wiederfinden. Psychoanalytische Psychotherapie mit autistischen, Borderline-, vernachlässigten und missbrauchten Kindern.* Frankfurt a. M.: Brandes & Apsel, 2. korr. Aufl. 2023.

Alvarez, A. (2014 [2012]): *Das denkende Herz. Drei Ebenen psychoanalytischer Therapie mit gestörten Kindern.* Frankfurt a. M.: Brandes & Apsel.

Arbeitshefte Kinderpsychoanalyse, 22/23, Zugänge zum Autismus. Universität Gesamthochschule Kassel, 1996.

Balint, M. (2009): *Angstlust und Regression.* Stuttgart: Klett-Cotta.

Bettelheim, B. (1967): *The Empty Fortress. Infantile Autism and the Birth of the Self.* New York: The Free Press.

Bettelheim, B. (1977 [1967]): *Die Geburt des Selbst. Erfolgreiche Therapie autistischer Kinder.* München: Kindler.

Bosch, G. (1962): *Der frühkindliche Autismus.* Göttingen: Springer.

Deutsche Gesellschaft für Kinder- und Jugendpsychiatrie, Psychosomatik und Psychotherapie e. V. (DGKJP) & Deutsche Gesellschaft für Psychiatrie und Psychotherapie, Psychosomatik und Nervenheilkunde e. V. (DGPPN) (2021): *AWMF S3-Leitlinie Autismus-Spektrum-Störungen im Kindes-, Jugend- und Erwachsenenalter.*

Dolto, F. (1985): *Die Sache der Kinder.* Paris: Robert Laffont.

Dornes, M. (1997): *Der kompetente Säugling. Die präverbale Entwicklung des Menschen.* Frankfurt a. M.: Fischer.

Dornes, M. & von Lüpke, H. (1995): Psychodynamische Aspekte des plötzlichen Kindstodes. *Kinderanalyse*, 4, 315–332.

DSM-5 (2020 [2013]). Göttingen: Hogrefe.

Faulkner, W. (1954): *Sanctuary / Requiem for a Nun.* New York: Random House.

Franzen, J. (2021): *Crossroads.* New York: Farrar, Strauss and Giroux.

Gruen, A. (1993): *Der frühe Abschied. Eine Deutung des plötzlichen Kindstodes.* München: dtv.

Habermas, J. (1973): *Erkenntnis und Interesse.* Frankfurt a. M.: Suhrkamp.

Haenel, T. (2017): *Depression – das Leben mit der schwarz gekleideten Dame in den Griff bekommen.* Berlin/Heidelberg: Springer.

Häßler, F., Schepker, R. & Schläfke, D. (Hrsg.) (2008): *Kindstod und Kindstötung.* Berlin: Medizinisch wissenschaftliche Verlagsgesellschaft.

Häußler, A. (2022): *Der TEACCH-Ansatz zur Förderung von Menschen mit Autismus. Einführung in Theorie und Praxis.* Dortmund: Verlag modernes Lernen.

Halberstadt-Freud, H. (1993): Postpartale Depression. *Psyche – Z Psychoanal*, 11, 1041–1061.

Kanner, L. (1943): Autistische Störungen der affektiven Kontakte. *Nerv Kindes*, 2, 217–250.

Keilson, H. (1979): *Sequentielle Traumatisierung bei Kindern. Untersuchung zum Schicksal jüdischer Kriegswaisen.* Gießen: Psychosozial.

Khan, M.M. (1963): The Concept of Cumulative Trauma. *The Psychoanalytical Study of the Child*, 18(1), 286–306.

Oelsner, W. (2019): Welchen Auftrag kann analytische Psychotherapie bei Autismus-Spektrum-Störungen überhaupt übernehmen? *Kinder- und Jugendlichen-Psychotherapie*, 182, 2, 203–226.

Klein, M. (1962): *Das Seelenleben des Kleinkindes und andere Beiträge zur Psychoanalyse.* Stuttgart: Klett-Cotta.

Klein, S. (2023): Autistische Phänomene bei neurotischen Patienten. In: Mitrani, J. & Mitrani, T. (Hrsg.): *Psychodynamische Therapien der Autismus-Spektrum-Störungen. Frances Tustin heute.* Frankfurt a.M.: Brandes & Apsel, S. 233–245.

Köhler-Weisker, A. & Schäfers, A. (2019): Psychoanalytische Therapie der postpartalen Depression von Mutter und Baby im Beisein des Vaters in einem cotherapeutischen Setting. *Kinderanalyse*, 27(3), 261–277.

Kohut, H. (1973 [1971]): *Narzißmus. Eine Theorie der psychoanalytischen Behandlung narzißtischer Persönlichkeitsstörungen.* Frankfurt a.M.: Suhrkamp.

Krystal, H. (1978): Trauma and Affects. *The Psychoanalytical Study of the Child*, 33(1), 81–116.

Lang-Langer, E. (2003): Die unbewusste Bedeutung des Schicksals der Eltern für die Entwicklung ihrer Kinder – Ausschnitte aus zwei Kinderbehandlungen. *Kinder- und Jugendlichen-Psychotherapie*, 118, 2, 225–245.

Lang-Langer, E. (2009): *Trennung und Verlust. Fallstudien zur Depression in Kindheit und Jugend.* Frankfurt a.M.: Brandes & Apsel.

Lang-Langer, E. (2019): *Holding, Strukturveränderung und Therapieerfolg. Evaluation psychoanalytischer Behandlungen von Kindern und Jugendlichen im Erwachsenenalter.* Frankfurt a.M.: Brandes & Apsel.

Lang-Langer, E. (2022): »They will kidnap me«. *Kinder- und Jugendlichen-Psychotherapie*, 194, 2, 243–258.

Lebovici, S. (1990): *Der Säugling, die Mutter und der Psychoanalytiker. Die frühen Formen der Kommunikation.* Stuttgart: Klett-Cotta.

Mächtlinger, V. (2023): *Genau hinschauen – Frühe Verletzungen und Potenziale der Entwicklung.* Gießen: Psychosozial.

Mahler, M.S. (1989): *Studien über die drei ersten Lebensjahre.* Stuttgart: Klett-Cotta.

Maiello, S. (2023): Pränatales Trauma und Autismus. In: Mitrani, J. & Mitrani, T. (Hrsg.): *Psychodynamische Therapien der Autismus-Spektrum-Störungen. Frances Tustin heute.* Frankfurt a. M.: Brandes & Apsel, S. 91–115.

Meltzer, D. & Williams, M. H. (1988): *The Apprehension of Beauty – The Role of Aesthetic Conflict in Development, Art and Violence.* London: Karnac.

Meltzer, D. (1990): *The Claustrum: A Projective Identification View of the World.* URL (Audio): https://melanie-klein-trust.org.uk/resources/the-claustrum-a-projective-identification-view-of-the-world/ (zuletzt abgerufen: 17.01.2024). URL (Transkript): https://melanie-klein-trust.org.uk/wp-content/uploads/2019/06/The_Claustrum_Meltzer_TRANSCRIPT.pdf [zuletzt abgerufen am 17. Januar 2024].

Meltzer, D. (2005): *Das Claustrum. Eine Untersuchung klaustrophobischer Erscheinungen* (edition diskord). Frankfurt a. M.: Brandes & Apsel.

Meltzer, D., Bremner, J., Hoxter, S., Weddell, D. & Wittenberg, I. (Hrsg.) (2011 [2008]): *Autismus. Eine psychoanalytische Erkundung* (edition diskord). Frankfurt a. M.: Brandes & Apsel.

Michel, F. (2003; Regie und Produktion): *The Power of the Relationship – A Film Portrait of Dr. Anni Bergmann.*

Mitrani, J. & Mitrani, T. (Hrsg.) (2015): *Frances Tustin Today.* London/New York: Routledge.

Mitrani, J. & Mitrani, T. (Hrsg.) (2023): *Psychodynamische Therapien der Autismus-Spektrum-Störungen. Frances Tustin heute.* Frankfurt a. M.: Brandes & Apsel.

Nissen, B. (Hrsg.) (2012): *Wendepunkte – Zur Theorie und Klinik psychoanalytischer Veränderungsprozesse.* Gießen: Psychosozial.

Nissen, B. (2014): Autistoide Organisationen. In: Ebrecht-Laermann, A., Löchel, E., Nissen, B. & Picht, J. (Hrsg.): *Jahrbuch der Psychoanalyse, 68: Autistische und autistoide Störungen – Erkennen und Behandeln.* Stuttgart: frommann-holzboog.

Ogden, T. H. (2015): On the concept of an autistic-contiguous position. In: Mitrani, J. & Mitrani, T. (Hrsg.): *Frances Tustin Today.* London/New York: Routledge, S. 155–173.

Ogden, T. H. (2023): Zum Konzept der autistisch-berührenden Position. In: Mitrani, J. & Mitrani, T. (Hrsg.): *Psychodynamische Therapien der Autismus-Spektrum-Störungen – Frances Tustin heute.* Frankfurt a. M.: Brandes & Apsel, S. 265–290.

Pedrina, F. (2005): *Mütter und Babys in psychischen Krisen. Forschungsstudie zu einer therapeutisch geleiteten Mutter-Säugling-Gruppe am Beispiel postpartaler Depression.* Frankfurt a. M.: Brandes & Apsel.

Rhode, M. (1999): Einige technische Fragen der psychoanalytischen Behandlung von autistischen Kindern. *Arbeitshefte Kinderpsychoanalyse*, 27, 11–34.

Rhode, M. (2014): Psychoanalytische Behandlung von Kindern mit Störungen aus dem Autismusspektrum. In: Ebrecht-Laermann, A., Löchel, E., Nissen, B. & Picht, J. (Hrsg.): *Jahrbuch der Psychoanalyse, 68: Autistische und autistoide Störungen – Erkennen und Behandeln.* Stuttgart: frommann-holzboog.

Rimland, B. (1964): *Infantile Autism – The Syndrome and its Implications for a Neural Theory of Behavior.* London: Jessica Kingsley Publishers.

Rosenfeld, D. (2008): Psychotische Abhängigkeit von Videospielen. *Psychosozial*, 112, 100–127.

Sendak, M. (1977): *Wo die wilden Kerle wohnen.* Zürich: Diogenes.

Shengold, L. (1995): *Soul Murder – Die Auswirkungen von Mißbrauch und Vernachlässigung in der Kindheit.* Frankfurt a. M.: Brandes & Apsel, 2. Aulf. 2006.

Skolnick, N.J. (2000). Anaklitische Depression. In: Stumm, G. & Pritz, A. (Hrsg.): *Wörterbuch der Psychotherapie.* Wien: Springer.

Spitz, R. (1967): *Vom Säugling zum Kleinkind. Naturgeschichte der Mutter-Kind-Beziehungen im ersten Lebensjahr.* Stuttgart: Klett-Cotta.

Staehle, A. (2012): »Ich bin du und du bist ich« – Vom Leben als Schatten und Doppelgänger zu einer Psychisierung des Selbst. In: Nissen, B. (Hrsg.): *Wendepunkte – Zur Theorie und Klinik psychoanalytischer Veränderungsprozesse.* Gießen: Psychosozial, S. 53–80.

Stern, D. (2007): *Die Lebenserfahrung des Säuglings.* Stuttgart: Klett-Cotta.

Stork, J. (1986): Tödliche Verstrickung von Mutter und Kind? Ein Aspekt des plötzlichen Kindstodes. In: Stork, J. (Hrsg.): *Zur Psychologie und Psychopathologie des Säuglings – neue Ergebnisse in der psychoanalytischen Reflexion.* Stuttgart: frommann-holzboog.

Teufel, K., Wilker, C., Valerian, J. & Freitag, C.M. (2017): *A-FFIP – Autismusspezifische Therapie im Vorschulalter*. Berlin: Springer.

Tustin, F. (1989 [1981]): Autistische Zustände bei Kindern. Stuttgart: Klett-Cotta.

Tustin, F. (1990): *Der autistische Rückzug. Die schützende Schale bei Kindern und Erwachsenen.* Frankfurt a. M.: Brandes & Apsel, 2. Aufl. 2018.

Tustin, F. (2005 [1986]): *Autistische Barrieren bei Neurotikern* (edition diskord). Frankfurt a. M.: Brandes & Apsel.

Winnicott, D. (1974): Fear of Breakdown. In: Kohon, G. (Hrsg.): *The British School of Psychoanalysis* (173–182). London: Free Association Books.

Winnicott, D. (2018): *Vom Spiel zur Kreativität.* Stuttgart: Klett-Cotta.

Winnicott, D. (2020): *Reifungsprozesse und fördernde Umwelt.* Gießen: Psychosozial.

Yanagihara, H. (2015): *A Little Life. A Novel.* New York: Anchor Books.

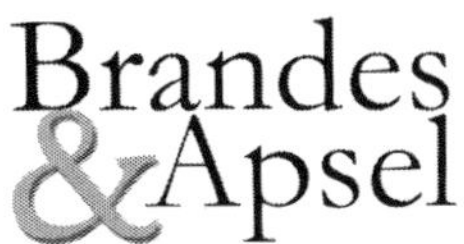

Der Frankfurter Verlag für Psychoanalyse

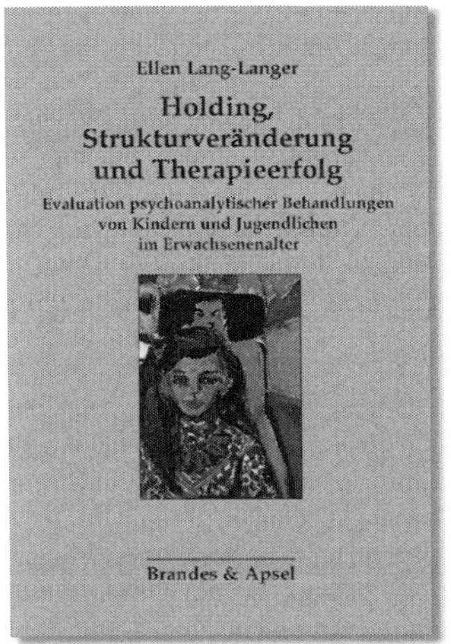

Ellen Lang-Langer

Holding, Strukturveränderung und Therapieerfolg

Evaluation psychoanalytischer Behandlungen von Kindern und Jugendlichen im Erwachsenenalter

316 S., Pb. Großoktav, € 34,90 ISBN 978-3-95558-46-32

Lang-Langer ist mit ihrer Studie etwas Außergewöhnliches gelungen: Sie hat 15 Jahre nach Abschluss ihrer Behandlungen diese einer klinischen Überprüfung unterzogen und zusammen mit den ehemaligen Kinder- und Jugendlichen-Patient*innen evaluiert. Die Ergebnisse sind für Kinder- und Jugendlichen-Psychotherapeut*innen überraschend und überzeugend zugleich.

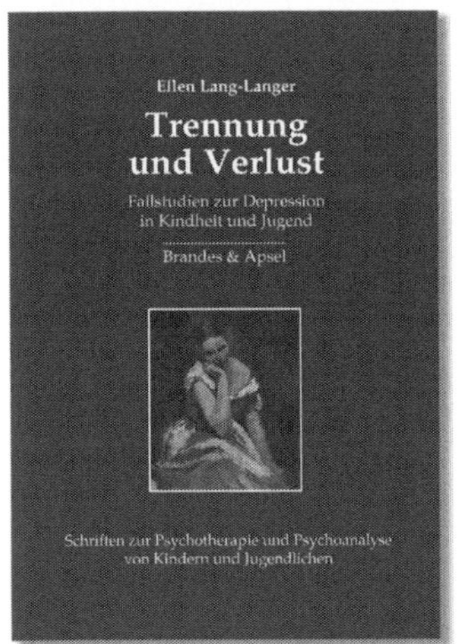

Ellen Lang-Langer

Trennung und Verlust

Fallstudien zur Depression in Kindheit und Jugend

400 S., Hardcover, € 39,90, ISBN 978-3-86099-376-7

Die Kinder und Jugendlichen, über die Lang-Langer berichtet, erfuhren Trennung und Verlust als etwas, das früh über sie hereinbrach. Verarmung des Ichs und Erstarrung in Depression waren die Folgen.

Die Autorin gibt Einblick in das innere Drama der Kinder und den Kampf um die Wiedererlangung der psychischen Lebendigkeit in der Kinder- und Jugendlichen-Psychoanalyse.

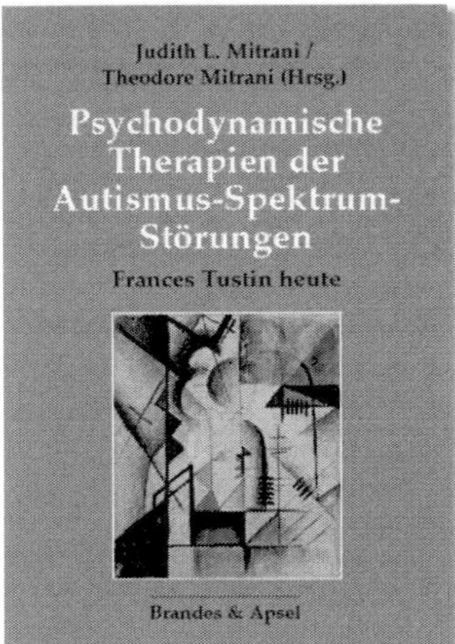

Judith L. Mitrani / Theodore Mitrani

Psychodynamische Therapien der Autismus-Spektrum-Störungen

Frances Tustin heute

364 S., Pb. Großoktav, € 49,90, ISBN 978-3-95558-366-8

»Die Herausgeber haben eine wunderbare Arbeit geleistet, indem sie eine aufregende Sammlung einiger der wichtigsten Schriften zusammengestellt haben, die Tustins außerordentlichen Einfluss auf die zeitgenössische Psychoanalyse im gesamten Autismus-Spektrum illustrieren. Jede einzelne Perle, jedes Kapitel, ist für sich genommen wertvoll, doch aneinandergereiht bilden sie eine völlig neue und noch wertvollere Realität. Dieses Buch bietet eine Fülle von Ideen, die künftige Entwicklungen in einem ebenso kontroversen wie wichtigen Bereich inspirieren und motivieren werden.« *(Antonino Ferro, Italian Psychoanalytic Society)*